精索静脉曲张

主编　商学军　李云龙

科 学 出 版 社

北 京

内 容 简 介

精索静脉曲张是男科常见疾病之一,也是男性不育的重要病因,本书共分 25 章,详细介绍了精索静脉曲张疾病研究的历史与进展、发病机制、诊断与鉴别诊断、治疗及健康教育等内容,具有科学性、实用性和可读性等特点。

本书可供男科学、生殖医学临床医师和研究生及相关科室人员使用。

图书在版编目(CIP)数据

精索静脉曲张 / 商学军, 李云龙主编. — 北京:科学出版社, 2022.1
ISBN 978-7-03-071339-1

Ⅰ.①精… Ⅱ.①商… ②李… Ⅲ.①精索静脉曲张—诊疗②男性不育—诊疗 Ⅳ.①R697②R698

中国版本图书馆CIP数据核字(2022)第013965号

责任编辑:康丽涛 杨卫华 / 责任校对:张小霞
责任印制:李 彤 / 封面设计:龙 岩

科学出版社 出版
北京东黄城根北街 16 号
邮政编码:100717
http://www.sciencep.com

北京凌奇印刷有限责任公司 印刷
科学出版社发行 各地新华书店经销

*

2022年1月第 一 版 开本:720×1000 1/16
2023年2月第二次印刷 印张:14 1/2 插页:1
字数:302 000
定价:98.00元
(如有印装质量问题,我社负责调换)

《精索静脉曲张》编写人员

主　编　商学军　李云龙

副主编　李宏军　毛向明　陈　赟　杜　强

编　者（按姓氏笔画排序）

于佳伟　中国医科大学附属盛京医院

尤志新　昆山市第二人民医院

毛向明　南方医科大学珠江医院

尹弘青　昆山市第一人民医院

邓志勇　昆山市第一人民医院

朱　健　昆山市第一人民医院

刘会范　郑州大学第一附属医院

闫泽晨　郑州大学第一附属医院

许　松　南京大学医学院附属金陵医院/东部战区总医院

孙　巍　中国医科大学附属盛京医院

杜　强　中国医科大学附属盛京医院

杨　彬　青岛大学附属医院

杨　博　四川省医学科学院·四川省人民医院

李云龙　昆山市第一人民医院

李巧星　昆山市第一人民医院

李宏军　中国医学科学院北京协和医院

李凯强　广西医学科学院，广西壮族自治区人民医院

李奕泽　南部战区总医院

吴晓阳　昆山市第一人民医院

何　屹　嘉兴市第一医院

余　文　南京大学医学院附属鼓楼医院

张　曦　昆山市中医医院

张国巍　宿迁市第一人民医院

张建中　首都医科大学附属北京友谊医院

陈　伟　嘉兴市第一医院

陈　赟　南京中医药大学附属医院

陈国韬　无锡市第二人民医院

陈建淮　南京中医药大学附属医院

陈韶雯　昆山市第一人民医院

武小强　河南省人民医院

武志刚　温州医科大学附属第一医院

周　兴　湖南中医药大学第一附属医院

周　青　湖南中医药大学第一附属医院

周玉春　南京中医药大学附属医院

郑淑娟　南京大学医学院附属鼓楼医院

赵　勇　柳州市柳铁中心医院

侯　祺　南方医科大学珠江医院

莫敦胜　广西医科大学第四附属医院 / 柳州市工人医院

徐　华　新疆医科大学第一附属医院

高小姣　昆山市第一人民医院

高子剑　北部战区总医院

高瑞松　湖南中医药大学第一附属医院

曹志强　中国医科大学附属盛京医院

商学军　南京大学医学院附属金陵医院 / 东部战区总医院

梁威宁　南方医科大学附属东莞医院

董　强　四川大学华西医院

詹绪新　西安市人民医院（西安市第四医院）

前　　言

精索静脉曲张是男科常见的疾病之一，也是临床上争议颇多的一种疾病。精索静脉曲张在不同年龄段的男性中均可出现，在普通男性中的发病率约为 15%，在原发性不育男性中为 30% ~ 40%，在继发性不育男性中为 69% ~ 81%，在精液异常男性中约为 25.4%。

尽管精索静脉曲张是男性不育的一个重要病因，但也有重度精索静脉曲张男性具有正常生育能力的报道。目前对于精索静脉曲张的认识众说纷纭，极少数不规范医疗机构及不良媒体过度夸大其对男性健康的影响，使得近年来精索静脉曲张成为一个备受关注的男科疾病。对于精索静脉曲张是否需要治疗，如何治疗，治疗后的效果如何，都需要更为科学而客观的认识。

鉴于此，我们觉得有必要对这一疾病开展深入研究与总结。为此，我们组织国内研究和诊治精索静脉曲张的专家编写了本书。本书全面、系统，从精索静脉曲张的解剖基础到生理病理变化，从基础研究到临床实践，从一般治疗到物理治疗、药物及手术治疗，从治疗到护理，从西医治疗到中医治疗，总结了精索静脉曲张相关知识。

本书的编写结合了编者大量的基础与临床研究成果及实践经验，并参考国内外大量文献资料，使本书具有前沿性、科学性、实用性和可读性等特点，力争满足临床和基础科研工作者的工作需要，满足对男科护理工作者指导的需要，同时可满足大众对本病的认知需要。本书充分体现了多学科协作的特点，有利于其他专业医生参与和了解该病。

由于学科自身的特点，以及学界对该疾病的认识时间尚不长，加之编写时间仓促，编者知识水平有限，书中难免有疏漏和不足之处，恳请同行批评指正，以便再版时更正。

最后，感谢南京大学医学院附属金陵医院/东部战区总医院和昆山市第一人民医院的领导对我们工作的认可和支持！

商学军　李云龙

2021 年 6 月

目　　录

第一章　精索静脉曲张概述

精索静脉曲张（varicocele，VC）是指精索内蔓状静脉丛的异常伸长、扩张和迂曲，其发病率在男性人群中约为15%，常引起睾丸发育不良及精液质量异常，是男性不育的主要原因之一，在男性原发不育患者中的发病率为30%～40%，也是男科最常见的疾病之一及男科病房收治的主要病种之一。但目前人们对该病的认识还相对比较片面，相关资料比较零散，有待归纳和总结。

人类自直立行走起即可能已遭受精索静脉曲张的困扰，故医学史籍中不乏这方面的记载。早在2000多年前的古希腊时期，Celsus医生就曾观察到并记录了精索静脉曲张的现象，同时认为这些肿胀并扭曲的静脉可能会使睾丸变得更小，从而导致生育问题，并提出可以通过烧灼术或结扎术于局部处理精索静脉曲张，达到治疗的目的。16世纪，Ambroise对精索静脉曲张进行了更为详细的描述和定义：精索静脉曲张就像一个密集的血管网，其中充满着淤积的血液。

在漫长的医学发展史中，精索静脉曲张的处理主要以手术及保守治疗为主。事实上，在20世纪之前，即有很多手术方法及器械被运用于精索静脉曲张的治疗。保守治疗最常见的方法是将阴囊悬吊或托起，以促进血液的回流。手术方法则一般是在阴囊局部切开、切除、烧灼局部曲张的静脉或排空其中的血液。例如，在10世纪，Cordoba记载了一种详细的治疗精索静脉曲张的手术方法：让患者坐在高脚椅上，在静脉曲张局部沿血管方向做一个斜切口，使曲张的静脉裸露并将其切除。如果所有的血管静脉曲张，则切除睾丸。

真正具有现代意义的手术方法开始于20世纪。Ivanissevich首先于1918年描述了经腹股沟路径的精索静脉结扎术。Palomo于1949年首次报道了经腹膜后高位结扎精索内动静脉术式。Bernardi于1958年对Palomo的手术方式进行了改良，在高位结扎精索静脉时保留了动脉。其后，Silber于1979年报道了显微镜下精索静脉结扎术，康奈尔大学医学中心的Goldstein等于1992年对精索静脉曲张的显微外科手术进行了改进。Aaberg于1991年报道了经腹腔镜下精索静脉结扎术，进入21世纪后机器人辅助精索静脉结扎术已在临床有所开展。

我国传统医学对精索静脉曲张也有一定的认识，但并无具体的病名，一般统属于"筋瘤""筋疝"范畴。《灵枢·刺节真邪》云："筋曲不得伸，邪气居其间不反，发为筋瘤。"其首提"筋瘤"之病名，并指出"茎垂者，身中之机，阴精之候，津液之道也。故饮食不节，喜怒不时，津液内溢，乃下留于睾，血道不通，日大不休，俯仰不便，趋翔不能"。认为筋瘤为饮食不当、肝气郁结等因素致局部静脉瘀血、扩张，邪气不能回返引起，类似于现代医学的微循环障碍学说。《儒门事亲·疝本肝经宜通勿塞状十九》曰："寒疝、水疝、筋疝、血疝、气疝、狐疝、㿗疝，是谓七疝。"提出"筋疝"之名，认为"筋疝"之因多起于肝经湿热，房劳作肾。《外科正宗·瘿瘤论》云："筋瘤者，坚而色紫垒垒，青筋盘曲，甚者结若蚯蚓。"描述出筋瘤的临床表现。《医林改错》记载则更加详细："青筋起露，非筋起，于皮肤者，血管也，血管青者，内有瘀血也。"列出筋瘤虽然表现为皮肤上的青筋暴露，但本质上是血管，而导致暴露的根本原因在于瘀血内阻。还提出"瘀血受热，而煎熬成块，……既是血块，当发烧"。概括了筋瘤的病理形成源于局部血行不畅，受热形成瘀血，堵塞血管而成片状筋瘤，与现代医学对精索静脉曲张的症状描述相似。近代医家结合前人经验，一般认为精索静脉曲张主要与肝肾精血亏虚、气血瘀滞而夹有湿热、脾气不能升提等病机有关。但究其根本，总离不开瘀血及相关的基本病因病机改变，瘀血阻滞精道，导致气血运行障碍，一方面"不通则痛"，故睾丸坠胀不适；另一方面影响新血化生，日久致睾丸失养，生精功能减退。

（周玉春　李云龙　陈　赟　周　兴）

第二章　精索静脉的解剖

一、精索的解剖

精索由输精管、睾丸血管、淋巴管、提睾肌和精索筋膜组成。在腹股沟管内环口处，输精管、睾丸血管、淋巴管、精索筋膜，以及支配睾丸和提睾肌的神经（生殖股神经的生殖分支及髂腹股沟神经）在此汇合。内环口以下，可以看到明显的提睾肌，其主要作用在于调节睾丸的上下位置，从而调节睾丸的温度。而在精索静脉曲张时，提睾肌的结构会受到损伤，其调节睾丸上下位置的能力下降，这也是影响睾丸生精功能的机制之一。精索筋膜由外至内可分为精索外筋膜（提睾肌筋膜）、精索内筋膜及输精管筋膜（图 2-1）。这些筋膜非常重要，在行精索静脉曲张结扎手术时，可沿筋膜间隙进行，逐渐把精索内血管游离出来，降低手术难度。精索内常可见 4～6 条淋巴管，这些淋巴管的保留有利于降低精索静脉曲张结扎术后阴囊水肿的发生率。

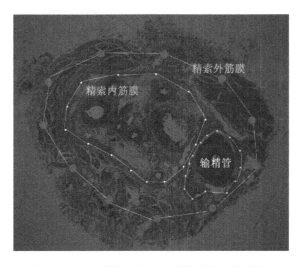

彩图

图 2-1　低倍显微镜下精索显微结构的组织横断面

青色圆点代表提睾肌，白色圆点代表精索内筋膜，黄色圆点代表输精管筋膜。精索内组织由精索内筋膜包绕，输精管由输精管筋膜包绕，其并列走行，共同由精索外筋膜所包绕

二、精索内动脉的解剖

精索内动脉即睾丸动脉，来自腹主动脉，在后腹膜的中间层内走行到内环口处。在腹股沟管内，分出睾丸内动脉、睾丸下动脉及其支配附睾头的头动脉。在精索静脉曲张手术时，应注意此处可能有 2～3 条动脉分支。每支精索内动脉常有多支精索内静脉伴行，14% 呈分离状态，容易分离；57% 呈部分包绕状态，较难分离；29% 由精索静脉包绕，最难分离。这几种关系的手术难度和处理时间逐渐增加。输精管动脉来自膀胱上动脉的分支，与输精管伴行，术中应注意保护。

三、精索静脉的解剖

精索静脉是指精索内走行的静脉，在不同的部位结构不同。在腹股沟内环口以下包括精索内静脉（生殖静脉）、输精管静脉和提睾肌静脉。在内环口以上主要指生殖静脉。对于精索静脉曲张而言，主要指精索内静脉。精索内静脉即生殖静脉，来源于睾丸，是睾丸的回流血管。在外环口以下，形成高度吻合的蔓状静脉丛，与提睾肌静脉、输精管静脉有广泛的交通支，左右两侧的精索静脉在此位置也有交通支（这是一侧精索静脉曲张而对侧睾丸亦有损伤的原因），并包绕睾丸动脉，此结构有利于降低睾丸动脉血流温度，这是睾丸温度的调节机制之一。精索内静脉在外环口处逐渐汇合成 5～8 支，并与输精管静脉、提睾肌静脉形成多条交通支。这些交通支的存在是精索静脉曲张结扎术后复发的主要原因，因此在精索静脉曲张结扎手术时，应尽量结扎除输精管静脉以外全部的精索静脉。常规病理切片提示，腹股沟管处精索静脉的数量（包括精索内、提睾肌和输精管静脉）平均为 10 条左右。在内环口以上，生殖静脉逐渐汇合成 1 条静脉，左侧汇入左肾静脉，右侧大部分汇入下腔静脉，少部分汇入右肾静脉。

（武小强　毛向明）

参 考 文 献

武小强，杨宇，吴芃，等，2012. 精索血管的显微组织解剖及临床应用. 中华男科学杂志，18(6): 518-521.

Beck E M, Schlegel P N, Goldstein M, 1992. Intraoperative varicocele anatomy: a macroscopic and microscopic study. J Urol, 148(4): 1190-1194.

Hopps C V, Lemer M L, Schlegel P N, et al, 2003. Intraoperative varicocele anatomy: a microscopic study of the inguinal versus subinguinal approach. J Urol, 170(6): 2366-2370.

Lee J K, Ryu H Y, Paick J, et al, 2016. Anatomical factors affecting the time required for microsurgical subinguinal varicocelectomy. SpringerPlus, 5(1): 1031.

N Tanji, K Tanji, S Hiruma, et al, 2000. Histochemical study of human cremaster in varicocele patients. Arch Androl, 45(3): 197-202.

第三章　精索静脉曲张的组织学和病理生理变化

　　胚胎初期，睾丸位于腹后壁肾的下方，随着胚胎的发育逐渐下降，到出生前不久才经腹股沟管降入阴囊。睾丸下降时，腹膜向阴囊方向突出形成一个囊袋，称为腹膜鞘突。随着睾丸下降，鞘突顶着腹前外侧壁各层下降至阴囊，逐渐形成睾丸和精索的被膜及腹股沟管。同时，在睾丸下端和阴囊之间连有一条结缔组织形成的睾丸引带。随着胚胎发育，引带相对缩短，睾丸逐渐下降。至胚胎第 3 个月末，睾丸降至髂窝，第 7 个月达腹股沟管腹环，第 7～9 个月降至皮下环，出生前后降至阴囊。此后，腹膜鞘突上部闭锁，形成鞘韧带，下部不闭锁，围绕睾丸和附睾形成睾丸鞘膜。若腹膜鞘突上部不闭锁，可形成先天性腹股沟斜疝和交通性鞘膜积液。睾丸在出生后未降入阴囊而停滞于下降途径的中途，称为隐睾，因腹腔等处温度较高，不适合精子的发生而影响生殖能力，并可发生恶变。随睾丸下降的输精管、血管和神经被精索被膜包裹，形成精索。睾丸的主要回流静脉包括输精管静脉、引带静脉、精索内静脉、提睾肌静脉和精索外静脉。

　　精索静脉曲张引起的组织学变化主要是指对睾丸和附睾的影响。睾丸产生精子和分泌雄性激素，精子先储存于附睾，当射精时经输精管、射精管和尿道排出体外。无论是睾丸内生精细胞还是间质细胞出现问题，都可能影响精子数量或功能。

　　精索静脉曲张是男性不育的常见原因之一，但精索静脉曲张是如何引发不育机制的，目前仍存在争议。多项研究证实精索静脉曲张会对精液参数和睾丸中一些超微结构产生影响，精索静脉曲张引发的病理生理变化是引起生精功能障碍的根本原因，是指导治疗的重要监测指标。本章将全面讲述精索静脉曲张的病理生理变化，重点回顾一些新的病理生理学发现及其相关临床表现，便于今后进一步开展研究；通过分析阴囊高温环境的影响、炎症及蛋白的差异表达、生精环境中雄激素变化，进而讨论研究引发热损伤、氧化应激及细胞凋亡的深层次遗传因素影响。

　　辅助生殖技术是目前治疗严重精液异常导致不育的有效方法。多个观察研究发现，精索静脉曲张手术不仅能提高精液质量，同时能改善辅助生殖的临床结果。动物实验证实精索静脉曲张与睾丸病理生理变化的关系密切。

　　精索静脉曲张影响精子发生、睾丸体积、精液参数、精子功能、受精、着床及胚胎结局。然而，尽管精索静脉曲张引发的不良作用明显，但其病理生理机制目前还没有完全明确。温度升高引发的热应激是既往被普遍认可的精索静脉曲张引发睾丸生精障碍的原因。精索静脉曲张造成的损害机制一般包括三个过程：热应激、活性氧增多、细胞凋亡增加，三者间密切联系。热应激可以引发活性氧增多和氧化应激，进而导致细胞凋亡。基因的因素可能是引发热应激、氧化应激和细胞凋亡的促进因素。精索静脉曲张时，睾丸内具有保护作用的热休克蛋白（热激蛋白）表达下降，谷胱甘肽 S- 转移酶多态性增强，一氧化氮合酶表达增强，BAX 基因上调，BCL2 基因和蛋白下调。这些都与精索静脉曲张引起的温度升高密切相关。

　　精子发生是一个温度敏感过程，最适温度为 35 ～ 36℃。但是，精索静脉曲张患者因为瓣膜功能不全，从而导致静脉反流，阴囊内温度升高。单纯左侧的曲张也会通过阴囊底部和腹膜后的交通支使双侧受到影响。睾丸的热应激直接影响睾丸内精子发生。慢性温度升高对睾丸损害的最直接证据就是先天或后天隐睾症。研究已证实，热应激与氧化应激损伤和凋亡发生密切相关。所以，除了超声检查，温度记录也是一个很好的无创检查。

　　动态监测睾丸内的温度变化发现，温度可以直接影响睾丸的功能。实验发现，高温环境对睾丸生精细胞的生精过程也会产生不利影响。持续的热应激会导致氧化应激反应，睾丸生精功能下降，睾丸体积下降。而温度下降后，睾丸生精功能可以得到恢复。另一项研究发现，维持 12 周的夜间降温处理可以缓和由精索静脉曲张引发的精液参数异常，恢复生精功能。这些研究都证实，阴囊内温度异常是一个精索静脉曲张引发不育的可能病因。亚临床的精索静脉曲张也会引起睾丸温度升高而影响睾丸的生精功能，也可引起睾丸体积下降。此外，精索静脉曲张后，还有很多病理生理变化，分叙如下：

　　1. 静脉修复 / 睾丸缺氧　静脉血淤积可导致白细胞富集，激活释放大量炎症介质，导致氧化应激损伤。在精索静脉曲张伴不育的患者中，静脉血流阻滞，睾丸缺血，组织缺氧，出现氧化应激损伤，这些都会影响睾丸功能。在代偿期，生精细胞分泌的缺氧诱导因子 -1（HIF1）可诱发血管内皮生长因子（VEGF）基因表达 VEGF 蛋白以抵消血液淤积和组织缺氧。动物实验证实，VEGF 表达增多，可以缓解精索静脉曲张大鼠睾丸内细胞的凋亡。

　　2. 活性氧与氧化应激　活性氧（ROS）是细胞代谢过程中的中间副产物，包括羟基、过氧化氢、过氧羟自由基、NO、二氧化碳等。这些副产物对保持细胞局部微环境的稳定是必要的，但是 ROS 产生过多时会导致细胞代谢障碍。生理状态下存在抗氧化剂和 ROS 产生的平衡，平衡被打破后，氧化应激损伤出现。

研究发现，这一平衡的打破主要是由于 ROS 产生过多，而不是抗氧化剂的减少。活化白细胞和异常精子都可以产生 ROS，进而影响周围正常的精子。氧化应激损伤目前被认为是男性不育的主要病理生理因素，尤其是伴有精索静脉曲张者。多项研究已经证实精液中过量的 ROS 与精索静脉曲张的相关性，而手术后这些氧化应激损伤会得到缓解。

精索静脉曲张的男性患者往往伴有精液参数异常：精子活力下降，数量减少，异常形态精子增多，DNA 异常增多。氧化应激损伤可以引起上述所有改变。精索静脉曲张导致的过量 ROS 不仅引起常规的精液参数异常，还会增加精液 DNA 碎片率，从而导致精子功能下降，受精率下降。因此，监测 ROS/OS 有利于精准诊断和预后判断，还可以影响治疗决策的选择。

通过酶类和非酶类抗氧化剂治疗可以保护人的精子细胞，其中酶类抗氧化剂作用稍弱。抗氧化剂治疗不育在多个临床观察实验中证实有效，而且联合显微镜下的精索静脉曲张手术，精浆的抗氧化能力明显提高，DNA 损伤明显下降。抗氧化剂对精子的保护作用明显。

3. DNA 完整性　精索静脉曲张患者的精子容易发生 DNA 损伤，这种精子病理的发生是由精索静脉曲张引发氧化应激损伤导致的。无论精子形态是否异常，精子染色质完整性都可能出现异常。而精子 DNA 出现损伤后，将影响后续的妊娠、胚胎发育及后代健康。精子生成和 DNA 完整性在精索静脉曲张术后都可以得到改善，无论是自然受孕，还是采用辅助生殖技术（ART），妊娠率也会得到相应提高。精子染色体的完整性是精索静脉曲张伴不育患者的一个诊断和判断预后的指标，推荐对于精索静脉曲张患者进行精子 DNA 碎片率检查。

4. 细胞凋亡　精索静脉曲张导致睾丸内细胞出现凋亡和程序性细胞死亡。精索静脉曲张患者的生精细胞、睾丸组织都会出现细胞凋亡。

5. 基因在精索静脉曲张发病中的角色

（1）染色体异常：包括 Y 染色体缺失、精子减数分裂异常、基因表达异常、基因多态性、精子线粒体 DNA 变化等都与精索静脉曲张有关。现有研究证实部分精索静脉曲张患者中存在 Y 染色体异常或微缺失，并且导致睾丸生精功能的严重损害，如 Y 染色体 AZFb 区缺失导致无精症。与精子 DNA 碎片率异常可以通过手术逆转不同，基因突变并不能通过手术逆转。

（2）基因表达的改变和基因多态性：精索静脉曲张患者的热激蛋白（HSP）表达下降，凋亡调节基因上调，生成一些缺陷精子，这最终都会加速精子细胞凋亡。而精索静脉曲张术后，大量保护性基因表达增多。镉是一种导致细胞凋亡的金属元素。部分左侧精索静脉曲张患者监测镉元素超标，导致细胞凋亡增加。而这部分患者手术后精液质量可得到相应的改善。神经元细胞凋亡抑制蛋白（NAIP）

和存活素是两种对抗凋亡的保护性蛋白。在精索静脉曲张模型鼠中，这两种蛋白的基因表达明显减少，精子发生同时减少。基因多态性可能导致精索静脉曲张患者的精子细胞对 ROS 易感性增高，并影响手术效果。精子线粒体 DNA 的缺失或多态性导致精子活力的异常，造成不育。精索静脉曲张患者遗传缺陷的评估有利于预测预后和帮助选择合适的治疗方法。

（3）双侧精索静脉曲张患者的差异蛋白表达：蛋白质组学分析双侧精索静脉曲张伴不育患者精子的差异蛋白，与正常生育者精子对照，在双侧精索静脉曲张伴不育患者中差异蛋白表达明显增加。通过分析发现了 73 种差异蛋白，其中 7 种蛋白是双侧精索静脉曲张患者独有的蛋白，8 种是不育患者特有蛋白。这 7 种蛋白与代谢、应激反应、氧化还原酶活性、酶的调节和免疫过程相关，这些功能又与精子获能、运动密切相关。这 7 种特异蛋白在双侧精索静脉曲张伴不育患者中的特异性表达值得进一步关注。

6. 炎症在精索静脉曲张中的作用　有研究发现，精索静脉曲张患者血清中炎性标志物表达异常。血小板平均体积（MPV）、精浆内上皮中性粒细胞活化肽 78（ENA-78）、精浆白介素 1β（IL-1β）等改变，这些都提示局部微环境存在炎症。这些炎症介质在精索静脉曲张伴不育患者中明显高于正常生育男性。ENA-78 在精索静脉曲张伴不育患者精浆中表达升高，造成精子活力下降。在精索静脉曲张术后，精浆中 MPV 逐渐下降。IL-1β 拮抗剂——白介素 1 受体拮抗蛋白可以抑制实验大鼠的氧化应激损害，逆转白膜、生殖细胞、曲细精管、间质组织损害。这些炎性标志物可能成为精索静脉曲张导致不育的治疗靶点和诊断标志物。

7. 生殖激素及其受体紊乱　精索静脉曲张伴不育患者精子表面雄激素受体（AR）与正常生育男性对比，AR 表达下降。双氢睾酮治疗可以增加正常精子中胆固醇的含量，但对精索静脉曲张患者的精子影响甚小。说明在精索静脉曲张患者精子表面 AR 受体表达下降，使得精子获能出现了问题。

精液产生过程是一个激素依赖过程，生殖激素紊乱会导致精子生成障碍。多项研究发现精索静脉曲张患者血清雄激素表达下降。而精索静脉曲张手术后睾丸间质细胞的功能也可以得到恢复。不育患者生精功能的损害还伴随着瘦素水平升高，精索静脉曲张患者的精原细胞瘦素表达明显升高。

8. 睾丸间质损害　精索静脉曲张患者往往伴有全身间质的退行性变，主要表现为 Leydig 细胞增殖，精曲小管基底膜中、血管壁中和其他间质组织内胶原沉淀。肥大细胞表达胰蛋白酶和糜蛋白酶，导致睾丸纤维化，生精过程受损。精索静脉曲张的治疗可以改善这些间质的病理损害。

9. 睾丸自身免疫紊乱　动物实验观察发现，一些促炎因子（TNF-α、CD45、CD3g、CD3d）的 mRNA 表达增多，导致睾丸内正常的血睾屏障通透性增加。另外，精索静脉曲张患者支持细胞中黏糖蛋白和 α- 连环素蛋白表达下降也会导致睾丸内血睾屏障出现问题。而屏障渗透性问题直接导致免疫应答紊乱，抗精子抗体的出现可以导致免疫性不育。

　　精索静脉曲张患者睾丸活检研究显示睾丸不同程度的功能障碍。相比健康对照受试者，精索静脉曲张术前患者精子发生减少，成熟停滞，生精细胞减少及间质细胞体积增大。精索静脉曲张导致精子发生受损和不育的原因是睾丸血流受影响、睾丸温度增加及氧化应激，另外，精索静脉曲张导致的生殖激素变化、同侧（尤其左侧）肾上腺分泌的激素反流进入睾丸及自身免疫也可能作为其中的原因。精子能力下降还与精索静脉曲张导致的氧化应激相关联。氧化应激通过氧化精子膜上的多聚不饱和脂肪酸或直接损伤 DNA 导致精子活力下降。

　　精索静脉曲张发病率与年龄相关，青春前期男孩中极其少见，青少年时期增加约 15%。大多数精索静脉曲张发生在左侧，可能是因为解剖结构不同而导致的，左侧精索静脉多呈直角汇入左肾静脉。静脉瓣的缺乏也在发病机制中起重要作用。其他解剖变异如主动脉和肠系膜上静脉压迫左肾静脉（"胡桃夹"现象）可导致精索静脉曲张。Ⅰ级精索静脉曲张，平滑肌的厚度减少 30%～40%；Ⅱ级精索静脉曲张，平滑肌厚度减少 45%～60%；Ⅲ级精索静脉曲张，平滑肌厚度减少 70%～80%，尤其在Ⅲ级精索静脉曲张中，中膜的内层平滑肌退化明显。但是在一些病例中，平滑肌厚度并不减少。甚至有报道精索曲张静脉的中膜平滑肌纤维增生肥厚、空泡变性、平滑肌细胞内出现串珠状髓样小体等细胞器退变样改变。精索静脉丛中大的精索静脉壁外膜有大量纵行排列的平滑肌束，其形成的斜行平滑肌束到达中膜的内层平滑肌层。在精索静脉曲张患者中，静脉壁外侧纵向平滑肌中的营养血管和神经纤维数量减少，逐渐出现精索静脉曲张静脉壁的外层纵行平滑肌退变或者完全消失。中膜中斜行平滑肌连接的纵行平滑肌束的损伤或许是静脉功能不全及静脉反流的原因之一。

　　总之，研究精索静脉曲张的组织病理生理变化对于研究其病因机制和治疗选择意义重大。应用一些新的诊断技术检测精索静脉曲张导致的病理生理变化，是一种很好的精准诊断方式，还可以提供新的治疗靶点。例如，精索静脉曲张患者代谢相关指标的检测，如 ROS/OS 及精液 DNA 碎片检测是十分必要的诊断手段，未来有希望明确几种理想的蛋白标志物，如热激蛋白和 DEP 等。另外，利用基因遗传变异的精确诊断可以进行疾病预判和早期诊断，指导治疗。随着当代科技的迅猛发展，未来将提供一些特异性的治疗手段，精准逆转精索静脉曲张导致的睾丸损伤。

（曹志强　高子剑　邓志勇　高小姣）

参 考 文 献

陈业刚, 陈少峰, 杨永姣, 等, 2016. 精索静脉曲张及精索静脉结扎术大鼠附睾组织中 miR-210 的表达及意义. 中华医学杂志, 96(36): 2885-2888.

王安喜, 乐美兆, 章冠东, 等, 2000. 精索静脉曲张青少年精索内静脉病理改变. 中华男科学杂志, 6(3): 171-173.

Abdel-Meguid T A, 2012. Predictors of sperm recovery and azoospermia relapse in men with nonobstructive azoospermia after varicocele repair. J Urol, 187(1): 222-226.

Abdel-Meguid T A, Farsi H M, Al-Sayyad A, et al, 2014. Effects of varicocele on serum testosterone and changes of testosterone after varicocelectomy: a prospective controlled study. Urology, 84(5): 1081-1087.

Agarwal A, Sharma R, Durairajanayagam D, et al, 2016. Spermatozoa protein alterations in infertile men with bilateral varicocele. Asian J Androl, 18(1): 43-53.

Ahmadi S, Bashiri R, Ghadiri-Anari A, et al, 2016. Antioxidant supplements and semen parameters: an evidence based review. Int J Reprod Biomed, 14(12): 729-736.

Akbay E, Cayan S, Doruk E, et al, 2000. The prevalence of varicocele and varicocele‑related testicular atrophy in Turkish children and adolescents. BJU Int, 86(4): 490-493.

Altintas R, Ediz C, Celik H, et al, 2016. The effect of varicocoelectomy on the relationship of oxidative stress in peripheral and internal spermatic vein with semen parameters. Andrology, 4(3): 442-446.

Benoff S, Hurley I R, Barcia M, et al, 1997. A potential role for cadmium in the etiology of varicocele-associated infertility. Fertil Steril, 67(2): 336-347.

Boitrelle F, Pagnier M, Athiel Y, et al, 2015. A human morphologically normal spermatozoon may have non-condensed chromatin. Andrologia, 47(8): 879-886.

Chen S, Chang L S, Chen H, et al, 2002. Polymorphisms of glutathione S-transferase M1 and male infertility in Taiwanese patients with varicocele. Hum Reprod, 17(3): 718-725.

Cho C L, Esteves S C, Agarwal A, 2016. Novel insights into the pathophysiology of varicocele and its association with reactive oxygen species and sperm DNA fragmentation. Asian J Androl, 18(2): 186-193.

Coban S, Keles I, Biyik I, et al, 2015. Does varicocele correction lead to normalization of preoperatively elevated mean platelet volume levels? Can Urol Assoc J, 9(1/2): E5-E9.

Corrales J J, Burgo R M, Galindo P, et al, 2002. Abnormal expression of acid glycosidases in seminal plasma and spermatozoa from infertile men with varicocele. Reproduction, 123(3): 411-417.

Coughlan C, Clarke H, Cutting R, et al, 2014. Sperm DNA fragmentation, recurrent implantation failure and recurrent miscarriage. Asian J Androl, 17(4): 681-685.

Dada R M, Kumar R, Shamsi M B, et al, 2007. Azoospermia factor deletions in varicocele cases with severe oligozoospermia. Indian J Med Sci, 61(9): 505-510.

Dai R, Hou Y, Li F, et al, 2015. Varicocele and male infertility in Northeast China: Y chromosome microdeletion as an underlying cause. Genet Mol Res, 14(2): 6583-6590.

Demirer Z, Karademir I, Uslu A U, et al, 2017. The relationship between inflammation and mean platelet volume in varicocele pathophysiology. Rev Int Androl, 16(4): 137-142.

Enciso M, Muriel L, Fernandez J L, et al, 2006. Infertile men with varicocele show a high relative proportion of sperm cells with intense nuclear damage level, evidenced by the sperm chromatin dispersion test. J Androl, 27(1): 106-111.

Esbert M, Godo A, Soares S R, et al, 2017. Spermatozoa with numerical chromosomal abnormalities are more prone to be retained by Annexin V-MACS columns. Andrology, 5(4): 807-813.

Ferramosca A, Albani D, Coppola L, et al, 2015. Varicocele negatively affects sperm mitochondrial respiration. Urology, 86(4): 735-739.

Forti G, Toscano V, Casilli D, et al, 1985. Spermatic and peripheral venous plasma concentrations of testosterone, 17-hydroxyprogesterone, androstenedione, dehydroepiandrosterone, Δ5-andros-tene-3β, 17β-diol, dihydrotestosterone, 5α-androstane-3α, 17β-diol, 5a-androstane-3β, 17β-diol, and estradiol in boys with idiopathic varicocele in different stages of puberty. J Clin Endocrinol Metab, 61(2): 322-327.

French D B, Desai N R, Agarwal A, 2008. Varicocele repair: does it still have a role in infertility treatment? Curr Opin Obstet Gynecol, 20(3): 269-274.

Garolla A, Torino M, Miola P, et al, 2015. Twenty-four-hour monitoring of scrotal temperature in obese men and men with a varicocele as a mirror of spermatogenic function. Hum Reprod, 30(5): 1006-1013.

Gashti N G, Salehi Z, Madani A H, et al, 2014. 4977-bp mitochondrial DNA deletion in infertile patients with varicocele. Andrologia, 46(3): 258-262.

Guido C, Santoro M, de Amicis F, et al, 2014. Human sperm anatomy and endocrinology in varicocele: role of androgen receptor. Reproduction, 147(5): 589-598.

Hirik E, Suleyman B, Mammadov R, et al, 2018. Effect of anakinra, an interleukin one beta antagonist, on oxidative testicular damage induced in rats with ischemia reperfusion. Rev Int Androl, 16(3): 87-94.

Ji Z L, Lu R J, Mou L S, et al, 2014. Expressions of miR-15a and its target gene HSPA1B in the spermatozoa of patients with varicocele. Reproduction, 147(5): 693-701.

Kahraman C Y, Tasdemir S, Sahin I, et al, 2016. The relationship between endothelial nitric oxide synthase gene (NOS3) polymorphisms, NOS3 expression, and varicocele. Genetic Test Mol Biomarkers, 20(4): 191-196.

Kimura M, Nagao K, 2014. Role of varicocele repair for male infertility in the era of assisted reproductive technologies. Reprod Med Biol, 13(4): 185-192.

Krzyściak W, Kozka M, 2011. Generation of reactive oxygen species by a sufficient, insufficient and varicose vein wall. Acta Biochim Pol, 58(1): 89-94.

Lee J D, Jeng S Y, Lee T H, 2006. Increased expression of hypoxia-inducible factor-1 α in the internal spermatic vein of patients with varicocele. J Urol, 175(3 Pt 1): 1045-1048.

Liang M, Wen J, Dong Q, et al, 2015. Testicular hypofunction caused by activating p53 expression induced by reactive oxygen species in varicocele rats. Andrologia, 47(10): 1175-1182.

Oh Y S, Jo N H, Park J K, et al, 2016. Changes in inflammatory cytokines accompany deregulation of claudin-11, resulting in inter-Sertoli tight junctions in varicocele rat testes. J Urol, 196(4): 1303-1312.

Pozza D, D'Ottavio G, Masci P, et al, 1983. Left varicocele at puberty. Urology, 22(3): 271-274.

Rao M, Zhao X-L, Yang J, et al, 2015. Effect of transient scrotal hyperthermia on sperm parameters, seminal plasma biochemical markers, and oxidative stress in men. Asian J Androl, 17(4): 668-675.

Rex A S, Aagaard J, Fedder J, 2017. DNA fragmentation in spermatozoa: a historical review. J Androl, 5(4): 622-630.

Santana V P, Miranda-Furtado C L, de Oliveira-Gennaro F G, et al, 2017. Genetics and epigenetics of varicocele pathophysiology: an overview. J Assist Reprod Genet, 34(7): 839-847.

Stouffs K, Vloeberghs V, Gheldof A, et al, 2017. Are AZFb deletions always incompatible with sperm production? Andrology, 5(4): 691-694.

Tilki D, Kilic E, Tauber R, et al, 2007. The complex structure of the smooth muscle layer of spermatic veins and its potential role in the development of varicocele testis. Eur Urol, 51(5): 1402-1410.

Tiseo B C, Esteves S C, Cocuzza M, 2016. Summary evidence on the effects of varicocele treatment to improve natural fertility in subfertile men. Asian J Androl, 18(2): 239-245.

Will M A, Swain J, Fode M, et al, 2011. The great debate: varicocele treatment and impact on fertility. Fertil Steril, 95(3): 841-852.

Xue J, Yang J F, YAN J, et al, 2012. Abnormalities of the testes and semen parameters in clinical varicocele. J South Med Univ, 32(4): 439-442.

第四章　精索静脉曲张的定义、分类及病程

精索静脉曲张是男科常见疾病之一，对男性生殖健康构成了一定威胁，而与其相关的阴囊不适、睾丸萎缩、男性不育等问题，引起了人们的极大关注，尤其在男性不育中，精索静脉曲张已被世界卫生组织（WHO）列为导致男性不育的主要病因之一，占男性不育的 35% ～ 40%。精索静脉曲张是目前比较明确的能够损伤睾丸和附睾进而影响精液质量导致男性不育的病因之一。

随着国内生育政策的变化，门诊男性不育患者增多，导致精索静脉曲张的检出率进一步增高，所以有必要了解精索静脉曲张的定义及其分类，对于帮助诊断及治疗精索静脉曲张导致不育的患者具有重要的临床指导意义。

第一节　精索静脉曲张的定义

"varicocele"（精索静脉曲张）这个词是由两种古老的语言汇合而成，主要是由拉丁语的 varix（曲折的血液流动）及希腊语的 kele（水肿）二者组合而来，从其名字来源可以大致看出，精索静脉曲张是一种由睾丸精索静脉丛血流改变引起的病理状态，通常指蔓状静脉丛的异常伸长、扩张、迂曲和静脉反流。

精索静脉曲张与男性不育的关系虽然从 19 世纪初开始被提及，但从未被重视，直到 1952 年爱丁堡的 Selby Tulloch 医生报道了一例无精子症患者行双侧精索静脉结扎手术后产生了大量精子，其二者关系才被大家真正重视。目前普遍认为精索静脉曲张对睾丸功能有不利的影响，可导致阴囊区域疼痛不适及进行性睾丸生精功能减退，是男性不育的常见原因之一。

根据最新的循证医学资料《精索静脉曲张诊断与治疗中国专家共识》中提到精索静脉曲张是一种局部的血管病变，指精索内蔓状静脉丛的异常扩张、伸长和迂曲，可导致疼痛不适及进行性睾丸功能减退，是男性不育的最常见原因。精索静脉曲张的原因至今不明，但长时间站立、经常持续增加腹腔内的压力都有可能引起疾病的发生。然而，精索静脉曲张发病的原理与阴囊内的静脉瓣膜有关。正常的静脉瓣膜能阻止血液倒流，由于患者阴囊内血管缺乏瓣膜或者瓣膜失去功能，

血液于阴囊内的静脉积聚，并引起静脉血管曲张、扩大，甚至在站立时于阴囊皮下浮现出来，形成所谓的"蠕虫袋"（bag of worms）现象。

精索静脉曲张通常见于左侧，占男性患者的 77% ~ 92%，双侧占 10%（7% ~ 22%），单纯发生于右侧的极其少见（1%）。有研究统计，左侧精索静脉缺乏瓣膜的比例比右侧高，因此可见绝大部分精索静脉曲张出现在左侧。此外左侧精索静脉以接近直角的角度注入左肾静脉，压力较高，故血液回流比较困难，而且左侧较容易被左肾静脉与肠系膜上动脉（superior mesenteric artery, SMA）、腹主动脉夹挤，影响血流。其他较少见的相关成因有满胀的乙状结肠（sigmoid colon）压迫左侧精索静脉影响血液回流；左侧肾上腺分泌肾上腺素，造成精索静脉的血管痉挛（vascular spasm）；来自左肾侧支循环（collateral circulation）的血液逆流注入睾丸静脉（testicular vein）；肾静脉狭窄等。

精索静脉曲张亦可能是其他病症的征兆。阴囊左侧的精索静脉与肾脏静脉连接，因此肾脏的病变可能会引致血液倒流回阴囊内。肝硬化、肝癌则会导致下腹腔的静脉阻塞，使右侧精索出现静脉曲张的现象。若下腹部出现肿瘤，亦有可能导致血管受压迫而使血液反流引起精索静脉曲张。

第二节　精索静脉曲张的分类

当前使用的精索静脉曲张的分类系统已有 50 余年历史，虽然精索静脉曲张的定义中包括静脉反流，但目前使用的分类系统只根据静脉丛的扩张程度进行了分类，比如按精索静脉曲张临床严重程度分类。也有专家提出可以制定一种分别包括静脉丛扩张程度和静脉反流的分类系统。在最初的筛查研究中，精索静脉曲张的诊断是通过临床观察扩张和迂曲的阴囊静脉，原始的分类局限于"可见"和"可触及"；随后的研究更多的是应用 Dubin & Almelar 系统，认为精索静脉曲张是精索内静脉反流而出现的症状；再后来有许多研究都将能短暂使阴囊血管扩张的 Valsalva 动作作为诊断精索静脉曲张分类及发现临床难以检测的精索静脉曲张的主要标准，这使得许多轻微的精索静脉曲张被发现；但有学者将精索静脉造影术作为诊断标准，临床触诊的敏感度（71%）和特异度（69%）都较低，故后来出现了按多普勒超声分类的分类标准。有报道称彩色多普勒超声的敏感度和特异度分别能达到 97% 和 94%。

Valsalva 试验是令患者行强力闭呼动作，即深吸气后紧闭声门，再用力做呼气动作，呼气时对抗紧闭的会厌，通过增加胸内压、腹压来影响血液循环和自主神经功能状态，进而达到诊疗目的的一种临床生理试验。具体到精索静脉曲张检查，主要是通过增加腹压来达到明确诊断的作用。

试验方法：患者取站立位，深吸气后紧闭声门，再用力做呼气动作，必要时可以辅以用手压患者腹部，以增加腹压，更好地了解患者是否存在迂曲、扩张的静脉团。

精索静脉曲张除了按年龄分类以外，还包括以下几种目前常见的分类。

1. 按疾病临床严重程度分类　将精索静脉曲张分为 4 级。

0 级：无精索静脉曲张表现，休息或 Valsalva 动作后不可见、不可触及曲张精索静脉，但多普勒超声检测到精索静脉血有反流，静脉直径超过 2mm。

Ⅰ级：仅在 Valsalva 动作后可触及。

Ⅱ级：站立位时能触及，但不可见。

Ⅲ级：站立位视诊可见并能触及。

2. 按病因分类　常分为原发性精索静脉曲张与继发性精索静脉曲张两类。

（1）原发性精索静脉曲张：是因解剖学因素或发育不良所致的精索静脉曲张。常与下列因素有关：①静脉瓣有防止静脉血反流的作用，当精索静脉瓣缺如或功能不良时可导致血液反流；②精索静脉壁及其周围结缔组织薄弱或提睾肌发育不全；③人的直立姿势影响精索静脉回流。左侧精索静脉曲张较右侧常见，可能原因：①左侧精索内静脉行程长，呈直角汇入左肾静脉，静脉压力较大；②左肾静脉在肠系膜上动脉与腹主动脉之间受压，影响左侧精索内静脉回流甚至导致反流（称为"胡桃夹"现象）；③精索内静脉瓣缺如更常见于左侧（左侧约占 40%，右侧约占 23%）。

（2）继发性精索静脉曲张：可见于腹腔内或腹膜后肿瘤、左肾静脉或腔静脉瘤栓阻塞、巨大肾积水或异位血管压迫上行的精索静脉，平卧位精索静脉曲张不消失。

3. 按超声检查结果进行分级　彩色多普勒血流成像（CDFI）对精索静脉曲张的诊断及分型具有重要价值，既能了解组织器官的解剖结构，包括精索、睾丸及附睾等，又能了解相应部位的血流状况，清楚地显示精索静脉内有无血液反流，反流持续时间、程度及与呼吸、Valsalva 动作的关系等，成为精索静脉曲张的首选辅助检查手段。

目前国内外有关精索静脉曲张的 CDFI 诊断尚缺乏统一标准，国内普遍认同的诊断精索静脉曲张的 CDFI 参考标准如下。

（1）亚临床型：精索静脉内径≥ 1.8mm，平静呼吸时无反流，Valsalva 动作时出现反流，反流时间≥ 1s。

（2）临床型：平静状态下精索静脉丛中至少检测到 3 支以上的精索静脉，其中 1 支血管内径＞ 2mm，或者增加腹压后静脉内径明显增加或做 Valsalva 动作后静脉内可见明显反流现象。

分级见表 4-1。

表 4-1　精索静脉曲张超声分级

分级	精索静脉内径（mm）	Valsalva 试验反流时间（s）
亚临床型 临床型	1.8～2.0	1～2
Ⅰ度	2.1～2.7	2～4
Ⅱ度	2.8～3.0	4～6
Ⅲ度	≥3.1	≥6

4. 根据精索内静脉造影检查结果分级　可将精索静脉曲张分为三级。

（1）轻度：造影剂在精索内静脉内逆流长度达 5cm。

（2）中度：造影剂逆流至腰椎 4～5 水平。

（3）重度：造影剂逆流至阴囊内。

由于此项检查属于有创性检查，因此不能作为临床常规开展的检查项目。

第三节　精索静脉曲张的病程

　　精索静脉曲张是一种泌尿生殖系统常见疾病，有研究发现，随着年龄增长，精索静脉曲张发病率每 10 年增加 10%。另有研究表明精索静脉曲张最初是在儿童至青少年阶段发生，2～10 岁男童发病率＜1%，11～14 岁为 7.8%，15～19 岁为 14.1%。国外 Cervellione 学者发现 1/3 患有亚临床型精索静脉曲张的患者，4 年之内会进展成临床型精索静脉曲张。从精索静脉曲张病程的演变来看，主要还是有无临床症状及由此带来的睾丸功能的损害，可以从以下两个方面来阐述。

一、无症状精索静脉曲张

　　约 39% 的男性在进行生育评估检查时被诊断为精索静脉曲张，而其余无症状或无生育问题的患者，则在偶然的全面体检时被发现。对于精索静脉轻微曲张，临床症状不明显者，尤其是未婚年轻人或已婚生育正常者可不予处理。若有轻微症状，可用阴囊托带，促进血液回流，减轻临床症状。若是青春期发现的无症状精索静脉曲张则尤其要慎重，一方面要关注症状的严重程度及导致睾丸萎缩的可能性；另一方面也需同患者及其家属深入地沟通交流，对于无症状精索静脉曲张应观察治疗、随访，要打消其顾虑及其焦虑的心理。

二、睾丸功能障碍

目前可知 30%～40% 的男性不育患者被发现患有精索静脉曲张，精索静脉曲张导致不育的机制复杂，目前考虑与睾丸温度升高、精索静脉反流所导致的儿茶酚胺效应、静脉淤血导致的缺氧及产生氧化产物有关；同时，随着其自然病程的进展，原本无症状的精索静脉曲张会逐渐出现症状或者进行性的睾丸功能衰退，甚至一部分患者会发生睾丸萎缩。

精索静脉曲张除了可能导致不育之外，2%～10% 的精索静脉曲张患者还可能表现为出现类似于慢性睾丸疼痛的症状，其患侧阴囊疼痛，为坠胀感、钝痛，从阴囊沿着精索放射至同侧腹股沟区域，这种疼痛在长时间站立及行走后加重，平卧后缓解或消失。

目前对于精索静脉曲张是否需要预防性治疗争议较大，主流观点认为，精索静脉曲张的治疗应根据患者是否伴有不育或精液质量异常、有无临床症状、睾丸情况、精索静脉曲张程度及有无并发症区别对待。对于精索静脉曲张疾病的进展需进行严密随访。随访的目的主要是检查静脉曲张是否加重、睾丸是否萎缩，尽早发现是否需要治疗（保守或手术）。随访内容主要还是体格检查、病史询问、睾丸及精索静脉 B 超、精液分析、疼痛评分等。

当然，精索静脉曲张的日常保健也是疾病是否进展的关键因素之一，应当注重日常的饮食起居。饮食应注重营养的科学合理，做到品种多样，避免进食可能对睾丸造成损害的食物，如膨化类、油炸类食物，戒烟戒酒。定时起居，保证充足的睡眠。避免穿紧身内裤，保持阴囊局部清洁，防止各种可能造成睾丸损伤的物理化学因素，如药物、化学毒物、射线、外力损伤或热损伤。运动中也应注意对阴囊局部的保护，避免过度增加腹压和长久的站立。

日常生活中注意少食辛辣刺激性食物，适当运动，避免久坐和长时间骑车等；对于长期慢性咳嗽、痔疮、排尿困难、腹胀等可能增加腹压，从而导致精索静脉曲张程度加重的疾病应及时治疗。

对于精索静脉曲张患者也应注意精神心理的调节，尤其是焦虑情绪。男科医生需要正确宣传普及疾病知识，阐述疾病的危害性和防治要点，使患者及其家属能够坦然面对疾病，采取正确、适宜的措施预防疾病的进展，防止误导、误治和过度治疗，以及由此产生的各种精神心理负担，这同样对延缓精索静脉曲张的进展有着举足轻重的作用。

（武志刚）

参 考 文 献

中华医学会男科学分会 ,2016. 中国男科疾病诊断治疗指南与专家共识（2016 版）：精索静脉
　　曲张诊断与治疗中国专家共识 . 北京：人民卫生出版社：95-107.

Akbay E, Cayan S, Doruk E, et al, 2000. The prevalence of varicocele and varicocele‐related testic-
　　ular atrophy in Turkish children and adolescents. BJU Int, 86(4): 490-493.

Belloli G, D'Agostino S, Pesce C, et al, 1993. Varicocele in childhood and adolescence and other tes-
　　ticular anomalies: an epidemiological study. Pediatr Med Chir, 15(2): 159-162.

Cervellione R M, Corroppolo M, Bianchi A, 2008. Subclinical varicocele in the pediatric age group. J
　　Urol, 179(2): 717-719.

Chawla A, Kulkarni G, Kamal K, et al, 2005. Microsurgical varicocelectomy for recurrent or
　　persistent varicoceles associated with orchalgia. Urology, 66(5): 1072-1074.

Dubin L, Amelar R D, 1971. Etiologic factors in 1294 consecutive cases of male infertility. Fertil
　　Steril, 22(8): 469-474.

Gonzalez R, Reddy P, Kaye K W, et al, 1983. Comparison of Doppler examination and retrograde
　　spermatic venography in the diagnosis of varicocele. Fertil Steril, 40(1): 96-99.

Hallak J, 2016. Asymptomatic male currently not desiring fertility with bilateral subclinical varicocele
　　found on ultrasound evaluation and borderline semen analysis results. Asian J Androl, 18(2): 315-
　　316.

Levinger U, Gornish M, Gat Y, et al, 2007. Is varicocele prevalence increasing with age. Andrologia,
　　39(3): 77-80.

Nagar H, Levran R, 1993. Impact of active case-finding on the diagnosis and therapy of pediatric var-
　　icocele. Surg Gynecol Obstet, 177(1): 38-40.

Niedzielski J, Paduch D, Raczynski P, 1997. Assessment of adolescent varicocele. Pediatr Surg Int,
　　12(5/6): 410-413.

Oster J, 1971. Varicocele in children and adolescents. Scand J Urol Nephrol, 5(1): 27-32.

Pastuszak A W, Wang R, 2015. Varicocele and testicular function. Asian J Androl, 17(4): 659-667.

Signori G B, Martino F, Monticelli L, et al, 1998. Secondary varicocele as a clinical manifestation of
　　primitive retroperitoneal tumor. Minerva Urol Eenefrol, 50(4): 267-269.

Trum J W, Gubler F M, Laan R, et al, 1996. The value of palpation, varicoscreen contact
　　thermography and colour Doppler ultrasound in the diagnosis of varicocele. Hum Reprod, 11(6):
　　1232-1235.

第五章　精索静脉曲张的流行病学

第一节　国内外精索静脉曲张流行病学调查

精索静脉曲张 80% 的患者无症状，常规体检或因阴囊疼痛而进行检查时被发现，或因为不育就诊时被发现。

精索静脉曲张是一种血管病变，常见于左侧，占全部发病人数的 77% ～ 92%，双侧占 10%，单纯右侧的少见。如果出现单纯右侧精索静脉曲张，要注意腹膜后占位造成压迫阻塞的可能。精索静脉曲张患者症状明显时伴有睾丸疼痛，长时间会引起进行性的睾丸功能衰退，精子质量异常，造成不育。

一、国内外精索静脉曲张流行病学进展

（一）精索静脉曲张在一般人群中的发病情况

如果把检索词 "varicocele" 输入到 PubMed 中检索，会发现从最近几个月到最早期（1846 年）发表的 5000 多篇关于精索静脉曲张的研究论文。大部分早期精索静脉曲张的流行病学研究对象主要集中在年轻人，包括军人、青少年、输精管绝育术患者等。早期的研究报道，在普通人群中精索静脉曲张的发病率为 15%，早期的研究也不认为年龄的变化决定精索静脉曲张的发生。后续的流行病学研究证明，精索静脉曲张的发生可以早于青春期。研究发现，在 6 ～ 9 岁，精索静脉曲张罕见。但至 10 ～ 14 岁，精索静脉曲张的检出率逐渐增加。一般认为，2 ～ 10 岁男孩，精索静脉曲张的发病率 < 1%，11 ～ 14 岁发病率为 7.8%，15 ～ 19 岁发病率为 14.1%。这些流行病学资料提示在睾丸的发育过程中，精索静脉曲张发生主要是由静脉功能不全导致的。

近年来的研究表明，成年男性精索静脉曲张的发生与年龄相关，而且发现年龄相关的精索静脉曲张发生的增加多出现在 30 岁以后。进一步的研究表明，每增加 10 岁，精索静脉曲张的发生率约增加 10%。精索静脉曲张的发生率在 30 ～ 39 岁为 18%，40 ～ 49 岁为 24%，50 ～ 59 岁为 33%，60 ～ 69 岁为

42%，70～79 岁为 53%，80～89 岁为 75%。在一项筛查前列腺癌的研究中，发现老年男性精索静脉曲张的发生率为 49%（参与研究的患者平均年龄为 60.7 岁）。这些流行病学研究表明，睾丸静脉功能不全会随着年龄增长而加重，可能与静脉瓣膜的老化有关。

（二）精索静脉曲张在不育男性中的发病情况

早在 1880 年 Barfield 已注意到精索静脉曲张可引起男性不育，1929 年 Macomber 和 Sander 报道了双侧精索静脉结扎术可使生育能力恢复，直到 1952 年 Tulloch 报道了精索静脉曲张会影响精子发生，这一疾病才真正引起人们的重视。1965 年 Macleod 描述了精索静脉曲张患者精子活力下降、精子细胞形态上不成熟和尖头精子数量增多等现象。

精索静脉曲张并发不育率各家报道不一致。Dubin 等统计 1965～1970 年 1294 例男性不育的原因，因精索静脉曲张所致比例高达 39%，占各类男性不育病因分类的首位。有研究统计 445 对不育夫妇中因精索静脉曲张引起不育的有 108 例，占 24.3%。Hudson（1988 年）归纳文献资料后提出，精索静脉曲张伴发不育症的发生率为 35%～40%，且精索静脉曲张病例伴发精液质量改变者高达 54.8%，主要表现为精子数量减少和精子发生受阻。

1992 年 WHO 进行了一项涉及 34 个中心、为期 12 个月、包括 9034 例男性的关于生育的研究，并对所有的评估工作进行标准化，结果存在精子质量异常的男性中 25.4% 存在精索静脉曲张。同一项研究中，在精子质量正常的男性中精索静脉曲张发生率只有 11.7%。Johnson 等曾对 1592 例青年男性进行体检，发现其中有 151 人（9.5%）患有无症状的精索静脉曲张，其中 94 人同时做了精液检查，25% 精子数量减少，56% 出现明显的精液异常。另外一项涉及 1001 例不育男性的研究中，原发不育的男性精索静脉曲张的发生率为 35%，继发不育的男性，精索静脉曲张的发生率为 81%。相似的结果，涉及 2989 例不育男性的研究报道，继发不育精索静脉曲张的发生率为 69%。

精索静脉曲张是一种进展性的病变，也可发生在曾有生育的男性。继发不育的男性中精索静脉曲张的增加也可能是因为年龄的增长而引起，原发不育的男性患者的数量随年龄增长而增加。精索静脉曲张引起男性不育的原因至今尚未完全阐明，虽有许多学说，但并未形成统一的结论，所以精索静脉曲张极有可能是多因素共同作用的结果。归纳起来大致有以下几种原因：睾丸温度增高；精索静脉内压力增高；睾丸组织内 CO_2 蓄积，毒性物质的影响；睾丸内分泌功能受抑制，精索静脉曲张会损害睾丸间质细胞，影响睾酮的分泌；睾丸微循环障碍等。

有研究证实精索静脉曲张与免疫因素有关。吴明章等发现精索静脉曲张不育男性睾丸生精小管界膜及间质小血管有免疫复合物沉积。Colomb 发现，精索静脉曲张不育者外周血和精液中存在抗精子抗体，抗精子抗体进入睾丸或附睾，可干扰生精和精子的成熟过程，导致精子数量减少，抗精子抗体黏附在精子膜上，引起精子的形态和功能异常。

（三）精索静脉曲张在青少年中的发病情况

精索静脉曲张在青少年男性中很常见。青春期前很少见。大部分青少年的精索静脉曲张是在学校或运动中常规医学检查时被发现。精索静脉曲张也是进入青春期后男性到男科就诊的最常见原因。各研究报道结果也有很大差别。Jakob 报道 1072 名在校 6～19 岁青少年的体检资料中，188 名 6～9 岁少年无精索静脉曲张，而 831 名 10～19 岁青少年中 136 人患左侧精索静脉曲张（16.2%）。章如光等调查了 800 名 9～14 岁的在校男生，精索静脉曲张患病率为 7.8%；吴荣德等调查了 2000 名 7～12 岁在校男生，患病率为 7.6%。一项大规模的研究中，精索静脉曲张在青少年中的发生率为 5%～30%。

由此认为，精索静脉曲张在男子青春期之前很少发生，而在青春期后，随着年龄的增长，其发病率逐渐增高，可能与身高增长、睾丸体积增大及睾丸血供增加有关。

二、精索静脉曲张的病因学

到目前为止，精索静脉曲张的发生及通过何种机制影响生育功能仍不十分清楚。流行病学研究发现，解剖因素、静脉瓣膜功能不全都可能是静脉压增加的原因，睾丸血流灌注减少导致睾丸萎缩，体积减小。还有学者认为精索静脉曲张是机体的代偿反应，以阻止睾丸的损伤，但未得到证实。

（一）静脉瓣膜功能不全

解剖学上，左侧发生精索静脉曲张者达 90%。左侧发病率高与下列原因有关：①人体平时多取直立姿势，使精索内静脉血液必须克服重力自下向上回流；②静脉壁及邻近的结缔组织薄弱或提睾肌发育不全，削弱了精索内静脉周围的依托作用；③左侧精索内静脉的瓣膜缺损或关闭不全多于右侧；④左侧精索内静脉位于乙状结肠后面，易受肠道压迫影响其通畅；⑤左侧精索内静脉呈直角进入肾静脉，行程稍长，静水压力较高；⑥左肾静脉位于主动脉与肠系膜上动脉之间，肾静脉受压可能影响精索内静脉回流，形成所谓近端钳夹现象（proximal nutcracker phenomenon）；⑦右髂总动脉可能使左髂总静脉受压，影响精索内静脉回流，形成所谓远端钳夹现象（distal nutcracker phenomenon）。

一项下肢静脉曲张研究发现，100 例下肢静脉曲张患者均通过外科手术修复了曲张的静脉，但是仍然有 72% 存在严重的精索静脉曲张，说明两种曲张的静脉存在同源性，即静脉瓣膜功能不全。因此，许多年龄与精索静脉曲张发生增加关系的研究表明，系统性的静脉功能不全可能是下肢静脉功能不全与睾丸静脉不全的共同原因。

精索内静脉缺乏有效的肌肉压力泵作用，管壁薄弱，也容易曲张。但近年来的尸体解剖和血管造影都发现，即使无精索静脉曲张的正常男子其精索内静脉也存在没有瓣膜的情况。

（二）体重指数

绝大部分关于体重指数（body mass index，BMI）与精索静脉曲张关系的研究表明 BMI 与精索静脉曲张呈负相关。另外一些研究报道，相比没有精索静脉曲张的男性，合并精索静脉曲张的男性有较低的 BMI，或者说精索静脉曲张的发生降低与 BMI 的增加存在负相关。

这种负相关的关系也许与诊断偏倚有关。因为对于较胖的男性，精索更厚，做出精确的精索静脉曲张诊断较为困难，这或许导致真正的精索静脉曲张检出率不足。另外，研究者发现，"胡桃夹"现象（可以代表精索静脉受压）在腹壁下脂肪增多的男性中也会被减弱，影响精索静脉曲张的检出率。

（三）遗传因素

对精索静脉曲张发生的遗传模型进行研究，发现精索静脉曲张患者 56% 的一级亲属也会发生精索静脉曲张，比输精管切除修复术后的对照组高 8 倍。另一研究也得出在一级亲属中精索静脉曲张的发生率为 45%，相比对照组（健康的男性肾脏捐献者）精索静脉曲张的发生率是 11%。2010 年另一项研究发现，精索静脉曲张患者一级亲属中精索静脉曲张的发生率为 34%，与健康对照人群存在显著差异。这些研究强烈说明精索静脉曲张的发生存在遗传因素，精索静脉曲张的家系成员、特定的基因位点与精索静脉曲张发生的关系，需要得到进一步的研究阐明。

三、精索静脉曲张症状流行分布情况

（一）睾丸病变

精索静脉曲张的疼痛发生率为 2% ～ 10%，主要表现为阴囊部位的持续性或间歇性的牵拉、坠胀感及隐痛和钝痛，可以沿着精索从阴囊发生到同侧的腹股沟。站立及行走时明显，久坐之后加重，平卧休息后减轻。其确切的发生机制尚不清楚，可能与曲张的静脉牵拉压迫髂腹股沟神经和生殖股神经的感觉支、血液停滞在精索静脉中引起温度升高和组织缺血有关。

（二）对生育的影响

据统计，约 8% 的男性会因为生育的问题寻求医学的帮助，其中 1% ~ 10% 的男性存在生育异常的问题，而至少 1/3 是因为精索静脉曲张。

精索静脉曲张对男性生育的影响到 19 世纪末才被发现。1965 年 MacLeod 研究证明精索静脉曲张的不育男性，其精子的数目、活力都会降低，正常形态改变。Kaufman 与 Nagler 于 1987 年首次提出精索静脉曲张与睾丸萎缩存在关联。WHO 把精索静脉曲张列为具有明确病因的男性不育的首位原因。精索静脉曲张在精子质量异常的男性发生率为 25.4%，在精子质量正常的男性中，精索静脉曲张的发生率只有 11.7%。精索静脉曲张与睾丸功能的损害，存在很强的关联性。

近 50 年来精索静脉曲张的病理生理与男性不育的关系一直在研究之中，确切影响生育的机制仍存在争论。研究获益最大的是精索静脉曲张的手术修复。男性因素治疗的最终目标是生育一个健康孩子，因此最大可能地改善夫妇的生育潜能及改善睾丸功能是核心目标。

精索静脉曲张的发病率在正常生育人群和不育人群中的差别，使研究者认为两者之间存在关联。然而，在精索静脉曲张患者中，的确有一部分有正常生育能力，这个现象又让人否定两者之间的关联。此外，精索静脉曲张与睾丸功能之间并非静态，男性的精液质量会随着时间推移逐渐变化，而且存在较大的个体差异。患有精索静脉曲张的不育症男性可表现为少精、精子无活力、畸形精子增多，但是这些表现均无特异性。在无精子症患者中也会发现精索静脉曲张。精索静脉曲张还会合并血清卵泡刺激素（FSH）升高，提示生精上皮的损害。

大量的研究也证实，精索静脉曲张为进展性病变，可以影响睾丸生长，损害睾丸功能，最终可能导致男性不育。同时，许多研究也观察到，精索静脉曲张修复可以阻止甚至扭转这一进展，50% ~ 60% 的合并精索静脉曲张的不育男性通过精索静脉曲张修复治疗可以改善精液质量。但精索静脉曲张致睾丸生精功能异常是一个错综复杂的病理过程，也可能是多种因素共同作用的结果。

（三）性腺功能低下

精索静脉曲张对雄激素的影响以往各家报道不一，有研究认为精索静脉曲张患者的血清睾酮水平更低，而有些研究的结论则与其相反。亦有文献报道药物或手术治疗可提高患者的雄激素水平。但最新一项随机对照研究证明，精索静脉曲张可显著降低患者血清总睾酮水平，术后血清总睾酮显著升高。其机制可能是因为精索静脉曲张使睾丸间质细胞的凋亡增加，睾酮合成的限速酶——类固醇激素合成急性调节蛋白 (steroidogenetic acute regulatory protein，StAR) 的表达降低。

四、治疗及预防

（一）成人精索静脉曲张

截至目前仍然没有确凿证据证明精索静脉曲张本身可以降低生育力。因为精索静脉曲张与生育障碍之间关系尚未完全明了，所以也没有足够的证据显示精索静脉曲张的治疗能改善生育力。一项包含 4471 例患者、50 篇文献的综述显示精索静脉曲张患者行精索静脉结扎术，其配偶妊娠率在 0 ～ 50%（平均为 36%）。还有一些研究证明精索静脉曲张的治疗不会提高其配偶的妊娠率，或者仅女方经过适当治疗，精索静脉曲张患者无论是否治疗，其配偶的妊娠率大致相同。

有关精索静脉曲张的治疗对妊娠率的影响尚存在争议。一项涉及外科手术的文献综述，其中纳入的患者均为重度精索静脉曲张伴有精液参数异常，结果显示，手术组患者术后配偶妊娠率较对照组有明显提高。

精索静脉结扎术主要用于治疗合并精索静脉曲张的不育患者。精索静脉曲张对生育的影响与病程有关，是否需要早期手术仍存在很多争论，精索静脉曲张手术治疗的适应证无统一的标准，原则上针对重度精索静脉曲张、双侧精索静脉曲张，或伴有疼痛明显、睾丸缩小或发育迟缓等情况进行手术，但是仍要具体问题具体分析、综合考虑。

一项 WHO 多中心研究观察到，精索静脉结扎组中有 35% 的生育率，而未做结扎组只有 17%。一项随机研究表明，两组精索静脉曲张患者，手术组 1 年后的受孕率为 44%，而非手术组为 10%。手术效果与精索静脉曲张的程度有关。当然最终手术的成功还要以生育为指标。Cochrane 数据库相关综述也表明，对于不明原因的生育力低下精索静脉曲张患者夫妇，精索静脉曲张修复术可提高受孕率。

欧洲泌尿外科学会（EAU）《EAU 男性不育症指南（2017 年版）》也得出结论性论述：对于临床检查发现睾丸发育渐进性减退的青少年患者，采取精索静脉曲张治疗（B 级）。①对于精液质量正常的亚临床型精索静脉曲张不育患者，不采取精索静脉曲张治疗（A 级）。②对于伴有少精症的、无其他明确原因的生育力低下的临床型精索静脉曲张患者，采取精索静脉曲张治疗（A 级）。

（二）青少年精索静脉曲张

青少年精索静脉曲张涉及预防干预的问题，甚至带有普遍性。无论从横向还是从纵向来看，精索静脉曲张均伴随着青春期睾丸的生长。Niedzielski 等在 1997 年发现 2470 名 10～20 岁的男孩中Ⅰ级、Ⅱ级和Ⅲ级精索静脉曲张的发病率分别为 18%、12% 和 5%。青春期结束后精索静脉曲张的发病到达平台期。Kass 和 Belman 于 1987 年首次证明在青春期精索静脉曲张修复后睾丸体积增大。杨屹对患儿的睾丸组织做了光镜和电镜观察，测量了手术前后睾丸体积的变化，认为小儿精索静脉曲张影响睾丸的发育，治疗后睾丸体积能逐渐恢复，提示这种改变是可逆的，因而确诊后及早手术治疗对于保证睾丸的正常发育颇为重要。也有学者提出，应在睾丸受到不可逆损害前及早手术，保护睾丸功能，消除成年后不育的潜在风险。Qkuyama 等对 40 例 11～17 岁精索静脉曲张患者进行研究，发现待到 18 岁检查精子质量，手术组在精子浓度、存活率、正常精子形态比率方面显著优于非手术组。同时也发现，精索静脉曲张使患侧睾丸较对侧体积明显减小。成人精索静脉曲张中所见的睾丸内血管和生精上皮的改变也同样出现在青少年精索静脉曲张中。但是，及早治疗是否能够保证远期良好的治疗效果和生育力的正常，未能得到证实。近期，Laven 等认为手术等干预措施可以使睾丸体积增加，精液指标改善。为了明确早期治疗精索静脉曲张的安全性和可靠性，还有更多工作要做。

大量流行病学资料研究表明，对于青春期的精索静脉曲张需要谨慎对待。发现精索静脉曲张不一定是治疗指征。从预防医学的角度来看，建议先做仔细的物理检查，测量睾丸体积，尽可能了解精液的参数、激素水平变化。如果精索静脉曲张持续进展，睾丸体积明显缩小，精液参数持续异常，则可以考虑进行治疗。如果出现体积明显增大的精索静脉曲张，有局部存在梗阻的可能，也需要及时干预。治疗后，仍然需要定期监测。

五、现有流行病学研究的局限性

因为精索静脉曲张发病原因的复杂性或多因素性、病变的进展性，以及与生育潜能有关，可能导致不育、性腺功能低下等重大问题，精索静脉曲张是一种极具流行病学研究价值的疾病，但是现存的流行病学研究也存在一些局限性，主要表现在以下几方面。

（一）样本数少，缺乏真正的随机性

许多临床研究样本数较少，因此得出的结论为假阳性的可能性会增加。试验组、对照组都缺乏严谨的随机性，人为的偏移、材料的误差就很难避免，使得出的结论可信度下降。许多学者认为精索静脉曲张的患病率并非随年龄呈线性变化，50岁左右人群精索静脉曲张的患病率与30岁年龄组几乎相同。如果使用同样的统计学方法，往往很难得出真实的结论。

（二）混杂因素控制得不够

许多精索静脉曲张研究的资料，并不是直接来源的。因为精索静脉曲张的诊断很大一部分依赖于临床操作者的经验，包括体检，精索静脉曲张的诊断存在很大程度的主观性，尤其是Ⅰ级和Ⅱ级的诊断，亚临床的诊断变异性最大。Ⅲ级精索静脉曲张在临床上虽然容易识别，但如果患者有睾丸手术史，鞘膜积液或睾丸下降不良均会使诊断难度增加。这样就使资料的客观性和准确性很难保证，而且不同的中心建立的诊断也可能存在差异，如错误地定义研究人群、年龄、精子参数、遗传因素等。在进行研究中，这些限制标准应该最可能被注意到。还有经常被忽视的转诊偏倚（referral bias），一般泌尿外科所评估的患病率高于内分泌科医生的评估。

（三）伦理学限制

以研究精索静脉曲张手术对于生育功能的影响为例，目前研究结果并不能证实精索静脉结扎术是精索静脉曲张的理想治疗手段。进一步的研究应该考虑到医生治疗的"安慰剂效应"。理想的实验设计应该包括手术组、未治疗组、安慰剂组和一个假手术组。当然这个假手术组也要经麻醉和手术而并不结扎精索内静脉，从伦理学上是行不通的。

第二节　精索静脉曲张发生发展的流行病学特点

一、精索静脉曲张与年龄

流行病学研究发现，年龄是静脉曲张的一个重要危险因素。目前许多研究已发现，随着年龄增长，精索静脉曲张的发病率呈现增长趋势。30～39岁精索静脉曲张的发病率为18%，70～79岁精索静脉曲张的发病率为53%，80～89岁精索静脉曲张的发病率为75%，30～40岁，精索静脉曲张的发病率增长6%～9%，40～80岁精索静脉曲张的发病率增幅达到11%～22%。国内梁朝朝等对5172名青少年进行关于精索静脉曲张的流行病学调查，也得出精索静脉曲张发病率与年龄增长存在正相关关系。从预防医学的角度来看，老年男性也应该定期做精索静脉曲张筛查，重在预防。

二、精索静脉曲张与生活方式

（一）体重

国内外关于体重与精索静脉曲张发病率的研究，包括许多大样本的队列研究。如前所述，从流行病学的角度看，几乎把 BMI 作为了精索静脉曲张发生的病因。最近，国内研究者进行了一项包括 5 个中心纳入 39 559 人的多中心研究，发现被诊断为精索静脉曲张的 1911 例患者，精索静脉曲张发生率最高的是低体重组，超重患者组精索静脉曲张发生率反而很低。而且经过统计学分析，BMI 与精索静脉曲张具有独立相关性（$P < 0.001$），相对于正常体重男性，低体重的男性更容易出现精索静脉曲张（OR = 1.34；95%CI=1.10 ~ 1.63），相反，超重的男性（OR = 0.88；95%CI=0.79 ~ 0.99）或肥胖的男性（OR = 0.75；95%CI=0.58 ~ 0.97）会有相对小的概率出现精索静脉曲张。因此，在预防或治疗精索静脉曲张时，不能忽视患者的体重。

（二）吸烟

一项涉及 816 人的研究得出结论，相对于不吸烟者，吸烟者有更高的精索静脉曲张患病率（OR=2.42），同时研究证实饮酒与精索静脉曲张的发生关系不大。另一项研究也得出同样的结论，尤其每天吸烟超过 10 支者，对精索静脉曲张的发生更其具统计学意义。

三、精索静脉曲张与职业

长期持久站立工作的人员，如教师、军警等，其精索静脉曲张的发病率高于普通人群。再如，经常进行激烈运动的男性运动员，其精索静脉曲张的发病率也高于普通人群。国内研究者选取军队院校某部 1148 人中患精索静脉曲张的学员 216 例及同期地方高校随机 1148 人中患精索静脉曲张的学生 89 例，在流行病学调查基础上，发现军校学员患精索静脉曲张的概率远远高于同期地方高校大学生，结果表明，除了解剖因素外，军校学员中还存在高强度的训练及长期心理压力等多个因素。

四、精索静脉曲张与地域、种族

我国学者进行了一项包括中国南方 5447 名参与者、关于合并精索静脉曲张不育男性的精子质量的研究，发现在该研究人群中精索静脉曲张的发病率为26%，而且精索静脉曲张与精子质量的变化，包括精子数目、活力、正常形态精子百分率都存在很大的相关性。国外一项涉及 455 人的研究表明，卡塔尔人与非卡塔尔人精索静脉曲张的精子质量存在差别。我国学者还进行了一项包括中国东部 3 个省 6 个地区 39 559 人参与的关于精索静脉曲张的流行病学调查，总体人群的精索静脉曲张患病率为 4.83%。一项涉及 6 个欧洲国家 7035 人参与的多中心横断面研究显示，精索静脉曲张的发病率为 15.7%，同时得出结论：精索静脉曲张与精子质量的下降直接相关。

从以上研究来看，现有的资料还很难得出精索静脉曲张在地域与种族上存在明显差异的结论。

五、精索静脉曲张与其他疾病

（一）精索静脉曲张与前列腺增生

研究纳入了 831 例良性前列腺增生（BPH）或下尿路症状（LUTS）的患者，年龄在 40 岁以上，并结合阴囊彩色多普勒超声和体格检查对患者进行了精索静脉曲张患病情况和等级诊断，记录了患者的年龄、前列腺总体积、国际前列腺症状评分（IPSS）、夜尿和 BMI 等情况。结果表明，精索静脉曲张的总患病率为53.0%。40～49 岁、50～59 岁、60～69 岁、70～79 岁和 80 岁以上不同年龄段患者的患病率分别为 43.0%、42.4%、54.0%、59.5% 和 64.0%。与精索静脉曲张患者相比，良性前列腺增生患者前列腺总体积明显不同（$P=0.002$）。精索静脉曲张患者的夜尿频率明显增加（$P < 0.01$），但 IPSS、总前列腺特异性抗原（TPSA）和 BMI 几乎没有差别（$P > 0.05$）。对于老年患者，随着时间推移，精索静脉曲张的患病率具有明显增加的趋势。精索静脉曲张的疾病等级越高，患者的前列腺总体积越大，夜尿频率越高。精索静脉曲张与良性前列腺增生和下尿路症状的关系不容忽视。

（二）精索静脉曲张与一些血管性疾病的关系

研究表明，精索静脉曲张在冠状动脉扩张（coronary artery ectasia，CAE）患者中的发病率为 62%，而在冠心病患者中的发病率为 38%。在主动脉后型左肾静脉（retroaortic left renal vein，RLRV）解剖变异患者中精索静脉曲张的发病率也显著增加。下肢静脉曲张与精索静脉曲张的发病具有同源性，因此下肢静脉曲张合并精索静脉曲张的发病率也较高。

（徐　华）

参 考 文 献

关超, 刘峰, 1999. 青少年精索静脉曲张的调查分析. 中国学校卫生, 20(4): 260.

梁朝朝, 陈家应, 1998. 精索静脉曲张病因的病例对照研究. 安徽医科大学学报, 33(4): 293-294.

涂响安, 赵良运, 赵亮, 等, 2013. 精索静脉曲张性慢性睾丸痛的显微外科治疗. 中华显微外科杂志, 36: 409-410.

吴阶平, 2004. 吴阶平泌尿外科学. 济南: 山东科学技术出版社, 1953.

吴明章, 王一飞, 汪国光, 等, 1988. 精索静脉曲张不育症机理研究. 生殖与避孕, (1):36-41, 81-83.

吴荣德, 郭宗远, 高英茂, 等, 1999. 关于"儿童精索静脉曲张的睾丸病理组织学研究"一文的补充说明. 中华泌尿外科杂志, (12):54.

杨屹, 赵国贵, 王常林, 等, 1997. 儿童精索静脉曲张对睾丸的影响. 中华小儿外科杂志, (1):35-36, 66.

张福先, 1997. 1997 名青年男性体检中其精索静脉曲张发病率的分析. 安徽医科大学学报, 5: 23-24.

章如光, 史才, 1992. 青春发育前期精索静脉曲张症调查. 海军医学, (4):340-342.

赵斌, 吴荣德, 于启海, 等, 2005. 儿童精索静脉曲张患病情况的调查. 中华小儿外科杂志, 26(3): 132-134.

Barwell R, 1885. One hundred cases of varicocele treated by the subcutaneous wire loop. The Lancet, 125(3222): 978-980.

Bennet W H, 1889. Varicocele, particular with reference to its radical cure. Lancet, 1: 261-262.

Braedel H U, Steffens J, Ziegler M, et al, 1994. A possible ontogenic etiology for idiopathic left varicocele. J Urol, 151(1): 62-66.

Damsgaarda J, Joensen UN, Carlsen E, et al, 2016. Varicocele is associated with impaired semen quality and reproductive hormone levels: A study of 7035 healthy young men from six European countries. Eur Urol, 70(6): 1019-1029.

ElBardisi H, Arafa M, Rengan A K, et al, 2017. Varicocele among infertile men in Qatar. Andrologia, 49(4): 53-54.

Goldstein M, Eid J F, 1989. Elevation of intratesticular and scrotal skin surface temperature in men with varicocele. J Urol, 142(3): 743-745.

Gorelick J I, Goldstein M, 1993. Loss of fertility in men with varicocele. Fertil Steril, 59(3): 613-616.

Grillo-López A J, 1971. Primary right varicocele. J Urol, 105(4): 540-541.

Han H, Yu Z X, Gong L H, et al, 2016. The prevalence and association of varicoceles on male patients with benign prostatic hyperplasia/lower urinary tract symptoms. Urology, 90: 97-100.

Hudson R W, Perez-Marrero R A, Crawford V A, et al, 1985. Hormonal parameters of men with varicoceles before and after varicocelectomy. Fertil Steril, 43(6): 905-910.

Kass E J, Belman A B, 1987. Reversal of testicular growth failure by varicocele ligation. J Urol, 137(3): 475-476.

Kaufman D G, Nagler H M, 1987. Specific nonsurgical therapy in male infertility. Urol Clin North Am, 14(3): 489-498.

Liu J, Zhang S, Liu M, et al, 2017. Prevalence of varicocoele and its association with body mass index among 39,559 rural men in eastern China: a population-based cross-sectional study. Andrology, 5(3): 562-567.

Mokhtari G, Pourreza F, Falahatkar S, et al, 2008. Comparison of prevalence of varicocele in first-degree relatives of patients with varicocele and male kidney donors. Urology, 71(4): 666-668.

Nieschlag E, Hertle L, Fischedick A, et al, 1995. Update on treatment of varicocele: counselling as effective as occlusion of the vena spermatica. Hum Reprod, 13(8): 2147-2150.

Raman J D, Walmsley K, Goldstein M, 2005. Inheritance of varicoceles. Urology, 65(6): 1186-1189.

Segenreich E, Shmueley H, Singer R, et al, 1986. Andrological parameters in patients with varicocele and fertility disorders treated by high ligation of the left spermatic vein. Int J Fertil, 31(3): 200-203.

Shafi H, Esmaeilzadeh S, Delavar M A, et al, 2014. Prevalence of varicocele among primary and secondary infertile men: association with occupation, smoking and drinking alcohol. N Am J Med Sci, 6(10): 532-535.

Shafik A, Moftah A, Olfat S, et al, 1990. Testicular veins: anatomy and role in varicocelo genesis and other pathologic conditions. Urology, 35(2): 175-182.

Steeno O, Knops J, Declerck L, et al, 1976. Prevention of fertility disorders by detection and treatment of varicocele at school and college age. Andrologia, 8(1): 47-53.

Su L M, Goldstein M, Schlegel P N, 1995. The effect of varicocelectomy on serum testosterone levels in infertile men with varicoceles. J Urol, 154(5): 1752-1755.

Turner T T, 1983. Varicocele: still an enigma. J Urol, 129(4): 695-699.

Walsh P C, Retik A B, Vaughan E D Jr, et al, 2002. Campbell's Urology. 8th ed. Philadelphia, PA: WB Saunders, 1571-1579.

World Health Organization, 1992. The influence of varicocele on parameters of fertility in a large group of men presenting to infertility clinics. Fertil Steril, 57(6):1289-1293.

Zhang Y S, Ma T Z, Su Z X,et al, 2017. Varicoceles affect semen quality of infertile men in southern China: A cross-sectional study of 5447 cases. Medicine(Baltimore), 96(31): e7707.

Zorgniotti A W, MacLeod J, 1973. Studies in temperature, human semen quality, and varicocele. Fertil Steril, 24(11): 854-863.

第六章 精索静脉曲张的病因及发病机制

目前对于精索静脉曲张的病因研究，主要以解剖学基础为切入点。临床上左侧精索静脉曲张发生率高达 90% 以上，研究者通常从解剖学角度对于其发病原因进行解释和分析，因为这样更加合理，也更易为大家接受。

综合起来造成精索静脉曲张有下列原因：人体平时多是直立姿势，精索内静脉血液必须克服重力自下向上回流；静脉壁及邻近的结缔组织薄弱或提睾肌发育不全，削弱了精索内静脉周围的依托作用；左侧精索内静脉的瓣膜缺损或关闭不全多于右侧；左侧精索内静脉位于乙状结肠后面，易受肠道压迫影响其通畅；左侧精索内静脉呈直角注入左肾静脉，行程稍长，静水压力较高；左肾静脉位于主动脉与肠系膜上动脉之间，肾静脉受压可能影响精索内静脉回流，形成所谓近端钳夹现象；右髂总动脉可能使左髂总静脉受压，影响精索内静脉回流，形成所谓远端钳夹现象。

而对于精索静脉曲张发病机制的研究则侧重于精索静脉曲张后对生育的影响，精索静脉曲张对生育功能的损害包括精子发生、成熟，以及与卵子的结合等过程。相关研究也深入到了超微结构和分子水平，提出了一些可能的发病机制学说。对近年来精索静脉曲张致男性不育的多种可能机制进行归纳和总结后发现，任何单一学说均不能完全解释精索静脉曲张致男性不育的病理过程，并且针对某种学说的研究结果可以部分解释另一种学说，提示精索静脉曲张致男性不育很可能是多种因素共同作用的结果，各种因素间相辅相成、相互联系，构成一个有机整体，多因素协同变化，联合作用于机体，最终导致精子形态异常及功能障碍。随着相关研究的进一步深入，研究手段的进一步革新，相信在不久的将来其发病机制一定能得到完整的阐释，从而实现相关诊疗技术的进一步发展，为广大精索静脉曲张不育患者带来新希望。

精索静脉曲张还具有一定的遗传倾向性，其发病与下肢静脉曲张存在明显的相关性，且两者的发病机制、临床特征均很相似，而下肢静脉曲张的遗传学相关研究已较为成熟，可为精索静脉曲张在该领域的研究提供线索。明确精索静脉曲张的遗传学特征，可为精索静脉曲张的早期预防及精准治疗提供依据，也许将是下一阶段重要的研究方向之一。

第一节　精索静脉曲张的病因

精索静脉曲张的病因复杂，目前认为先天解剖因素、精索静脉瓣膜缺陷及左侧精索静脉内压增高是其最主要原因。临床上精索静脉曲张左侧更为常见，与以下综合因素相关。

一、胚胎学因素

一些研究者认为精索静脉曲张是因为人类保持直立姿势导致的，毕竟其他物种很少有精索静脉曲张发生。也可能与个体发育过程中左侧精索静脉有更多的可塑性脉管系统有关。左侧肾上腺、精索静脉血流呈直角汇入左肾静脉，由于左肾静脉压力高，人体的直立体位使得这种回流更加困难。还有人认为左侧精索内静脉血液进入肾静脉后，压力变化引起涡流，更增加了回流阻力。相反，右侧肾上腺、肾、精索的静脉血流以斜行角度进入下腔静脉，血流较通畅，而且下腔静脉压比左肾静脉压低。因此，左侧精索内静脉发生反流而导致精索静脉曲张比右侧多。

另外，左侧精索静脉比右侧长 8～10cm，则更增加了回流阻力，这也是一个可能原因。同时，左肾静脉要横过脊柱流入下腔静脉，行程较长，而且位于肠系膜上动脉和腹主动脉之间，动脉的搏动不断产生冲击力，也会在一定程度上对左肾静脉血液回流产生影响。

二、精索内静脉瓣膜异常或缺乏

精索内静脉有多个静脉瓣，虽然肾静脉压力高于精索内静脉压力，但正常情况下精索内静脉瓣膜起着阻止静脉血液反流的作用，如果静脉瓣膜缺乏或功能不全，则导致血液反流。尸检也发现男性左侧精索内静脉近肾静脉处瓣膜缺乏约占40%，瓣膜功能不全约占 10%。这种解剖特点容易发生左肾静脉血液向左侧精索内静脉逆流，一旦发生逆流，可造成精索内静脉扩张，影响静脉瓣的关闭功能，久而久之加重这种逆流而成为恶性循环。

有研究者对无精索静脉曲张临床体征的 100 例成年男性做精索静脉血流的多普勒超声测定，发现有 30 例在做 Valsalva 试验时听到有轻度静脉血反流的杂音。这也说明，即使是正常男性，在腹压增高的情况下，肾静脉血也会冲过关闭不全的静脉瓣而反流到精索静脉内。也有研究者对 470 名 7～18 岁青少年学生进行性发育调查，发现 45 名 7～11 岁小学生均无精索静脉曲张，而 425 名 12～18 岁中学生中有 56 名出现精索静脉曲张，占 13.2%。其原因可能是 12 岁以后，随着青春期的发育，一方面，由于睾丸的发育，精索内血液回流增加，精索静脉相应扩张；另一方面，由于全身各脏器的发育、体力劳动、直立情况下运动促使腹压增高，经常出现血液少量反流，久而久之使瓣膜关闭功能不全，最后导致精索静脉曲张。临床检查中，对精索静脉曲张患者进行精索内静脉插管造影也证实了造影剂通过精索内静脉反流至精索静脉丛。对精索静脉曲张做精索内静脉高位结扎术时发现，近心端精索内静脉都有血液反流，说明精索静脉曲张与精索内静脉瓣膜功能不全有关。但是也有报道，一些正常男性虽然有静脉瓣膜功能不全、血液反流存在，却无精索静脉曲张。这是否意味着精索静脉曲张发病还有其他因素同时存在，或精索静脉曲张发病是一个由量变到质变的过程呢？通过对精索内静脉高位结扎，阻止静脉反流，原来曲张的精索静脉也会收缩而恢复正常，进一步证明了精索内静脉的血液反流是导致精索静脉曲张的主要因素。

三、腹压增高

当屏气或增加腹压时，下腔静脉、肾静脉压的增高可使精索静脉腔内阻力增大，特别是人体处于直立状态的体位，与动物有根本区别。有研究者在精索静脉曲张患者手术时测量大隐静脉压力平均为 1kPa 或 10.3cmH$_2$O（5～14cmH$_2$O），精索内静脉远端压力平均为 1.26kPa 或 12.9cmH$_2$O（10.5～15cmH$_2$O），因此将精索内静脉高位结扎，远端与大隐静脉近心端吻合，术后可取得较好效果。由于大隐静脉有完整瓣膜，不致反流。当直立位时，尤其在咳嗽或屏气使腹内压增高时，阴囊蔓状静脉丛压力可高达 3.92～4.9kPa（40～50cmH$_2$O）。若采用单纯高位精索内静脉结扎，只要有小的侧支被遗漏，术后即可复发。研究者长期随访（10～20 年）做单纯腹股沟内环处高位结扎精索内静脉 36 例，术后复发精索静脉曲张 6 例，占 16.7%。

四、精索肌筋膜缺乏或松弛

有研究者认为，精索包膜的肌纤维鞘具有促进静脉血回流的泵压作用，同时具有防止静脉过度扩张的功能，犹如弹力绷带的作用。病理检查证实，精索静脉曲张患者提睾肌萎缩，这或将导致泵压作用减弱，不利于血液回流。但也有研究者认为，这可能是继发于精索静脉曲张出现的萎缩，而不是病因。

五、胡桃夹现象

胡桃夹现象是由于先天或后天形体变化等原因，左肾静脉汇入下腔静脉的行程中，因走行于腹主动脉和肠系膜上动脉之间形成的夹角内，受到挤压而引起血流变化和相应的临床症状。正常时，肠系膜上动脉与腹主动脉之间的夹角被肠系膜、脂肪、淋巴结和腹膜等所充塞，使左肾静脉不致受到压挤。在青春期发育较快、身高迅速增长、脊柱过度伸展、体形急剧变化或肾下垂等情况下，左肾静脉会受到挤压，引起血流变化和相应的临床症状。

胡桃夹现象的直接后果是左肾静脉高压，导致流入左肾静脉的左侧精索静脉血液回流受阻，左侧精索静脉淤血扩张，这类患者一般会出现比较严重的精索静脉曲张，属于继发性精索静脉曲张。

六、可能的遗传学特征

目前，国内外多个研究报道了精索静脉曲张有一定的遗传倾向性，精索静脉曲张患者的一级亲属患精索静脉曲张的概率较正常人高 3 ~ 8 倍。但精索静脉曲张的遗传学特征相关研究相对较少，仅有数篇文章报道基因单核苷酸多态性（SNP）与精索静脉曲张发病有关。精索静脉曲张与下肢静脉曲张有明显的关联，且两者之间的发病机制及临床特征均很相似。目前已发现多个 SNP 与下肢静脉曲张的发病相关，如参与静脉瓣膜形成及血管发育的重要转录因子 FOXC2、血管内皮生长因子 A（*VEGFA*）基因及其受体 *VEGF-R2* 基因等，这些 SNP 对下肢静脉曲张的影响机制均与精索静脉曲张的发病机制具有一定的相似性，这对精索静脉曲张的病因学研究起到了提示作用。在生物学通路方面，多项研究发现 HIF 通路、TGF-β 通路及内源性凋亡通路都可能参与了精索静脉曲张的发生。研究精索静脉曲张的遗传学特征对疾病的早期预防及精准诊疗具有重要意义，精索静脉曲张与下肢静脉曲张之间的关联可为精索静脉曲张的遗传学相关研究提供线索。

（周 兴 董 强 杨 博）

第二节 精索静脉曲张的血管外科基础

睾丸和附睾的血液经精索静脉回流，精索静脉可分为三组，它们在外环处有侧支循环互相交通。后组：精索外静脉→腹壁下静脉→股静脉→髂外静脉。中组：输精管静脉→膀胱上静脉→髂内静脉。前组：睾丸、附睾的静脉主要通过精索蔓状静脉丛回流，静脉丛在腹股沟管内合并为 2 ~ 4 条静脉，穿过内环至腹膜后合成一条静脉，称为精索内静脉。右侧精索内静脉向上斜行进入下腔静脉；左侧精索内静脉呈直角进入左肾静脉。

由于左侧精索内静脉行程较长，静脉经过乙状结肠之后，受该段肠管的压迫，再加上静脉缺少静脉瓣膜，周围又无肌肉压挤作用，所以左侧精索内静脉更易发生回流障碍，在站立位时，血流柱压力向下作用于蔓状静脉丛，使之曲张、扩大、增粗即为精索静脉曲张。另外，青壮年性功能较旺盛，阴囊内容物血液供应旺盛，所以有些精索静脉曲张可随年龄增长而逐渐消失。长久站立、增加腹压可加重静脉血液回流障碍，血流柱长期的压力也容易导致精索静脉内瓣膜功能不全，瓣膜反流与回流障碍并存，导致精索静脉曲张的发生。其他因素，如腹膜后肿瘤、肾肿瘤、肾积水等压迫精索内静脉也可引起症状性或继发性精索静脉曲张。原发者平卧时曲张的静脉很快消失，继发者常不消失或消失很慢。

精索静脉曲张的临床表现依据严重程度分为三度。1 度（轻度）：站立时看不到阴囊皮肤有曲张静脉突出，但可摸到阴囊内曲张的静脉，平卧时曲张的静脉很快消失。2 度（中度）：站立时可看到阴囊上有扩张的静脉突出，可摸到阴囊内有较明显的曲张的静脉，平卧时包块逐渐消失。3 度（重度）：阴囊表面有明显的粗大血管，阴囊内有明显的蚯蚓状扩张的静脉，静脉壁肥厚变硬，平卧时消失缓慢。

（朱　健）

第三节　精索静脉曲张的发病机制

尽管有许多机制用来解释精索静脉曲张导致的睾丸功能减退，包括阴囊内（睾丸）温度的增高、肾脏和肾上腺代谢的毒性产物反流、缺氧或氧张力的减少、睾丸血供的改变等。归纳起来主要有以下几个方面。

一、睾丸温度增高

在精索静脉曲张导致睾丸功能改变的所有机制中，最为广泛接受的机制便是精索静脉曲张对睾丸温度的改变。通过实验复制精索静脉曲张动物模型，可以观察到睾丸血供和组织学的改变，以及睾丸温度的增高。当然这些改变可随着精索静脉曲张的纠正而得到逆转，但这种影响也是持久性的。

1973 年，Zorgniotti 首次证明了精索静脉曲张与睾丸温度改变之间存在直接相关性。正常人左侧睾丸温度平均为 32.2℃，右侧平均为 31.8℃，而精索静脉曲张患者左侧睾丸平均温度为 33.2℃，右侧为 33.1℃。进一步研究证实，单侧精索静脉曲张对双侧睾丸均能产生影响。尽管如此，无症状的精索静脉曲张组与正常对照组比较，两者阴囊皮肤温度改变并无差异。大量的研究也已经证实，精索静脉曲张动物模型在通过手术纠正后，其睾丸温度可以恢复正常。

阴囊温度一是受阴囊本身影响。因为阴囊皮肤很薄，缺乏皮下组织，并且阴囊表面积可在肉膜肌控制下发生改变。二是受精索蔓状静脉丛影响，1959 年由 Dahl 和 Herrick 最先提出，他们认为精索蔓状静脉丛可使睾丸动脉与静脉之间形成一种逆流热交换降温系统，蔓状静脉丛能带走动脉更多的热量，使流入睾丸的动脉血温度更低，进而有助于维持睾丸在相对低的温度。精索静脉曲张患者精索静脉内血液淤滞、回流不良，造成睾丸缺乏良好的静脉回流，则破坏了这种热对流机制，导致阴囊、睾丸温度升高。

正常男性在站立位时阴囊温度是最低的，但精索静脉曲张不育患者在站立位时阴囊温度变化很小，就会导致睾丸温度增高。总体来说，有关阴囊温度的大量研究证实，精索静脉曲张组患者的阴囊温度均显著增高，与正常对照组比较有统计学差异。

温度增高对睾丸产生的影响很大，如直接影响生精细胞、导致睾丸组织代谢改变及凋亡、改变支持细胞功能、使动静脉分流增加而导致血管变化、降低与 DNA 合成相关酶的活性，以及减少睾丸内营养和氧气输送等。动物研究显示，隐睾（睾丸位于腹腔内）动物模型因为睾丸长期处于温度较高状态，能诱导初级精母细胞和精子细胞的凋亡。当温度增高与雄激素抑制相结合时更能产生协同作用，使精子数量减少，但热应激与雄激素抑制可能作用于精子发生过程中两个相互独立的阶段。

二、肾脏和肾上腺代谢产物反流

1965 年，MacLeod 首先提出肾脏或肾上腺代谢产物反流是精索静脉曲张的病理机制之一。精索静脉曲张时，左肾静脉的血液通过左侧精索内静脉逆流至睾丸，于是来自肾脏和肾上腺的代谢产物，如皮质醇、儿茶酚胺及其他毒性代谢产物等，都会随肾静脉的逆流进入精索静脉，进而逆流入睾丸。这些毒素不仅具有直接的生精损害作用，还可通过其他因素间接影响睾丸的生精功能。目前认为 5-羟色胺 (5-HT) 及前列腺素 F2α(PGF2α) 对睾丸的生精功能有较大影响。

5-HT 是一种重要的神经递质，其效应主要是与血管平滑肌上特异性受体作用引起周围血管强烈收缩，同时还能对去甲肾上腺素缩血管起强化作用。精索静脉曲张时血液反流引起 5-HT 在睾丸组织内异常聚集，使睾丸组织内微动静脉过度收缩，可直接影响睾丸血液供应及代谢产物的排出，也可导致睾丸间质纤维化、间质细胞肿胀变性，抑制雄激素的合成，促使精子在成熟前脱落。Bartoov 通过电镜观察精子细胞器，发现线粒体排列次序紊乱、形状改变、线粒体嵴形态异常、线粒体鞘缺如，认为 5-HT 干扰了线粒体正常的能量供应，致使睾丸能量代谢障碍，而且线粒体在精子的分布位置存在异常。同时，精索静脉曲张睾丸内分泌功能的改变也与 5-HT 有关。5-HT 干扰线粒体正常供能，使睾丸组织能量代谢障碍，精子发生终止于精母细胞和精子细胞阶段，亦使精子活力下降，可不同程度地损害生精功能，导致男性不育。

PGF2α 也是一种血管收缩剂，正常情况下睾丸内含有一定量的 PGF2α，但高浓度则会损害生精功能。精索静脉曲张能导致双侧睾丸内 PGF2α 的含量升高，以患侧为主，且双侧睾丸的生精小管平均直径的变化与 PGF2α 的含量呈负相关，睾丸内 PGF2α 的升高可能是病变的睾丸本身产生的，也可能是肾脏或肾上腺中的 PGF2α 通过精索内静脉逆流而来。大鼠睾丸内注射 PGF2α 能引起睾丸重量减低，局部浓度过高还可抑制睾酮产生，因此其对睾丸有直接损害作用，并间接抑制精子的发生。

三、组织水肿和细胞缺氧

因为在解剖上左侧精索静脉更长，而且是以直角汇入左肾静脉，导致左侧精索静脉内压力更高，这可能是精索静脉曲张的一个诱发因素而已。但这一理论本身是有其局限性的，试想如果这个因素是精索静脉曲张形成的唯一因素，那么所有男性都可能会有左侧精索静脉曲张。Shafik 清楚地证明了没有精索静脉曲张的健康男性双侧精索静脉内压力是基本一致的，而精索静脉曲张男性其左侧精索静脉压力则明显增高，尤其在增加腹压时（Valsalva 征）。增加静脉压将导致睾丸功能紊乱，这看起来也是不可能的，因为血流量减少和静脉血淤滞伴随的是睾丸缺氧。

体育运动与精液参数的变化有关。精索静脉曲张男性若过多地运动，会导致精子总活动率和前向运动精子数更低。这些结果提示，运动导致的血流量增加和静脉压升高可能会使精索静脉曲张病情进展。

在细胞水平，这种功能紊乱可能是提睾肌纤维和肌成纤维细胞改变造成的。正常的提睾肌纤维中含有丰富的慢肌纤维（Ⅰ型），而精索静脉曲张患者的慢肌纤维出现萎缩，并伴随去神经支配，提示精索静脉曲张导致的血流减少可引起提睾肌去神经支配，可能与局部组织水肿和缺氧有关。因此，对精索静脉曲张的治疗并不完全只是单纯修复其温度调节系统。来源于成年男性的睾丸活检标本显示，与有精索静脉曲张的左侧睾丸比较，右侧睾丸组织生精小管纤维化、玻璃样变及基底膜玻璃样变的发生明显减少。

四、其他

（一）氧化应激

氧自由基是精子维持正常生理功能所必需的，一定量的活性氧可以使精子获能，保证顶体反应正常发生，对于维持生精功能的正常具有重要意义。在正常情况下，由于体内存在活性氧的清除剂如超氧化物歧化酶、过氧化氢酶、谷胱甘肽氧化还原酶等，活性氧的产生和消除处于平衡的状态。因此，活性氧失控和过度产生，以及抗氧化防护降低，同样被认为是精索静脉曲张致不育的重要因素之一。过多的活性氧可通过脂质过氧化导致细胞受损，表现为精子活力和活动率下降、精子获能和顶体反应受损、精 - 卵融合能力下降。

Griveau 等研究指出，精索静脉曲张使精子膜产生不同程度的缺损，正常情况下，膜上活性氧的缺陷型受体、隐匿型受体有可能被暴露活化，其正常的活性氧调节机制被破坏。人类精子膜上的磷脂富含不饱和脂肪酸，易受活性氧的过氧化伤害，活性氧的产生与对抗活性氧的酶清除系统失衡，活性氧发挥毒性作用引起精子膜脂质过氧化，使其形态改变、功能及代谢异常，从而导致男性不育。

Sharma 等采用精浆中的活性氧和总抗氧化能力评分来反映氧化应激能力及其与男性不育的关系，并归纳出活性氧和总抗氧化能力得分低者生育能力明显较差的结论，进一步说明了活性氧和抗氧化机制失衡对男性不育存在一定影响。Koskal 等通过检测精索静脉曲张大鼠睾丸组织，发现其存在严重的病理改变并伴有高度脂质过氧化，从而提示活性氧过度产生可在不育症睾丸变性机制中起到一定的作用。

（二）一氧化氮

一氧化氮（NO）由一氧化氮合酶（NOS）以 L- 精氨酸为底物催化生成，广泛存在于哺乳动物生殖系统中，在生殖过程中起重要作用。有研究表明 NO 对精子有双重影响：低水平 NO 可维持正常的生精功能、灭活超氧阴离子、提高精子活动度，但高水平 NO 则抑制精子运动。精索静脉曲张时，精索静脉血液淤积，反流的代谢产物刺激血管内皮细胞、巨噬细胞和睾丸细胞产生过量的 NOS；此外，在精索静脉曲张时，精索静脉血中 L- 精氨酸含量升高，这也是 NO 生成异常增加的原因之一。精索静脉曲张时精索静脉血 NO 含量与精子浓度、活力呈负相关，推测 NO 含量的升高与精索静脉曲张致不育存在密切关系。有学者认为产生上述变化的可能机制是：NO 抑制三羧酸循环中的乌头酸酶、线粒体电子传递系统中的 NADPH 脱氢酶等，从而抑制能量生成，降低精子活力，尤其是快速前向运动的精子明显减少；NO 抑制 Leydig 细胞内细胞色素氧化酶 P450 的活性，影响睾酮的合成；NO 与超氧化物形成过亚硝酸盐，其毒性比 NO 更强。

（三）免疫

近年来，随着医学免疫学的飞速发展，人们发现免疫因素在不育中起着重要作用。在正常情况下，由于血睾屏障、免疫调节等因素的制约，机体并不产生自身免疫反应。精索静脉曲张发生时，由于睾丸组织中精索蔓状静脉丛压力增高及血睾屏障遭受破坏，精子抗原与机体自身免疫系统发生反应产生抗精子抗体（AsAb），进而干扰精子正常的发育和精子的形成，降低精子存活率和活动力，导致不育。

研究表明，精索静脉曲张患者精浆中 AsAb 水平明显增高，术后 AsAb 水平呈下降趋势，表明精索静脉曲张可能会导致 AsAb 形成，进一步证实了免疫功能与精索静脉曲张的发生可能相关，改善患者的免疫功能是精索静脉曲张治疗中一个比较重要的环节。但目前对于 AsAb 在精索静脉曲张不育中的作用还存在争议。有研究显示，AsAb 通常不会改变精子的密度、活动力和形态，也不会导致 AsAb 大量产生，所以 AsAb 与精索静脉曲张导致不育的关系不大。Verajankorva 等研究发现 AsAb 与精索静脉曲张并无直接相关联系，认为自身抗体的产生主要由输精管部分狭窄所致。

（四）细胞凋亡

细胞凋亡是细胞死亡的一种形式，并受基因的精确调控，在维持精子发生过程中起着重要的作用。正常生精过程中 25% ～ 75% 的生精细胞凋亡受到凋亡信号转导通路的调节，维持生精细胞与支持细胞的正常比例，以保证正常的生育功能。目前认为细胞凋亡的主要信号转导通路有两条，即内在（线粒体）信号转导通路和外在（死亡受体）信号转导通路。其中，线粒体信号转导通路是 20 世纪 90 年代后期所提出，源于细胞外的一些凋亡刺激因素，通过线粒体膜的通透性转换孔（permeability transition pore，PTP）促使线粒体释放一些凋亡启动因子引起细胞凋亡。Bcl-2 是一组家族蛋白，包含促凋亡因子（如 Bax）和抗凋亡因子（如 Bcl-2），它们是近年来发现的一对关系密切的凋亡基因，可作为生精细胞凋亡的调节器，在凋亡的调控过程中发挥重要的作用。含半胱氨酸的天冬氨酸蛋白水解酶（caspase）是细胞凋亡机制中重要的组成部分，并参与多种发病机制，如睾丸生精障碍、精子活力和精子 DNA 水平降低等。其中，caspase-3 是细胞凋亡的重要效应酶，也是关键的执行者。正常情况下，caspase-3 以无活性酶原的形式存在，当细胞接受凋亡刺激时，caspase-3 激活后通过信号转导引起细胞底物的降解而诱导凋亡，包括细胞固缩、碎裂，染色质凝聚和 DNA 片段化等。Lee 等研究发现，精索静脉曲张患者睾丸中 caspase-9 水平明显增高，Bcl-2 水平降低，而 Fas 和 caspase-8 水平无显著变化，表明精索静脉曲张可能通过内在途径来调控细胞凋亡。Fazlioglu 等在大鼠精索静脉曲张模型中发现，术后 14 天双侧睾丸生精细胞较术前凋亡明显增加，术后 28 天生精凋亡达到最高值。因此，生精细胞凋亡的变化与精索静脉曲张致不育关系紧密。

（五）生殖激素紊乱

据 WHO 报道，30 岁以上的精索静脉曲张患者和年轻患者相比，精浆中睾酮的水平显著降低，并且具有时间依赖性。然而有关精索静脉曲张患者血清生殖激素变化的报道各家差异较大。Niederberger 发现精索静脉曲张不育患者与正常人和精索静脉曲张能生育者相比，FSH 相对水平较高，黄体生成素（LH）、血清睾酮（T）均无统计学差异。Ishikawa 认为精索静脉曲张患者治疗后血清游离 T 水平能够升高。近年来的研究认为，外周血生殖激素水平受到多种因素的影响，而生殖系统局部生殖激素水平则较能直接地反映精索静脉曲张患者生殖激素的实际水平。Zdean 等研究认为精索静脉曲张不育患者与精索静脉曲张能生育者相比，血清 FSH、LH、催乳素（PRL）水平显著增高，T 水平无显著变化，而精液中的 FSH、LH 水平显著性增高，T 水平明显降低，PRL 水平无显著性差异。刘建军等通过动物实验也发现精索静脉曲张大鼠双侧睾丸内 T 水平降低而血中 T 水平并没有降低。

抑制素 B（INHB）是由睾丸生精小管支持细胞直接分泌的一种二聚糖蛋白，反映 Sertoli 细胞的功能状态，可作为评判睾丸生精功能的指标。研究表明，男性 INHB 参与垂体功能的调节，并在睾丸生精过程中通过旁分泌的方式调节支持细胞的功能。INHB 对 FSH 水平有负反馈调节作用，和 FSH 之间呈显著负相关，和精子数量及睾丸体积呈显著正相关。Romeo 等研究发现，青少年精索静脉曲张患者血清 INHB 水平降低，且血清 INHB 水平与睾丸体积、精子数量密切相关。王小波等也发现精索静脉曲张不育患者手术后血清 INHB 水平和精子浓度较手术前均显著提高。因此，结合 INHB 检测结果，能更准确地评价精索静脉曲张患者睾丸的内分泌功能，为术后内分泌治疗提供依据。

（周　兴）

参 考 文 献

Delaney D P, Carr M C, Kolon T F, et al, 2004. The physical characteristics of young males with vari-cocele. BJU Int, 94(4): 624-626.

Franco G, Iori F, de Dominicis C, et al, 1999. Challenging the role of cremasteric reflux in the patho-genesis of varicocele using a new venographic approach. J Urol, 161(1): 117-121.

Fretz P C, Sandlow J I, 2002. Varicocele: current concepts in pathophysiology, diagnosis, and treat-ment. Urol Clin North Am, 29(4): 921-937.

Köksal I T, Tefekli A, Usta M, et al, 2000. The role of reactive oxygen species in testicular dysfunc-tion associated with varicocele. BJU Int, 86(4): 549-552.

Marmar J L, 2001. Varicocele and male infertility: Part Ⅱ : The pathophysiology of varicoceles in the light of current molecular and genetic information. Hum Reprod Update, 7(5): 461-472.

Naughton C K, Nangia A K, Agarwal A, 2001. Varicocele and male infertility: Part Ⅱ : Pathophysiol-ogy of varicoceles in male infertility. Hum Reprod Update, 7(5): 473-481.

Ozbek E, Yurekli M, Soylu A, et al, 2001. The role of adrenomedullin in varicocele and impotence. BJU Int, 86(6): 694-698.

Reichart M, Eltes F, Soffer Y, et al, 2000. Sperm ultramorphology as a pathophysiological indicator of spermatogenesis in males suffering from varicocele. Andrologia, 32(3): 139-145.

Sandlow J, 2004. Pathogenesis and treatment of varicoceles. BMJ, 328(7446): 967-968.

Santoro G, Romeo C, Impellizzeri P, et al, 2000. Ultrastructural and immunohistochemical study of basal lamina of the testis in adolescent varicocele. Fertil Steril, 73(4): 699-705.

Schoor R A, Elhanbly S M, Niederberger C S, 2001. The pathophysiology of varicocele-associated male infertility. Curr Urol Rep, 2(6): 432-436.

Yildiz O, Gul H, Ozgok Y, et al, 2003. Increased vasoconstrictor reactivity and decreased endothelial function in high grade varicocele; functional and morphological study. Urol Res, 31(5): 323-328.

第七章 特殊类型精索静脉曲张

第一节 儿童及青少年精索静脉曲张

精索静脉曲张在儿童期患病率较低，随着年龄的增长，到青春期后可达到和成人接近的患病率。对于儿童及青少年精索静脉曲张的治疗一直有较大的争议，治疗方案尚未取得共识。

一、患病率

由于采用的诊断方法和标准并没有完全统一，文献报道的青少年精索静脉曲张的患病率有一定差别，国外报道的患病率为 4.1% ~ 25%，而国内报道的患病率为 8.5% ~ 19.8%。

儿童及青少年精索静脉曲张的患病率和患者年龄密切相关。国内资料显示，青春期前精索静脉曲张的患病率为 5.61%，青春期的患病率则升至 12.89%。国外一组调查资料显示，5 ~ 8 岁组精索静脉曲张患病率为 0，9 ~ 16 岁组为 4.1%，在 14 岁时达到峰值。

二、诊断

儿童及青少年的精索静脉曲张临床症状往往不明显或完全无症状，多数在检查中偶然发现。诊断依据体格检查、超声检查等。目前并没有针对儿童或青少年精索静脉曲张的诊断标准及分度标准，其诊断标准与成人相同。

（1）睾丸体积测定及睾丸萎缩指数计算。儿童及青少年精索静脉曲张患者应常规检测睾丸体积，可通过彩超、游标卡尺、测量模具等完成检测。临床疑似精索静脉曲张的患者，在完善彩超检查时，可同时测量睾丸大小。术前评估睾丸发育受抑制程度，术后随访评价手术效果。必须同时测定双侧睾丸的大小，计算睾丸体积，并根据睾丸体积计算睾丸萎缩指数。当睾丸萎缩指数 > 15% 时可认为双侧睾丸发育不对称，有睾丸发育受抑制。

（2）精液检查。对于能取得精液的患者，建议完善精液检查。但由于伦理学及生理发育不成熟等原因，精液检查往往很难完成。

三、治疗

治疗的目的是缓解临床症状或减少对睾丸功能的损害。由于儿童及青少年的精索静脉曲张多数没有临床症状，而这一年龄段的生育能力的评估也比较困难，并且并非所有精索静脉曲张都会引起不育，所以对于这类患者是否采取积极治疗存在不同的意见。对于有顾虑的患者，如果没有临床症状，积极观察也是可以选择的方案之一。应当向患者及其监护人说明，在观察中可能出现病情加重，需要更改为手术治疗，同时要告知这一期间也可能出现睾丸损害加重的风险。对于选择积极观察而没有手术的患者，建议至少每年复查彩色多普勒超声一次。

（一）手术指征

1. 有症状的患者　这类患者并不常见，但如果出现阴囊坠胀不适甚至疼痛的症状，即是手术指征之一。

2. 可以取得精液的患者　可进行精液分析，但青少年精液质量存在较大差异，目前也没有不同年龄段青少年精液分析的标准参考值，且精索静脉曲张并不一定导致不育。只有当患者外阴发育达 Tanner V级，精液分析可参考成人标准，如多次检查异常，可作为参考手术指征之一。

3. 睾丸体积及萎缩指数　睾丸萎缩指数 =（健侧睾丸体积－患侧睾丸体积）/ 健侧睾丸体积 ×100% 目前尚无与年龄相关的具体的睾丸体积标准，一般是和健侧进行比较。患侧睾丸体积小于健侧 2ml 或睾丸萎缩指数＞20% 是比较明确的手术指征。

然而由于这一时期患儿睾丸发育不完全，精索静脉曲张对睾丸体积的影响时间短，也未必能产生阳性结果。同时，即使是单侧的精索静脉曲张对睾丸的影响也可能是双侧性的。因此，睾丸萎缩指数并不能作为绝对的手术指征。

（二）手术方式

适用于成人的手术方式几乎都适用于儿童及青少年。需要注意的是，对即将或以后有应征入伍需求的特殊患者在手术方式的选择上需要考虑到其特殊需求。

1. 开放手术　目前开放手术仍然是治疗精索静脉曲张的主要方法，包括经腹股沟精索静脉高位结扎术、经腹膜后精索静脉高位结扎术 [包括不保留精索内动脉的精索血管集束结扎术（即经典 Palomo 术）及保留精索内动脉的精索血管集束结扎术（即改良 Palomo 术）]。不同手术各有优缺点，目前对于青少年精索静脉曲张采取腹膜后精索静脉高位结扎是否必须保留精索内动脉尚无定论。

2. 显微外科手术　研究显示，显微外科手术治疗精索静脉曲张效果满意，可通过腹股沟途径或外环下途径。外环下途径术后外观更佳，其最主要缺点是这个位置的静脉分支较多，动脉及淋巴管直径小，需要更多的显微外科技巧。对于青少年因胡桃夹综合征导致的左侧精索静脉曲张，研究显示采用显微镜下精索静脉 – 腹壁下静脉吻合术效果更好，并发症更少。

3. 腹腔镜手术　腹腔镜手术的主要优势是对于双侧精索静脉曲张患者，可以通过同一切口完成双侧手术。近年来随着单孔腹腔镜技术的发展，该手术创伤更小。但腹腔镜手术需经过腹腔，对胃肠道有潜在的影响，并且费用相对较高。

4. 机器人辅助手术　随着机器人辅助手术系统的推广，机器人辅助腹腔镜精索静脉结扎术也取得了良好的效果，但其高昂的价格限制了其临床应用。

5. 介入手术　可通过介入技术进行精索静脉的栓塞。优点是恢复快、疼痛小，但放射暴露是潜在的危害因素。对于儿童及青少年患者，不宜首选介入手术治疗。

四、随访及预后

手术效果的判断主要是症状的缓解、精液质量的改善及发育不良的睾丸是否有增长。建议完善术后的随访，随访项目包括临床症状评估、定期精液分析及睾丸彩超检查等。

对于已经出现患侧睾丸萎缩导致双侧睾丸明显不对称的患者，手术后患侧睾丸可能会出现"追赶式"增长（catch-up growth）。

（赵　勇）

第二节　无症状精索静脉曲张

精索静脉曲张患者的临床症状和静脉曲张程度不成正比。有些患者甚至完全没有临床症状，只是在检查中偶然被发现。国内的一组婚检资料显示有自觉症状的精索静脉曲张仅占 11.16%。

一、定义

无症状精索静脉曲张（asymptomatic varicocele）指无明显临床局部症状，但通过体格检查、超声检查、造影等检查发现的精索静脉曲张。患者虽然没有临床症状，但依据检查结果，可以包含各个程度的精索静脉曲张。

二、诊断

无症状精索静脉曲张可以在婚检、征兵体检或常规的健康体检中发现，也可能在男性不育就诊检查时发现。无症状的精索静脉曲张可以分别发生在左侧或右侧，也可以同时发生在双侧。诊断依据体格检查、超声检查等。局部症状并不是诊断精索静脉曲张的必要条件。无症状精索静脉曲张的诊断标准、分度均与有症状的精索静脉曲张相同。

三、治疗

临床症状是精索静脉曲张的手术指征之一。目前对于无症状精索静脉曲张的手术指征尚未达成共识。由于无症状精索静脉曲张本身并未影响患者的临床症状，治疗的目的主要是减少或终止精索静脉曲张对睾丸功能的损害，如睾丸的生精功能及对睾酮的影响。偶尔有患者因其性伴侣或自身对曲张的精索静脉的厌恶而要求手术治疗，这类可看到的精索静脉曲张属于Ⅲ度精索静脉曲张，手术指征明确。

无症状精索静脉曲张的手术指征包括以下几种。

（1）精索静脉曲张伴同侧睾丸发育障碍。普遍认为睾丸发育抑制的指标为患侧睾丸较对侧缩小 > 20%。但也有学者认为，由于精索静脉曲张也可能影响对侧睾丸发育，对比双侧睾丸的大小以决定手术，会使一部分本可能从手术中获益的患者错失手术机会。

（2）精索静脉曲张合并不育，同时精液检查异常，可手术治疗。

（3）精索静脉曲张合并不育，但精液检查无明显异常，这类患者的手术治疗尚有争议。选择手术治疗前应充分与患者和家属沟通。

（4）青少年精索静脉曲张伴有睾丸体积缩小的患者，提倡早期手术治疗。

（5）如同时并发前列腺炎且经久不愈，也是可选择的手术指征，但其疗效并不确切，而部分慢性前列腺炎患者合并严重的心理问题，手术需要慎重决定。

（6）如精索静脉曲张对患者或其性伴侣造成了严重的心理影响，可选择手术。

（赵　勇）

第三节　亚临床型精索静脉曲张

随着超声技术的广泛应用及超声技术水平的提高，越来越多的既无临床症状，亦无临床体征的患者被检测出有精索静脉内径增粗和精索静脉血液反流，这类精索静脉曲张被称为亚临床型精索静脉曲张（subclinical varicocele）。

一、定义

亚临床型精索静脉曲张指无论是仰卧位、站立位，或做 Valsalva 动作时，均无症状，亦无法看到或触及曲张静脉，但通过多普勒超声、放射技术等现代检查手段发现有精索静脉扩张及精索静脉血液反流。目前其诊断标准尚未完全统一，尚无亚临床型精索静脉曲张的确切发病率。

二、诊断

不论是临床型精索静脉曲张还是亚临床型精索静脉曲张，国内外的超声诊断标准均未能统一。也有学者认为精索静脉内径不应该作为诊断亚临床型精索静脉曲张的标准。我国普遍认同的超声诊断标准为：精索静脉内径 ≥ 1.8mm，平静呼吸时无反流，Valsalva 试验出现反流，反流时间 ≥ 2s。

精索内静脉造影为有创检查，且右侧插管困难，临床使用较少。

三、治疗

亚临床型精索静脉曲张的治疗目前尚无定论。即使对于在生育期的男性患者，是否手术治疗亚临床型精索静脉曲张也未能取得统一意见。对于未成年男性亚临床型精索静脉曲张的治疗争议更甚。亚临床型精索静脉曲张对生殖功能的影响在不同的研究中得到的结果不尽相同。有研究显示，左侧临床型合并右侧亚临床型精索静脉曲张同时进行双侧手术，精子浓度、正常精子形态、前向运动精子数均有改善，妊娠率也明显增高。而也有研究显示左侧临床型、右侧亚临床型精索静脉曲张同时行双侧手术和仅行临床型一侧的手术，术后血清睾酮水平及双侧睾丸体积无明显变化，术后精子浓度、活动力和形态及双侧睾丸体积、血清睾酮水平及自发性妊娠率亦均无显著性差异。一项随机研究显示，对于亚临床型精索静脉曲张患者，手术治疗较药物治疗［氯米芬（克罗米芬）］在精子浓度和活动力方面有明显改善，但受孕率却相差不大，虽然不一定会对精子的发生产生显著影响，但对于有长反流的亚临床型精索静脉曲张患者，对精子成熟存在某种程度的影响是可能的。

亚临床型精索静脉曲张的治疗可参照以下原则：

（1）单纯的亚临床型精索静脉曲张一般不主张手术治疗。

（2）男性不育患者检出亚临床型精索静脉曲张，以及左侧临床型精索静脉曲张，伴发右侧亚临床型精索静脉曲张，手术是可选方案之一，但术前应充分征求患者意见。

（3）对于青少年左侧可触及的精索静脉曲张，右侧亚临床型精索静脉曲张，当出现双侧睾丸不对称时，可同时行双侧精索静脉手术。

（4）儿童期检测出的亚临床型精索静脉曲张，有研究显示在 4 年内由亚临床型进展为临床型的概率可达 28%，建议对儿童亚临床型精索静脉曲张者进行长期随访。

（5）一组针对 14～16 岁青少年群体的研究显示，每周 3 次以上，每次 2 小时以上的连续运动可能使 36% 的亚临床型精索静脉曲张进展为临床型精索静脉曲张，而对照组仅为 5%。对于平时运动量较大的患者，建议随访复查。

（赵　勇）

第四节　睾丸内精索静脉曲张

精索是从腹股沟管深环至睾丸上端的一对柔软的圆索状结构，由腹股沟管深环经腹股沟管延至睾丸上端。自皮下环以下，精索外被三层被膜（精索外筋膜、提睾肌、精索内筋膜），其内主要有输精管、睾丸动脉、蔓状静脉丛、输精管动静脉、神经、淋巴管和鞘韧带等。广义的精索静脉在睾丸内的延伸被称为睾丸内精索静脉，睾丸内静脉曲张是精索静脉曲张的一部分。睾丸内精索静脉曲张（intratesticular varicocele，ITV）是一种良性睾丸病变，可由彩色多普勒超声检测其血管病变，是睾丸内精索静脉异常扩张，尤其是睾丸纵隔和睾丸被膜下位置的静脉曲张。ITV 患者同侧可能同时伴随睾丸外精索静脉曲张（ETV）。

一、ITV 的病因

ITV 是一种罕见的和相对较新的疾病，首次于 1992 年由 Weiss 等所报道，在有症状的男性患者中占比不到2%，可能是男性不育的一个原因。ITV 的发现，应当确定排除可能存在潜在的血管阻塞。因为具有相似的血流模式和频繁地同时发生，ITV 被认为与 ETV 具有相同的发病机制。尽管一些作者强调的诊断标准为 ITV 静脉直径≥2mm，然而大多数人认为任何睾丸内静脉 Valsalva 试验阳性即应诊断为 ITV。Atasoy 等报道，任何睾丸内静脉结构显示患者站立或 Valsalva 试验时逆流，不论静脉直径大小，均可诊断为 ITV。迄今为止，ITV 是否与 ETV 相关仍不确定。尽管 ITV 可以单独发生，但其通常发生在左侧，与 ETV 有一定的相关性。双侧的睾丸内和睾丸外精索静脉曲张可继发于广泛的下腔静脉血栓形成。

二、ITV 的危害及临床表现

首次报道的 ITV 是伴随着精索静脉曲张而出现的。ITV 的临床表现包括疼痛、阴囊肿块及男性不育、睾丸附睾炎等。疼痛是由静脉充血导致的白膜拉伸所引起。ITV 是男性不育的一个可能的原因。ITV 良性睾丸病变被认为是异常扩张的睾丸内静脉所致，尤其是睾丸纵隔和被膜下的区域。ITV 对生育的影响机制：①营养障碍，因静脉血流淤滞，睾丸、附睾的血液循环遭受影响，其所需的营养和氧气缺少，从而影响精子产生。②阴囊温度升高，静脉曲张后，因精索静脉内血流淤滞，会使睾丸内温度渐渐升高，从而影响精子生成。③睾丸内分泌功能障碍，因阴囊内局部温度升高、睾丸的供血和供氧不充足，势必会影响睾丸生精小管内间质细胞的内分泌功能，从而影响精子的生成。④活性氧的破坏作用，研究表明，当出现精索静脉曲张时，睾丸组织内活性氧增加，脂质过氧化作用加重，从而影响了精子的发生及精子功能。⑤毒素作用，精索静脉曲张导致血液逆流，可使肾上腺及肾静脉血中携带的高浓度毒性代谢产物在未解毒前即流入睾丸，导致精子生成受到干扰，形成不同程度的精子过少、形态异常及运动障碍等。ITV 常与同侧睾丸萎缩相关联，可以引起睾丸萎缩，因此对 ITV 早期准确的诊断至关重要。

三、ITV 的诊断及鉴别诊断

ITV 是一种良性睾丸病变，称为睾丸内的静脉异常扩张，尤其是睾丸纵隔和被膜下的睾丸位置。其超声表现为睾丸内外无回声、不同大小的波形管状结构。彩色多普勒超声是一种有效和可靠的诊断方法，能够发现睾丸内扩张的静脉，确定血管的性质，了解血管病变的功能障碍。患者仰卧位，可看到静脉丛静脉的口径是左侧增加。阈值为 2.0mm 似乎不足以满足对 ITV 的诊断，因为逆流的曲张静脉彩色多普勒超声结构可能直径小于 2.0mm。被膜下的血管曲张可能比睾丸纵隔血管曲张的影响程度更大。ITV 的曲张静脉是一个曲折的管状结构，磁共振成像（MRI）检查低信号出现在 T_1 和 T_2 加权自旋回波图像。然而，在临床工作中，ITV 的超声结构可明确诊断所有患者，而阴囊 MRI 诊断及鉴别诊断 ITV 的价值不大。ITV 的诊断应该是基于超声和临床结果的结合。彩色多普勒超声显示的波形管状结构可以区分 ITV 和睾丸网。其他不太常见的鉴别诊断包括肿瘤、睾丸炎、脓肿、囊肿和血肿。对于睾丸网的管状扩张和睾丸网囊性发育异常这两种情况，彩色多普勒超声通过显示 ITV 的静脉流动很容易进行区分。在睾丸附睾炎过程中，睾丸纵隔的超声显示静脉扩张接近 ITV。然而，睾丸附睾炎会影响已存在的 ITV，以至后续超声检查不会发现任何静脉扩张。特别是在营养不良的睾丸，彩色多普勒成像显示睾丸内动脉也可以出现曲张结构。

四、ITV 的治疗

从治疗的角度来看，ITV 是导致年轻或不育男性睾丸萎缩的一个原因，治疗 ITV 具有重要的意义。另外，ITV 也可能导致老年患者的睾丸萎缩。类似于 ETV 的治疗方法，ITV 的治疗包括曲张精索静脉切除术、硬化疗法等。

五、小结

ITV 是一种非常罕见的和新定义条件还不完善的病变。笔者认为精索静脉曲张可分为 ITV 和 ETV。ITV 的早期和准确识别至关重要。关于 ITV 的影响还有很多未知，有待进一步研究发现。

（李云龙　商学军）

参 考 文 献

陈允伦，董凤柱，任笑冬，2003. 婚检男性精索静脉曲张的调查分析. 中华男科学杂志，9(7):
　　550-551.
戴西湖，2007. 男科辨病专方专药治疗学. 北京：军事医学科学出版社：507-508.
梁蔚波，朱伟杰，2000. 四种精索静脉曲张症诊断方法的评价. 广东医学，21(3): 207-208.
吕立群，李薇，2017. 双侧和单侧手术治疗左侧 Ⅱ、Ⅲ 度合并右侧亚临床或 Ⅰ 度精索静脉曲张不
　　育男性疗效的 Meta 分析. 中国性科学，26(6): 110-113.
那彦群，叶章群，孙光，2011. 2011 版中国泌尿外科疾病诊断治疗指南. 北京：人民卫生出版社.
戚广崇，陆寄坤，阚钦林，等，2001. 通精冲剂与手术治疗精索静脉曲张不育症的临床研究. 中

国中西医结合杂志, 21(6): 412-415.

孙颖浩, 2019. 泌尿外科学. 北京: 人民卫生出版社: 1818-1820.

于瑶, 谢华, 2014. 青少年精索静脉曲张的研究进展. 中华小儿外科杂志, 35(8): 619.

赵斌, 吴荣德, 于启海, 等, 2005. 儿童精索静脉曲张患病情况的调查. 中华小儿外科杂志, 26(3): 132-134.

Ahmadi M R, Yasemi M, Peyman H, et al, 2014. Associated factors with male infertility: a case control study. J Clin Diagn Res, 8(9): 11-13.

Atasoy C, Fitoz S, 2001. Gray-scale and color Doppler sonographic findings in intratesticular varicocele. J Clin Ultrasound, 29(7): 369-373.

Ates N, Yüksel M, Ylmaz S, et al, 2016. Retroperitoneal paraganglioma presenting as right-sided varicocele: case report. Ann Saudi Med, 36(2): 148-151.

Brand T C, Morgan T O, Chatham J R, et al, 2001. Adrenal cortical carcinoma presenting as right varicocele. J Urol, 165(2): 503.

Cariati M, Pieri S, Agresti P, et al, 2012. Diagnosis of right-sided varicocele: a retrospective comparative study between clinical examination, Doppler findings, US imaging and vascular anatomy at phlebography. Eur J Radiol, 81(9): 1998-2006.

Caşkurlu T1, Taşçi AI, Resim S, et al, 2003. Reliability of venous diameter in the diagnosis of subclinical varicocele. Urol Int, 71(1): 83-86.

Çayan S, Akbay E, Bozlu M, et al, 2002. The effect of varicocele repair on testicular volume in children and adolescents with varicocele. J Urol, 168(2): 731-734.

Cervellione R M, Corroppolo M, Bianchi A, 2008. Subclinical varicocele in the pediatric age group. J Urol, 179(2): 717-719.

Chen J J, Ahn H J, Junewick J, et al, 2011. Is the comparison of a left varicocele testis to its contralateral normal testis sufficient in determining its well-being? Urology, 78(5): 1167-1172.

Chi A C, Hairston J C, 2015. Acute right varicocele: a clue to congenital vascular anomaly. Urology, 85(5): e39-e40.

Das K M, Prasad K, Szmigielski W, et al, 1999. Intratesticular varicocele: evaluation using conventional and Doppler sonography. AJR Am J Roentgenol, 173(4): 1079-1083.

Dell'Atti L, Galosi AB, 2017. Right ectopic intrathoracic kidney: Unusual clinical presentation in a young patient affected by scrotal varicocele. Arch Ital Urol Androl, 89(4): 323-324.

Demirbaş M, Ellergezen A, Bilen C Y, et al, 2001. Intratesticular varicocele treated with percutaneous embolization. Urology, 58(6): 1058.

Demirci D, Gülmez I, Hakan N, et al, 2003. Comparison of extraperitoneoscopic and transperitoneo-scopic techniques for the treatment of bilateral varicocele. J Endourol, 17(2): 89-92.

DeWitt ME, Greene DJ, Gill B, et al, 2018. Isolated right varicocele and incidence of associated cancer. Urology, 117: 82-85.

Dogra V S, Gottlieb R H, Rubens D J, et al, 2001. Benign intratesticular cystic lesions: US features. RadioGraphics, 21(suppl_1): S273-S281.

Dong W, Yao Y S, Huang H, et al, 2014. Surgical management of nutcracker phenomenon presenting as left varicocele in adolescents: a novel approach. J Pediatr Urol, 10(3): 424-429.

Elbendary M A, Elbadry A M, 2009. Right subclinical varicocele: how to manage in infertile patients with clinical left varicocele? Fertil Steril, 92(6): 2050-2053.

Ferreira de Castro J, Branco J, Fonseca D, 1995. MR appearance of intratesticular varicocele. AJR Am J Roentgenol, 165(1): 232-233.

Gat Y, Bachar G N, Zukerman Z, et al, 2004. Varicocele: a bilateral disease. Fertil Steril, 81(2): 424-429.

Hallak J, 2016. Asymptomatic male currently not desiring fertility with bilateral subclinical varicocele found on ultrasound evaluation and borderline semen analysis results. Asian J Androl, 18(2): 315-316.

Hamm B, 1997. Differential diagnosis of scrotal masses by ultrasound. European Radiology, 7(5): 668-679.

Hidalgo-Tamola J, Sorensen M D, Bice J B, et al, 2009. Pediatric robot-assisted laparoscopic varico-celectomy. J Endourol, 23(8): 1297-1300.

Karademir I, Demirer Z, Guragac A, 2016. A rare cause of infertility: intratesticular varicocele associ-ated with ipsilateral extratesticular varicocele. Andrologia, 48(2): 235-237.

Pinggera G M, Herwig R, Pallwein L, et al, 2005. Isolated right-sided varicocele as a salvage pathway for portal hypertension. Int J Clin Pract, 59(6): 740-742.

Pourbagher M A, Guvel S, Pourbagher A, et al, 2003. Intratesticular varicocele: Report of two cases. Int J Urol, 10(4): 231-232.

Pryor J L, Howards S S, 1987. Varicocele. Urol Clin North Am, 14(3): 499-513.

Richardson I, Nagler H M, 2007. Is bilateral varicocele more detrimental to male fertility than unilateral varicocele? Nat Clin Pract Urol, 4(7): 366-367.

Rouvière O, Bouvier R, Pangaud C, et al, 1999. Tubular ectasia of the rete testis: a potential pitfall in scrotal imaging. Eur Radio, 9(9): 1862-1868.

Sayfan J, Adam Y G, 1978. Right-sided varicocele associated with situs inversus. Fertil Steril, 30(6): 716-718.

Shaji S, Steele C, Qasim A, et al, 2003. Right testicular varicocele: an unusual presentation of cecal adenocarcinoma. Am J Gastroenterol, 98(3): 701-703.

Shinsaka H, Fujimoto N, Matsumoto T, 2006. A rare case of right varicocele testis caused by a renal cell carcinoma thrombus in the spermatic vein. Int J Urol, 13(6): 844-845.

Stavropoulos N E, Mihailidis I, Hastazeris K, et al, 2002. Varicocele in schoolboys. Archives of Andrology, 48(3): 187-192.

Sun X L, Wang J L, Peng Y P, et al, 2018. Bilateral is superior to unilateral varicocelectomy in infertile males with left clinical and right subclinical varicocele: a prospective randomized controlled study. Int Urol Nephrol, 50(2): 205-210.

Tétreau R, Julian P, Lyonnet D, et al, 2007. Intratesticular varicocele: an easy diagnosis but unclear physiopathologic characteristics. J Ultrasound Med, 26 (12): 1767-1773.

Thomas J C, Elder J S, 2002. Testicular growth arrest and adolescent varicocele: does varicocele size make a difference? J Urol, 168(4 Pt 2): 1689-1691.

Trussell J C, Haas G P, Wojtowycz A, et al, 2003. High prevalence of bilateral varicoceles confirmed with ultrasonography. Int Urol Nephrol, 35(1): 115-118.

Unal D, Yeni E C, Verit A, et al, 2001. Clomiphene citrate versus varicocelectomy in treatment of subclinical varicocele: a prospective randomized study. Int J Urol, 8(5): 227-230.

Weiss A J, Kellman G M, Middleton W D, et al, 1992. Intratesticular varicocele: sonographic findings in two patients. AJR Am J Roentgenol, 158(5): 1061-1063.

Zampieri N, Dall'Agnola A, 2011. Subclinical varicocele and sports: a longitudinal study. Urology, 77(5): 1199-1202.

Zhang Y, 2016. Asymptomatic postpubertal male with palpable left varicocele and subclinical right varicocele. Asian J Androl, 18(2): 311.

Zheng Y Q, Gao X, Li Z J, et al, 2009. Efficacy of bilateral and left varicocelectomy in infertile men with left clinical and right subclinical varicoceles: a comparative study. Urology, 73(6): 1236-1240.

第八章　精索静脉曲张对健康的影响

第一节　精索静脉曲张与生育

精索静脉曲张一直被认为是最常见的、可纠正的导致男性不育的重要原因。一些相关基础研究通过揭示精索静脉曲张病理生理学机制来证明精索静脉曲张与生育的关联。其中，氧化应激被多数学者认为是关键的作用机制。然而值得注意的是，即便不进行干预治疗，部分育龄的精索静脉曲张患者仍可正常生育后代。此外，尽管多数患者在经历了精索静脉曲张手术后，精液质量得到提升，但这并不等于解决了患者最终的生育问题。因此，临床医师只有经过详细评估患者的不育病史、精索静脉曲张的程度及精液的质量后，才可能决定是否需要治疗患者的精索静脉曲张，以便达到最终的生育目标。

1952 年，Tulloch 等通过一例病例报告，描述了精索静脉曲张与男性不育的关系。该例精索静脉曲张患者同时伴有无精子症，经过手术治疗后，该患者的精索静脉曲张得到改善，并成功生育。自此以后，越来越多的流行病学研究阐述了精索静脉曲张与男性不育的联系。目前，精索静脉曲张在原发性男性不育患者中的患病率为 35% ～ 44%，在继发性不育患者中其患病率更高，可达到 45% ～ 81%。在 2 ～ 10 岁的男孩中，精索静脉曲张的患病率小于 1%，在 15 ～ 19 岁的青年中，其患病率增加至 14%，而在一般成年男性中的患病率达到了 15%。该数据是通过一项纳入了 7035 例海军士兵的研究得来。该研究群体的平均年龄为 19 岁，不论其是否生育，均需要接受体格检查，所以可用于预测一般育龄人群的患病率。

粗略的流行病学研究支持精索静脉曲张与男性不育存在关联。然而，并不是所有患有精索静脉曲张的患者均是不育的。在一项纳入了 598 例已生育的要求行输精管结扎的患者的研究中，精索静脉曲张的患病率为 16%。此外，45% ～ 65% 的精索静脉曲张（包含Ⅰ～Ⅲ度精索静脉曲张）患者的精液指标是正常的。所以，不能仅仅通过流行病学研究来确认精索静脉曲张与男性不育的关联。事实上，目前二者是否存在关联，仍然存在很大争议，而这些争议也推动了对精索静脉曲张的基础研究。

精索静脉曲张是指精索内静脉血液逆流淤滞，并使得蔓状静脉丛的静脉扩张。病理性的血液逆流常为静脉缺乏静脉瓣所致。左侧精索静脉曲张较常见，可能原因为：①左侧精索内静脉行程长，且呈直角汇入左肾静脉，静脉压力较大；②左肾静脉在肠系膜上动脉与腹主动脉之间受压，影响左侧精索内静脉回流甚至反流；③精索内静脉瓣的缺如更常见于左侧（左侧约占 40%，右侧约占 23%）。依据流行病学统计结果，90% 的精索静脉曲张患者为左侧单发。然而，80% 的患者的精索静脉超声结果显示双侧均有静脉反流。超声结果可部分解释为何左侧精索静脉曲张可影响双侧睾丸功能。

精索静脉曲张导致男性不育的机制尚未完全阐释清楚，比较容易接受的观点是，精索静脉曲张是由多种因素、多种机制形成的，在这些错综复杂的机制中，氧化应激起到了关键的作用。一项研究共纳入 118 例合并精索静脉曲张与男性不育的患者，以及 76 例健康对照的荟萃分析，结果显示活性氧浓度在精索静脉曲张患者中显著升高，而总抗氧化能力显著下降。氧化应激水平的升高可能与活性氧浓度升高及抗氧化能力相关。一项关于大隐静脉剥除术是否有必要的研究中指出，静脉静水压增加，血管壁受压可导致活性氧的释放。与发生曲张的静脉相比，完整的静脉抗氧化能力更强。此外，也有研究证实，精索静脉曲张的程度与氧化应激的水平呈正相关。而经过精索静脉手术治疗后，氧化应激的指标下降，精液质量提升。氧化应激可以直接损伤生精细胞，也可直接损伤睾丸内其他非生精细胞及生精小管的基底膜，并诱导细胞凋亡。活性氧和抗氧化能力的失衡可以诱导精子细胞膜的脂肪酸氧化，引起精子结构和动力学的异常。

精索静脉曲张也与其他病理生理过程相关，包括阴囊过热、缺氧、肾静脉及肾上腺静脉代谢物逆流、内分泌失衡及抗精子抗体形成。通常阴囊温度较身体核心体温低 2℃，然而精索内静脉反流可增加阴囊内的温度，从而损伤正常的生精过程。热应激也可以诱导产生活性氧，增强氧化应激反应。在该类患者扩张的静脉中，缺氧相关指标也显著增加。当精索内静脉的静脉压超过睾丸动脉压时，睾丸组织缺血，激活缺氧诱导因子（hypoxia-inducible factor，HIF）通路，并损害睾丸的功能。此外，也有研究发现，精索静脉曲张可影响睾丸支持细胞及睾丸间质细胞的功能，并进一步影响性腺轴，引起睾酮水平下降，阻碍精子生成。精索静脉曲张也可能损害血睾屏障，并诱导抗精子抗体的生成，与已生育的男性相比，不育男性的血清抗精子抗体水平更高，然而，在不育男性中，有无精索静脉曲张与抗精子抗体水平并无关联。目前，精索静脉曲张与抗精子抗体生成的关联仍未阐释清楚。

上述部分病理生理机制与氧化应激机制也有关联。例如，热刺激可使细胞线粒体膜、胞质、过氧化物酶体活性氧产量增加，并进一步增加氧化应激。缺氧可通过炎症反应增加氧化应激。精索静脉静水压增高，肾上腺及肾脏代谢物反流至睾丸导致睾丸血管收缩，造成缺氧，并损害生精功能。

精索静脉曲张导致不育的机制仍未阐释清楚，不过可以明确的是，精索静脉曲张分度与精子质量明显相关，只有严重的曲张才可影响到生育功能，而部分男性抗氧化能力较强，足以抵抗活性氧的损伤。此外，在生育问题方面，女性的状况也应该考虑在内，女性生育状况良好可以部分弥补男性精索静脉曲张所致的不足。

男性不育伴精索静脉曲张的治疗选择困难，争议较大，在制定医疗决策中要考虑到患者的求治目的是生育，解决问题的办法不仅仅是手术，还应该包括药物和辅助生殖技术（assisted reproductive technique，ART）治疗，而且三种治疗方法还可以彼此协同。在选择具体治疗方法时，要充分考虑到相关因素。

同为男科常见疾病，男性不育与精索静脉曲张常同时存在，并可能存在一定的因果关系，精索静脉曲张对男性的精子质量和生育能力均具有潜在的不良影响。精索静脉曲张男性中 20% ～ 50% 伴发精液质量异常和睾丸组织学异常，并因此而影响男性的生育能力。目前普遍认为，精索静脉曲张可以通过局部的组织缺氧、温度增高、代谢废物蓄积等机制，导致精子质量下降和睾酮分泌减少，这些因素均导致男性的生育能力下降。尽管对精索静脉曲张的手术干预可以部分逆转其病理生理过程，但是手术治疗并不一定能实现患者的本来目的，即配偶恢复自然妊娠，所以选择手术治疗一定要慎重并作全面考虑。

近年来，手术技术获得了很大改进，包括转流／分流手术、腹腔镜手术、显微镜手术等，精索静脉曲张手术引起了大批男科医生的关注。然而，无论手术操作技术如何先进，是否应该手术还是首先要考虑的。医学技术的进步带动了男性不育治疗的整体进步，男性不育伴有精索静脉曲张的治疗必定要适应这种改变，并做出必要的认识调整。

（张建中　杨　彬　李宏军）

第二节　精索静脉曲张与性功能

由于精索静脉曲张对睾丸有一定的影响，包括对生精和睾酮分泌作用的损害，必然会影响到夫妻性生活，主要表现在以下几个方面。

一、对血清睾酮水平的影响

精索静脉曲张可影响睾丸间质细胞的功能，从而影响雄激素分泌。此外，许多临床研究发现精索静脉曲张手术可改善患者血清总睾酮水平并使患者睾丸增大，这提示经过精索静脉曲张手术后，睾丸功能会得到提升。

随着年龄的增长，静脉瓣膜功能下降，精索静脉曲张的患病率也会增加。男性性腺功能低下也与年龄相关。精索静脉曲张手术对睾酮水平的改善与患者年龄相关，患者年龄越大，精索静脉曲张手术后患者睾酮水平改善越明显。此外，血清睾酮水平低于 400ng/dl 的精索静脉曲张患者在进行精索静脉曲张手术后，睾酮水平升高比一般人群更为显著。

尽管许多研究阐述了精索静脉曲张手术可改善血清睾酮水平，提高睾丸间质细胞功能，部分研究却并未能够观察到阳性的结果。值得注意的是，精索静脉曲张手术后，平均血清 FSH 水平会下降，抑制素 B 也会升高，这些结果支持精索静脉曲张手术可改善生精细胞、睾丸支持细胞及睾丸间质细胞功能的观点。

二、伴发局部疼痛不适

由于部分精索静脉曲张患者伴发局部的下坠感和疼痛不适，可放射至下腹部和腰部，站立过久或劳累后症状加重，尤其是在性生活过程中，伴随阴茎的充血勃起还可能加重疼痛不适，影响到性交的高潮感觉，甚至会让男性对性交产生恐惧，从而对性生活产生不利影响。

三、与男性勃起功能障碍及早泄的关联

目前评价精索静脉曲张与性功能的研究很少。一项以社区为基础的研究在对纳入人群进行年龄分层后，分析了二者的关联。研究结果显示，在年轻的成年男性中，勃起功能障碍与精索静脉曲张相关（OR=5.2；95%CI=3.27～8.28）。而随着年龄增长，二者的关联强度减弱。此外，即便精索静脉曲张的患者已经接受手术治疗，精索静脉曲张病史仍与勃起功能障碍存在关联（OR=1.92；95%CI=1.52～2.43），但关联强度弱于精索静脉曲张与勃起功能障碍的关联（OR=3.09；95%CI=2.67～3.49）。有研究发现精索静脉曲张合并血清睾酮水平低于 300ng/dl 的患者的国际勃起功能指数（international index of erectile function, IIEF-5）下降。而经过精索静脉曲张手术后，该类患者的血清睾酮及 IIEF-5 水平

显著提高。

部分研究报道精索静脉曲张与早泄相关。此外，60% ~ 70% 的患有精索静脉曲张的不育患者存在性欲低下的情况，这可能与精索静脉曲张导致的血清睾酮水平下降有关。也许导致勃起功能障碍与精索静脉曲张关联的最大因素便是精索静脉曲张所致的下丘脑–垂体–性腺轴的改变。

此外，不育本身也可影响到患者的性欲及性功能，并对性生活产生不良影响。一些不育伴精索静脉曲张的患者有不同程度的精神心理障碍及性功能减退等。

（张建中　杨　彬　李宏军）

第三节　精索静脉曲张与睾丸疼痛

精索静脉曲张的常见症状为阴囊坠胀不适或坠痛，疼痛可向腹股沟区、下腹部放射，平卧休息时减轻，久站或行走时加重，其发生率为 2% ~ 10%。睾丸疼痛大多为钝性疼痛，很少出现锐性疼痛。目前，睾丸疼痛的发病机制尚未阐明，研究发现其可能与髂腹股沟、生殖股神经受到曲张静脉的牵拉压迫有关，还有报道称疼痛可能与精索静脉内的血液淤滞引起睾丸温度升高及组织器官缺血有关，上述因素刺激疼痛末梢感受器产生神经冲动，由脊髓神经通路传导至脊髓后角，再通过脊髓丘脑束上传到大脑而产生痛觉。

主诉为睾丸疼痛的患者，应仔细询问其病史情况，包括疼痛发作的部位、时间、严重程度、有无向其他部位放射等，这些情况有助于揭示睾丸疼痛的细节。排尿、排便、性生活及体育活动等导致睾丸疼痛加重与减轻的因素也应该加以讨论。

精索静脉曲张是睾丸疼痛的主要原因之一，需与其他引起睾丸疼痛的原因（主要包括睾丸肿瘤、鞘膜积液、疝修补术后疼痛、输尿管结石牵涉痛等）进行鉴别诊断。睾丸肿瘤在青年男性中较常见，其平均发病年龄为 32 岁，患者多数无痛或钝痛，体格检查可以扪及睾丸肿块，影像学检查可以发现其富血供。睾丸鞘膜积液的睾丸疼痛多发生在积液增多膨胀时，附睾囊肿较少出现睾丸疼痛，一般见于 von Hippel-Lindau（冯希佩尔–林道综合征）患者或者患者母亲孕期有雌激素应用史。睾丸鞘膜积液与附睾囊肿行透光试验均呈阳性，彩超检查能够检查积液、囊肿情况。

研究发现，对于主诉为睾丸疼痛的精索静脉曲张患者通常首先采取保守治疗，如果保守治疗效果较差则推荐行手术治疗。有报道称，只有约 4.6% 的伴有睾丸疼痛的精索静脉曲张患者在保守治疗后疼痛得到了缓解，未行手术治疗。保守治疗包括阴囊抬高、降温治疗、相对限制腹压增高的活动及药物治疗，其中药物主要为非甾体抗炎药，如布洛芬、吲哚美辛等。

如患者睾丸疼痛等精索静脉曲张伴发的相关症状较为严重，已经明显影响了生活质量，经保守治疗症状改善不明显，可行手术治疗。精索静脉曲张的手术方式主要有开放手术、显微镜手术、腹腔镜手术与介入手术等，各种治疗的方式均能使睾丸疼痛得到缓解，有报道称可以解决 80% 以上的睾丸疼痛。

综上所述，精索静脉曲张患者一般无明显症状，部分患者可出现睾丸及阴囊疼痛，且久站、剧烈活动后症状加剧。睾丸疼痛较重的患者，严重影响其生活质量，可以通过手术治疗缓解其症状。

（闫泽晨）

第四节　精索静脉曲张与肿瘤

肾静脉或下腔静脉瘤栓、肾肿瘤、腹膜后肿瘤、盆腔肿瘤等常可继发精索静脉曲张而引起相关后果。因此，对有相关症状体征或年龄较大的患者，可行超声、CT、MRI 等检查以寻找病因及进行鉴别诊断。

研究发现，肾透明细胞癌的一个重要临床特征就是可合并静脉癌栓，癌栓可局限于肾静脉，也能够进入下腔静脉，甚至上达右心房。睾丸与附睾静脉在阴囊内汇集成蔓状静脉丛，主要有三条回流方式，其中最为重要的回流方式是在腹股沟管内汇成精索内静脉，在腹膜后上行，左侧精索内静脉呈直角汇入左肾静脉，右侧精索内静脉在右肾静脉下方 5cm 左右处呈锐角再汇入下腔静脉前方，较少（为 5% ～ 10%）直接汇入右肾静脉。同时，因癌栓首先出现于肾静脉，且右侧精索静脉呈锐角汇入压力较低、血液流速较快的下腔静脉，故左肾静脉癌栓较为多见。有报道称，癌栓的大小及位置并不与肾癌的恶性程度呈正相关，而肾根治性切除、肾静脉及下腔静脉取栓术是治疗该病的主要方式，其效果良好，能够改善患者预后，还能使精索静脉曲张症状得到缓解。

有报道称，一例 11 个月大的肾母细胞瘤男性患儿，体格检查发现左侧阴囊可见曲张的精索静脉。阴囊彩超检查可见左侧阴囊许多扩张的匍状血管结构。腹部 CT 检查可见左侧肾肿瘤大小为 9cm×8cm×8cm，左肾静脉通畅，但是明显受到了肿瘤的压迫。在手术中发现肿瘤严重压迫了左肾静脉，后行左肾根治性切除术。

此外，Kraft 报道了一例精索静脉曲张合并睾丸血管瘤的患者，认为精索静脉曲张引起同侧睾丸温度升高、长时间不规律的睾丸血液循环等原因可能对睾丸血管瘤的发病有促进作用。

综上所述，肾肿瘤患者如果伴发精索静脉曲张，要考虑肿瘤继发的可能性，精索静脉曲张多出现在左侧，而肾肿瘤根治性手术、癌栓取出术能够有效缓解精索静脉曲张。

（闫泽晨）

第五节　精索静脉曲张与良性前列腺增生

良性前列腺增生是中老年男性泌尿系统常见的一种良性疾病，是一种组织学诊断，主要临床表现为下尿路症状。目前，关于精索静脉曲张和良性前列腺增生相关性的研究并不多，已有的研究尚存在争议。有临床调查发现，精索静脉曲张与良性前列腺增生/下尿路症状并没有明显的相关性。然而，另有研究支持精索静脉曲张是良性前列腺增生的发病因素。

前列腺静脉引流部分通过前列腺静脉丛、泡状静脉、髂内静脉及髂总静脉，最终到达下腔静脉。而睾丸静脉引流主要通过三个途径：输精管静脉系统、阴囊静脉系统及提睾静脉。睾丸静脉引流和前列腺静脉引流的共同通路是泡状静脉。当精索静脉曲张时，睾丸静脉引流系统内静水压力增加，可引起泡状静脉内压力增加，从而导致前列腺引流系统静水压力相应增加，同时来自睾丸的静脉血液可反流进入前列腺静脉丛（图 8-1）。因此，精索静脉曲张会导致前列腺静脉丛静水压力增大，其充血和痉挛的机械作用刺激前列腺组织，同时睾丸静脉系的静脉血绕过全身血液循环直接反流到前列腺组织内，其携带未经稀释的高浓度游离睾酮，可刺激前列腺细胞增殖，从而促使前列腺增生。进一步研究发现，通过超选择性经静脉硬化疗法或显微外科手术阻断精索静脉，从而降低前列腺静脉丛内静水压力并阻止含高浓度睾酮的睾丸静脉引流直接进入前列腺静脉丛，不仅可以改善良性前列腺增生患者的 IPSS 评分，而且能部分逆转良性前列腺增生，缩小增生前列腺的体积。

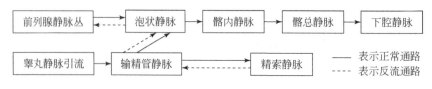

图 8-1　前列腺静脉丛与睾丸静脉引流关系简图

彩色多普勒超声扫描显示不育男性的前列腺静脉扩张，并显示血液反流，而在双侧精索静脉曲张时，这种反流更加明显。蔡昱等利用彩色多普勒超声评估了精索静脉曲张与前列腺静脉丛之间的关系，结果发现，双侧精索静脉曲张患者前列腺静脉丛内径及 Valsalva 试验时前列腺静脉丛最大反流速度均明显大于对照组及左侧精索静脉曲张组（$P < 0.01$）。另有研究显示，临床型左侧精索静脉曲张与前列腺体积增大（直肠指检）具有显著的相关性 [HR = 1.293（1.119 ～ 1.494）；$P < 0.001$]。Han 等探讨了中国老年男性精索静脉曲张和良性前列腺增生 / 下尿路症状的关系，结果发现，随着年龄的增长，精索静脉曲张患病率呈上升趋势：60 ～ 69 岁、70 ～ 79 岁和 80 岁及 80 岁以上人群精索静脉曲张患病率分别为54.0%、59.5% 和 64.0%。此外，精索静脉曲张程度与总前列腺体积（$P=0.002$）及夜尿频率（$P < 0.01$）密切相关，表明精索静脉曲张可能是影响良性前列腺增生 / 下尿路症状的因素。王阳等研究了精索静脉曲张与良性前列腺增生的关系，结果发现，与单纯良性前列腺增生患者相比较，良性前列腺增生合并精索静脉曲张患者血清睾酮水平降低而前列腺组织内睾酮水平和雄激素受体表达增加（$P < 0.05$），同时发现精索静脉曲张发生与前列腺体积、IPSS 评分、残余尿呈正相关（$r = 0.29$、0.31、0.09，P 均 < 0.01），而与最大尿流率呈负相关（$r = 0.41$，$P < 0.01$），表明精索静脉曲张在良性前列腺增生发病及发展中起着重要作用。

综上所述，以 Gat 研究团队为主的数据表明，精索静脉曲张是良性前列腺增生发生的原因，其指出精索静脉曲张和良性前列腺增生之间存在直接的生理病理学联系，并通过临床研究进一步证明了此观点。基于 Gat 的观点，国内外学者针对精索静脉曲张和 BPH 之间的相关性进行了初步探索，然而可能受限于研究数据量，已有的研究得出的结果与 Gat 的观点并不完全一致。因此，尚需大量临床研究数据进一步证实 Gat 提出的理论并进一步探索精索静脉曲张和良性前列腺增生发病之间的相关性。

（詹绪新）

第六节　精索静脉曲张与代谢综合征

代谢综合征（metabolic syndrome）是主要以肥胖病（尤其是向心性肥胖）、高甘油三酯血症或高密度脂蛋白胆固醇水平降低、糖尿病或糖调节受损、胰岛素抵抗及高血压等心血管病的多种代谢危险因素在个体内集结所表现的一种综合征。国际糖尿病联盟（IDF）新定义确认一个个体是否为代谢综合征，必须具备：

（1）向心性肥胖：在欧洲裔人种中定义为男性腰围 ≥ 94cm，女性腰围 ≥ 80cm。

（2）下列 4 种因素中的任意 2 项：①甘油三酯（TG）水平升高，$> 150mg/dl$

（1.7mmol/L），或已接受针对此脂质异常的特殊治疗；②高密度脂蛋白胆固醇（HDL-C）水平降低，男性＜40mg/dl（1.03mmol/L），女性＜50mg/dl（1.29mmol/L），或已接受针对此脂质异常的特殊治疗；③血压升高，收缩压≥130mmHg或舒张压≥85mmHg，或此前已被诊断为高血压而接受治疗；④空腹血糖升高，空腹血糖≥100mg/dl（5.6mmol/L），或已被诊断为2型糖尿病。

代谢综合征导致的机体代谢紊乱和相关疾病对泌尿生殖系统具有一定的影响，其继发于脂毒性的血管内皮功能障碍产生的炎症状态等病理变化，对精索静脉曲张的影响可能是间接、综合的。代谢综合征的病理生理特别是氧化损伤及炎症等反应间接地损伤血管内皮功能，以及对精索静脉的损伤可能增加了精索静脉曲张的风险。Najari 等评估了 BMI 对精索静脉直径的影响，结果发现，精索静脉曲张患者中有 40.4% 的人 BMI 正常，47.3% 的人超重，12.3% 的人肥胖。在卧位时，无论是否做 Valsalva 试验，只要 BMI 越高，左侧精索静脉直径越大，则表明卧位腹压增加可能是精索静脉曲张的一个病因。然而，众多研究显示，BMI 和精索静脉曲张成反比，即 BMI 越低，精索静脉曲张发病率和严重程度越高，可能的原因是肥胖者脂肪的缓冲作用使精索静脉受压减少，"胡桃夹"效应降低，同时也可能由于 BMI 过大的患者体重体脂的影响，精索静脉曲张触诊检测受到影响。Ozturk 等调查了代谢综合征对精索静脉曲张手术治疗效果的影响，结果显示，与精索静脉曲张合并代谢综合征患者相比，单纯精索静脉曲张的患者精索静脉结扎术后精子数量和活动精子百分率改善更明显（$P < 0.05$）。随访 2 年，精索静脉曲张合并代谢综合征患者自然妊娠率（34%）明显低于单纯精索静脉曲张患者（45%）（$P < 0.05$），表明代谢综合征可以影响精索静脉曲张手术治疗效果，它可能是男性不育的一个影响因素。

代谢综合征和精索静脉曲张之间是相互影响的，代谢综合征可能增加精索静脉曲张的患病风险和影响预后，同时精索静脉曲张也可能预示着机体代谢紊乱的发生。Wang 等进行了一项大数据随访调查研究，并用 Cox 回归模型分析显示了精索静脉曲张和代谢性疾病及心血管疾病的关系。结果显示，精索静脉曲张患者糖尿病（HR=1.73；95%CI=1.37～2.18）及高脂血症（hyperlipidemia）（HR=1.15，95%CI=1.03～1.28）发生率更高。进一步分析显示，相比于无症状精索静脉曲张患者，有症状的精索静脉曲张患者心脏病、糖尿病及高脂血症的发病率明显增加。Chen 等研究发现，与对照组相比较，精索静脉曲张患者血清胆固醇水平更低。

综上所述，目前相关研究间接反映了精索静脉曲张与代谢综合征之间的相互影响关系，但还没有一项直接的研究证明其相关性，因此期待未来有更多的研究关注精索静脉曲张和代谢综合征之间的相互影响、病理生理上的相互作用及其作用机制。

（詹绪新）

第七节　精索静脉曲张与眼科疾病

探讨精索静脉曲张与眼科疾病之间联系的研究目前较少，认可度较广的假说是精索静脉曲张与虹膜色素沉着有关：深色虹膜的男性患者患病风险比浅色虹膜者高，但不能排除虹膜颜色和对精索静脉曲张等一些疾病的易感性之间存在遗传因素。Kumanov 等对 231 例男科门诊患者进行前瞻式研究，发现深色（黑褐色和棕色）虹膜的男性患者中左侧精索静脉曲张患病率高于浅色（绿褐色、灰绿色和蓝色）虹膜的男性患者。在基因层面上，*OCA 2* 基因参与人类虹膜色素沉着，它的突变与广泛的低色素状态有关，如眼部皮肤白化病Ⅱ型、Prader-Willi 综合征的色素减退和 Angelman 综合征。而精索静脉曲张患者一级亲属的患病率较正常人高，说明精索静脉曲张具有很强的遗传基础。虽然目前无法明确其中的相互联系及具体机制，但国外已有研究证明，虹膜颜色确实与一些疾病有着相互联系。例如，德国南部的糖尿病患者中虹膜为蓝色的居多，而虹膜蓝色或灰色的患者比棕色者更容易出现黄斑水肿。

由于研究对象均为白种人患者，所以以上假说是仅适用于特殊人种还是普遍存在的，还有待探究。希望在未来可出现更多以我国患者为基础的科学研究来阐明精索静脉曲张与眼科疾病之间的关系。

（李奕泽）

第八节　精索静脉曲张与运动

国外曾有研究发现，成年运动员精索静脉曲张发生率较非运动员的普通人高约 29%。那么，运动真的会促使精索静脉曲张形成或加重精索静脉曲张过程吗？为探索这一命题，Luigi 等对 60 名健康男性及 60 名精索静脉曲张患者（其中运动员和非运动员各占一半）进行多方面检测和检验，结果显示所有人员的平均精液体积和平均精子浓度均在正常范围内，无显著差异。而不管是在运动员组还是非运动员组，精索静脉曲张患者总活动精子的百分率和前向运动精子百分率都较健康对照组显著降低。与非运动员组相比，运动员组中精索静脉曲张患者的上述两项指标降低更为明显。但相同组之间总活动精子的百分比并没有差异。在精子形态学方面，两组精索静脉曲张患者正常精子率更低，运动员组的情况更甚。造成上述结果的原因可能与阴囊局部高温、低氧交换、肾上腺毒性因子增多和前列腺素生成等有关。Rigano 等对 150 名年龄在 10～16 岁（平均年龄 13 岁）的青少年和与其年龄相匹配的非运动员青少年中进行调查研究，实验中再根据每周训练时间分为 0～6 小时 / 周的 A 组和 7～12 小时 / 周的 B 组。结果显示，运动员和非运动员青少年的特发性精索静脉曲张发病率无明显差别，但运动时长较长的 B 组的精索静脉曲张严重程度更高。上述两项研究结果都表明运动会加重精索静脉曲张的病情，那么我们是应该避动求静吗？其实并不然。Souza 等将运动员组与静坐对照组进行对比分析后发现，只有训练量达到 108 千米 / 周时，才会出现精子总数及正常精子数减少和精子活力降低。因此，只要适当运动，合理安排运动时长及强度，就能避免精索静脉曲张加重、精子质量下降等问题。

（李奕泽）

第九节　精索静脉曲张与风湿免疫性疾病

台湾大学的学者进行了一项回顾性研究，该研究纳入了从 2008 年 1 月至 2011 年 12 月期间新诊断为精索静脉曲张的 2928 例患者，同时将 11 712 名健康人作为对照组。年龄小于 18 岁的患者，以及既往有泌尿系恶性肿瘤、精索静脉曲张手术史患者作为剔除对象。该研究主要比较两组间患风湿性关节炎、强直性脊柱炎、银屑病的差异。研究发现，强直性脊柱炎患者精索静脉曲张的发病率更高，但在风湿性关节炎患者中无此现象，而在银屑病患者中则发现精索静脉曲张的发病率反而低。作者分析，为了缓解后背疼痛及代偿因疼痛导致的背部肌肉萎缩，强直性脊柱炎患者日常会做增加腹压的动作（Valsalva 运动），腹压增加引起精索静脉回流减少，导致精索静脉曲张。对于银屑病患者精索静脉曲张发病率低的原因，认为这类患者腹膜后脂肪组织增加，可以对静脉起支撑保护作用，抵消一部分"胡桃夹"现象所致静脉曲张。当然，一部分银屑病患者会因心理因素而羞于因精索静脉曲张就诊，这也是发病率低的原因之一。最后，作者建议强直性脊柱炎患者应早期行体格检查或彩色多普勒超声检查，以期发现精索静脉曲张的可能。

针对精索静脉曲张与强直性脊柱炎的相关性，笔者也做了类似研究。选取确诊为强直性脊柱炎患者 50 例作为研究组，另取 50 例健康人作为对照组，两组均进行阴囊彩色多普勒超声检查，测量精索内静脉内径，内径超过 2mm 诊断为精索静脉曲张，比较两组间精索静脉曲张的发病情况。研究发现，研究组精索静脉曲张发病率明显高于对照组（$P=0.005$），研究组双侧精索内静脉内径均大于对照组，差异具有统计学意义（右侧：P=0.047，左侧：P=0.035）（表 8-1）。由此得出结论：强直性脊柱炎人群精索静脉曲张发病率较健康人群明显提高，评估病情时应考虑精索静脉曲张存在的可能。同时我们也认识到，本研究具有一定的局限性。首先，样本量仍不够大；其次，研究未纳入年龄、精索静脉曲张分度、发病时长、随访时间等因素进行分层统计分析，这也与样本量少有关。另外，可以对研究组患者的精液指标及生育随访情况进行下一步研究。

表 8-1　两组间年龄、精索静脉曲张发病情况及静脉内径比较

	A 组（n=50）	B 组（n=50）	P
年龄（岁）	32.3 ± 4.47	31.0 ± 7.18	0.633
左侧精索静脉曲张	11	5	0.102
右侧精索静脉曲张	3	1	0.307
双侧精索静脉曲张	4	0	0.041
完全性精索静脉曲张	18	6	0.005
右精索静脉直径 (mm)	1.79 ± 0.69	1.19 ± 0.56	0.047
左精索静脉直径 (mm)	1.91 ± 0.72	1.23 ± 0.60	0.035

精索静脉曲张与风湿免疫性疾病之间的关系研究较少，其与强直性脊柱炎之间的相关性原因分析仅仅停留在腹压增加这一物理因素上，是否存在其他因素，如体液因子、免疫指标等，还需要进一步论证。

（何　屹　陈　伟）

参 考 文 献

蔡昱, 朱尚勇, 郭盛兰, 等, 2015. 精索静脉曲张与前列腺静脉丛关系的彩色多普勒研究. 重庆医学, 44(12): 1645-1647.

邓春华, 商学军, 2015. 精索静脉曲张诊断与治疗中国专家共识. 中华男科学杂志, 21(11): 1035-1042.

李宏军, 2013. 加强对男性不育的认识及诊治规范化. 中华泌尿外科杂志, 34(6): 406-409.

李宏军, 2017. 辅助生殖技术前应重视男性不育患者的常规处理. 中华生殖与避孕杂志, 37(4): 343-346.

李宏军, 2018. 男性不育伴精索静脉曲张的治疗策略. 中华男科学杂志, 24(3): 195-198.

李宏军, 李汉忠, 2010. 严格掌握男性不育患者精索静脉曲张的手术适应证. 中华泌尿外科杂志, 31(4): 221-222.

李宏军, 杨庆, 蔡盛, 等, 2008. 迈之灵片治疗男性不育伴精索静脉曲张的疗效观察. 中华泌尿外科杂志, 29: 127-130.

李洪涛, 李宏军, 2014. 医患沟通及其管理. 中国医药科学, 4(11): 145-148.

宋兆录, 彭传真, 魏瑞雪, 等, 2012. 精索静脉曲张患者的性功能状况与心理状态关系的研究. 中国医疗前沿, 14: 34-35.

涂响安, 赵良运, 赵亮, 等, 2013. 精索静脉曲张伴慢性睾丸痛的显微外科治疗. 中华显微外科杂志, 4: 409-410.

王阳, 刘龙, 曹志强, 2015. 精索静脉曲张对老年男性良性前列腺增生症发病的影响. 中国性科学, 24(4): 41-44.

Abd Ellatif ME, Asker W, Abbas A, et al, 2012. Varicocelectomy to treat pain, and predictors of success: a prospective study. Curr Urol, 6(1): 33-36.

Agarwal A, Prabakaran S, Allamaneni S S, 2006. Relationship between oxidative stress, varicocele and infertility: a meta-analysis. Reprod Biomed Online, 12(5): 630-633.

Akbay E, Cayan S, Doruk E, et al, 2000. The prevalence of varicocele and varicocele related testicular atrophy in Turkish children and adolescents. BJU Int, 86(4): 490-493.

Allamaneni S S R, Naughton C K, Sharma R K, et al, 2004. Increased seminal reactive oxygen species levels in patients with varicoceles correlate with varicocele grade but not with testis size. Fertil Steril, 82(6): 1684-1686.

Altunoluk B, Soylemez H, Efe E, et al, 2010. Duration of preoperative scrotal pain may predict the success of microsurgical varicocelectomy. Int Braz J Urol, 36(1): 55-59.

Bachmann A, Seitz M, Graser A, et al, 2005. Tumour nephrectomy with vena cava thrombus. BJU Int, 95(9): 1373-1384.

Cavallini G, Biagiotti G, Ferraretti A P, et al, 2003. Medical therapy of oligoasthenospermia associated with left varicocele. BJU Int, 91(6): 513-518.

Cavallini G, Ferraretti A P, Gianaroli L, et al, 2004. Cinnoxicam and L-carnitine/acetyl-L-carnitine treatment for idiopathic and varicocele-associated oligoasthenospermia. J Androl, 25(5): 761-770.

Chiu H Y, Wang I T, Huang W F, et al, 2017. Risk of varicocele in patients with rheumatoid arthritis, ankylosing spondylitis, and psoriatic disease: a population-based case-control study. Scand J Rheumatol, 46(5): 411-413.

Cho C, Esteves S C, Agarwal A, 2016. Novel insights into the pathophysiology of varicocele and its association with reactive oxygen species and sperm DNA fragmentation. Asian J Androl, 18(2): 186-193.

Comhaire F, Vermeulen A, 1975. Plasma testosterone in patients with varicocele and sexual inadequacy. J Clin Endocrinol Metab, 40(5): 824-829.

Conte D, Nordio M, Romanelli F, et al, 1985. Role of seminal prostaglandins in male fertility. II . Effects of prostaglandin synthesis inhibition on spermatogenesis in man. J Endocrinol Invest, 8(4): 289-291.

Corona G, Gacci M, Maseroli E, et al, 2014. Clinical correlates of enlarged prostate size in subjects with sexual dysfunction. Asian J Androl, 16(5): 767-773.

de Castro M P P, Mastrorocco D A M, 1984. Reproductive history and semen analysis in prevasectomy fertile men with and without varicocele. J Androl, 5(1): 17-20.

De Souza M J, Arce J C, Pescatello L S, et al, 1994. Gonadal hormones and semen quality in male runners. A volume threshold effect of endurance training. Int J Sports Med, 15(7): 383-391.

Di Luigi L, Casini A, Romanelli F, et al, 2012. Role of sport medicine in prevention of andrological diseases. Endocrine, 42(2): 278-284.

Diamond D A, Gargollo P C, Caldamone A A, 2011. Current management principles for adolescent varicocele. Fertil Steril, 96(6): 1294-1298.

Diamond D A, Zurakowski D, Bauer S B, et al, 2007. Relationship of varicocele grade and testicular hypotrophy to semen parameters in adolescents. J Urol, 178(4S): 1584-1588.

El Abiad Y, Qarro A, 2016. IMAGES IN CLINICAL MEDICINE. Acute varicocele revealing renal cancer. N Engl J Med, 374(21): 2075.

Esteves S C, Roque M, Agarwal A, 2016. Outcome of assisted reproductive technology in men with treated and untreated varicocele: systematic review and meta-analysis. Asian J Androl, 18(2): 254-258.

Gat Y, Bachar G N, Zukerman Z, et al, 2004. Varicocele: a bilateral disease. Fertil Steril, 81(2): 424-429.

Gat Y, Goren M, 2018. Benign Prostatic Hyperplasia: Long-term follow-up of prostate volume reduction after sclerotherapy of the internal spermatic veins. Andrologia, 50(2): e12870. DOI:10.1111/and.12870.

Gat Y, Gornish M, Belenky A, et al, 2004. Elevation of serum testosterone and free testosterone after embolization of the internal spermatic vein for the treatment of varicocele in infertile men. Hum Reprod, 19(10): 2303-2306.

Gat Y, Gornish M, Heiblum M, et al, 2008. Reversal of benign prostate hyperplasia by selective occlusion of impaired venous drainage in the male reproductive system: novel mechanism, new treatment. Andrologia, 40(5): 273-281.

Gat Y, Gornish M, Navon U, et al, 2006. Right varicocele and hypoxia, crucial factors in male infertility: fluid mechanics analysis of the impaired testicular drainage system. Reprod Biomed Online, 13(4): 510-515.

Geigy CA, Heid S, Steffen F, et al, 2007. Does a pleiotropic gene explain deafness and blue irises in white cats? Vet J, 173(3): 548-553.

Gorelick J I, Goldstein M, 1993. Loss of fertility in men with varicocele. Fertil Steril, 59(3): 613-616.

Han H, Yu Z X, Gong L H, et al, 2016. The prevalence and association of varicoceles on male patients with benign prostatic hyperplasia/lower urinary tract symptoms. Urology, 90: 97-100.

Hsiao W, Rosoff J S, Pale J R, et al, 2011. Older age is associated with similar improvements in semen parameters and testosterone after subinguinal microsurgical varicocelectomy. J Urol, 185(2): 620-625.

Hsiao W, Rosoff J S, Pale J R, et al, 2013. Varicocelectomy is associated with increases in serum testosterone independent of clinical grade. Urology, 81(6): 1213-1217.

Hurtado de Catalfo G E, Ranieri-Casilla A, Marra F A, et al, 2007. Oxidative stress biomarkers and hormonal profile in human patients undergoing varicocelectomy. Int J Androl, 30(6): 519-530.

Isidori A, Conte D, Laguzzi G, et al, 1980. Role of seminal prostaglandins in male fertility. I. Relationship of prostaglandin E and 19-OH prostaglandin E with seminal parameters. J Endocrinol Invest, 3(1): 1-4.

Jarow J P, Coburn M, Sigman M, 1996. Incidence of varicoceles in men with primary and secondary infertility. Urology, 47(1): 73-76.

Katib A A, Al-Hawsawi K, Motair W, et al, 2014. Secondary infertility and the aging male, overview. Cent European J Urol, 67(2): 184-188.

Keller J J, Chen Y K, Lin H C, 2012. Varicocele is associated with erectile dysfunction: a population-based case-control study. J Sex Med, 9(7): 1745-1752.

Kim H H, Goldstein M, 2008. Adult varicocele. Curr Opin Urol, 18(6): 608-612.

Kohn T P, Kohn J R, Pastuszak A W, 2017. Varicocelectomy before assisted reproductive technology: are outcomes improved? Fertil Steril, 108(3): 385-391.

Kraft C, Janzen J, 2013. Varicocele and a vascular tumor in the testis. Case Rep Urol, 2013: 896142.

Krzyściak W, Kozka M, 2011. Generation of reactive oxygen species by a sufficient, insufficient and varicose vein wall. Acta Biochim Pol, 58(1): 89-94.

Kumanov P, Robeva R, Tomova A, 2014. Does an association between the idiopathic left-sided varicocele and eye colour exist? Adv Urol, 2014: 524570.

Lee S T, Nicholls R D, Bundey S, et al, 1994. Mutations of the P gene in oculocutaneous albinism, ocular albinism, and prader-willi syndrome plus albinism. N Engl J Med, 330(8): 529-534.

Lorenc T, Krupniewski L, Palczewski P, et al, 2016. The value of ultrasonography in the diagnosis of varicocele. J Ultrason, 16(67): 359-370.

Lotti F, Corona G, Mancini M, et al, 2009. The association between varicocele, premature ejaculation and prostatitis symptoms: possible mechanisms. J Sex Med, 6(10): 2878-2887.

Luigi L D, Gentile V, Pigozzi F, et al, 2001. Physical activity as a possible aggravating factor for athletes with varicocele: impact on the semen profile. Hum Reprod, 16(6): 1180-1184.

Masson P, Brannigan R E, 2014. The varicocele. Urol Clin North Am, 41(1): 129-144.

McClure R D, Hricak H, 1986. Scrotal ultrasound in the infertile man: detection of subclinical unilateral and bilateral varicoceles. J Urol, 135(4): 711-715.

McGarry P, Alrabeeah K, Jarvi K, et al, 2015. Is varicocelectomy beneficial in men previously deemed subfertile but with normal semen parameters based on the new guidelines? A retrospective study. Urology, 85(2): 357-362.

Moretti E, Collodel G, Mazzi L, et al, 2014. Resistin, interleukin-6, tumor necrosis factor-alpha, and human semen parameters in the presence of leukocytospermia, smoking habit, and varicocele. Fertil Steril, 102(2): 354-360.

Moss S E, Klein R, Meuer M B, et al, 1987. The association of iris color with eye disease in diabetes. Ophthalmology, 94(10): 1226-1231.

Najari B B, Introna L, Paduch D A, 2017. Improvements in patient-reported sexual function after microsurgical varicocelectomy. Urology, 110: 104-109.

Najari B B, Katz M J, Schulster M L, et al, 2016. Increased body mass index in men with varicocele is associated with larger spermatic vein diameters when supine. Urology, 89: 40-44.

Naughton C K, Nangia A K, Agarwal A, 2001. Varicocele and male infertility: Part Ⅱ: Pathophysiology of varicoceles in male infertility. Hum Reprod Update, 7(5): 473-481.

Otunctemur A, Ozbek E, Besiroglu H, et al, 2014. Is the presence of varicocele associated with static and dynamic components of benign prostatic hyperplasia/lower urinary tract symptoms in elderly men? Int J Urol, 21(12): 1268-1272.

Ozden C, Ozdal O L, Bulut S, et al, 2008. Effect of varicocelectomy on serum inhibin B levels in infertile patients with varicocele. Scand J Urol Nephrol, 42(5): 441-443.

Ozturk U, Sener N C, Nalbant I, et al, 2012. The effect of metabolic syndrome upon the success of varicocelectomy. The Scientific World J, 2012: 985201.

Pastuszak A, Wang R, 2015. Varicocele and testicular function. Asian J Androl, 17(4): 659-667.

Peng J, Zhang Z C, Cui W S, et al, 2015. Spontaneous pregnancy rates in Chinese men undergoing microsurgical subinguinal varicocelectomy and possible preoperative factors affecting the outcomes. Fertil Steril, 103(3): 635-639.

Raman J D, Walmsley K, Goldstein M, 2005. Inheritance of varicoceles. Urology, 65(6): 1186-1189.

Ribé N, Manasia P, Sàrquella J, et al, 2002. Clinical follow-up after subinguinal varicocele ligation to treat pain. Arch Ital Urol Androl, 74(2): 51-53.

Rigano E, Santoro G, Impellizzeri P, et al, 2004. Varicocele and sport in the adolescent age. Preliminary report on the effects of physical training. J Endocrinol Invest, 27(2): 130-132.

Sakamoto H, Ogawa Y, 2008. Is varicocele associated with underlying venous abnormalities? varicocele and the prostatic venous plexus. J Urol, 180(4): 1427-1431.

Samplaski M K, Lo K C, Grober E D, et al, 2017. Varicocelectomy to "upgrade" semen quality to allow couples to use less invasive forms of assisted reproductive technology. Fertil Steril, 108(4): 609-612.

Shridharani A, Owen R C, Elkelany O O, et al, 2016. The significance of clinical practice guidelines on adult varicocele detection and management. Asian J Androl, 18(2): 269-275.

Srini V S, Veerachari S B, 2011. Does varicocelectomy improve gonadal function in men with hypogonadism and infertility? Analysis of a prospective study. Int J Endocrinol,2011: 916380.

Strunk H, Meier M, Schild HH, et al, 2015. Treatment of benign prostatic hyperplasia by occlusion of the impaired urogenital venous system-first experience. Rofo, 187(3): 180-186.

Su L M, Goldstein M, Schlegel P N, 1995. The effect of varicocelectomy on serum testosterone levels in infertile men with varicoceles. J Urol, 154(5): 1752-1755.

Tanrikut C, Goldstein M, Rosoff J S, et al, 2011. Varicocele as a risk factor for androgen deficiency and effect of repair. BJU Int, 108(9): 1480-1484.

Tatem A J, Brannigan R E, 2017. The role of microsurgical varicocelectomy in treating male infertility. Transl Androl Urol, 6(4): 722-729.

Turner T T, Lysiak J J, 2008. Oxidative stress: a common factor in testicular dysfunction. J Androl, 29(5): 488-498.

Wischmann T, 2013. Sexual disorders in infertile couples: an update. Curr Opin Obstet Gynecol, 25(3): 220-222.

Ziegler A G, Baumgartl H J, Ede G, et al, 1990. Low-pigment skin type and predisposition for development of type I diabetes. Diabetes Care, 13(5): 529-531.

第九章　精索静脉曲张的诊断与鉴别诊断

第一节　病史、临床症状和体征

同其他疾病的诊断一样，病史、临床症状和体征也是临床诊断精索静脉曲张的基础，同时也是精索静脉曲张与其他疾病鉴别诊断的基础。典型的精索静脉曲张通过详细询问病史、典型的临床症状和细致的体格检查大多可以明确诊断，并排除易于与之混淆的疾病，如慢性盆腔疼痛综合征、腹股沟疝（包括网膜疝）、鞘膜积液（特别是精索鞘膜积液和交通性鞘膜积液）、附睾囊肿、睾丸肿物，以及以躯体症状为表现的心理疾病等，实现精索静脉曲张的临床诊断和鉴别诊断。

一、病史

患者典型的描述是患侧阴囊的持续性或间歇性的坠胀、隐痛或不适感，长时间站立或活动后明显加重，平卧或休息后可以减轻，这种坠胀疼痛甚至可以放散至腹股沟、下腹部、大腿内侧。但是临床上很多存在精索静脉曲张的患者实际上并无临床症状，或者说症状隐匿，并不典型，只是在体检时才被发现，抑或是因不育等相关疾病在常规检查时才被发现，这在轻度精索静脉曲张的患者中尤为多见。尽管对于不育患者存在的精索静脉曲张是否需要干预，如何干预仍然是充满争议的课题，但是不育等这些相关病史毫无疑问是精索静脉曲张诊断的重要组成部分。也有患者以阴囊肿大或是睾丸变小变软为主诉就诊。因腹内脏器病变压迫精索静脉引起的继发性精索静脉曲张也会以腹腔占位的症状为主诉就诊。

二、临床症状

虽然很多精索静脉曲张患者初诊时并无明确的症状，但是详细询问病史往往有一些相应的临床症状。典型的患者站立时，特别是长时间站立和（或）行走、劳累时出现阴囊增大、下坠感或沉重感，隐痛或不适，有时疼痛可能向腹股沟和（或）下腹部，甚至腰部放散，而平卧休息后这些症状可以减轻或消失，站立位再次出现。如果平卧位静脉曲张程度无减轻，需要特别注意排除继发性精索静脉曲张的可能。有些患者还会出现阴囊潮湿，甚至性功能障碍的情况。有报道，一些患者还可能出现失眠健忘、食欲减退、头晕等神经衰弱的症状。因精索静脉曲张会损害睾丸功能，进而影响精子发生和精子功能（精子数量减少、精子活动力降低、发育不成熟的精子增多、精子畸形增加、精子功能下降），有碍患者生育，导致患者出现以不育为主要临床症状，甚至是唯一临床症状。

三、体征

体格检查需要在温度适宜的房间内进行，以避免温度对阴囊皮肤收缩的影响。除常规的全身检查外，重点是阴囊及其内容物的检查。查体时典型的患者可见一侧阴囊较对侧明显下坠，阴囊部位可以看见呈深蓝色的迂曲、扩张的蔓状静脉丛，或者是在触诊阴囊时触及无痛的如蚯蚓团的迂曲血管，但是对于不典型的患者可能只有在屏气增加腹压（Valsalva 试验：嘱患者强力闭呼动作，即深吸气后紧闭声门，再用力做呼气动作，呼气时对抗紧闭的会厌，通过增加胸内压来影响血液循环和自主神经功能状态，进而达到诊疗目的的一种临床生理试验）时才会触及阴囊内的迂曲血管（Valsalva 试验阳性），而在外观上毫无改变。以上检查也是精索静脉曲张临床分度的标准。特别重要的是，查体时一定要重视睾丸的大小和质地，这是判断睾丸功能的重要征象。这不仅仅是判断精索静脉曲张的影响程度、决定精索静脉曲张治疗方法的重要依据，也是保护医患双方利益、避免医疗纠纷的重要方面。可通过睾丸体积测量器（Prader 模型）来估计睾丸大小，但是容易受到检查者主观判断的影响。一般情况下，尽管同样受到超声医师操作方法的影响，但是使用多普勒超声测量三径线来计算睾丸大小可能更接近睾丸实际大小。一些患者触诊可以发现一侧睾丸体积较对侧变小、质地较对侧变软。因解剖学的因素，这些改变通常出现于左侧，而单独出现于右侧者非常少见，需要特别注意继发性精索静脉曲张，须仔细检查同侧腰腹部，排除上尿路的病变。对于体型瘦长的青少年还要注意胡桃夹综合征。

（杜　强）

第二节 精索静脉曲张的实验室检查

在精索静脉曲张患者中，曲张静脉血液、精液、精子、睾丸及附睾中的相关参数发生改变，如各种酶、活性氧等。

一、精索静脉曲张对精子、精液中酶的影响

精索静脉曲张患者的 5′- 核苷酸酶活性降低。5′- 核苷酸酶通过 cAMP- 腺苷途径参与精子获能，并通过腺苷一磷酸（AMP）直接产生的腺苷参与精子活动。Corrales 等报道精索静脉曲张患者精液和精子中酸性糖苷酶异常过表达。左卡尼汀和甘油磷酸胆碱作为附睾功能的指标，果糖作为精囊功能的指标，而柠檬酸和酸性磷酸酶是前列腺功能活性的标志。在精索静脉曲张不育患者中，精液和精子中过度表达酸性 α- 甘露糖苷酶、β- 半乳糖苷酶和 β- 乙酰氨基葡糖苷酶，这些糖苷酶在精子中的表达增加可以反映精索静脉曲张患者精子成熟度下降。血小板衍生生长因子（PDGF）及其受体（PDGFR）在调控男性胚胎和出生后的性腺发育中起着关键的作用。PDGF 缺陷与严重的生精障碍有关。ACP1 是磷蛋白酪氨酸磷酸酶，能够使 PDGFR 去磷酸化，降低其活性。高活性 *ACP1* 基因通过使 PDGFR 去磷酸化导致精子浓度降低。精索静脉曲张患者中，*ACP1* 基因呈现高活性状态。在大鼠精索静脉曲张模型中，代表组织低氧的重要分子低氧诱导因子 HIF-1α 在附睾组织中表达水平明显升高，在人精索静脉曲张患者精索内静脉血中 HIF-1α 表达增加。另外，在精索静脉曲张男性不育患者中，精子混合凝集反应试验和过氧化物酶标记的蛋白 A 测试或许可用于检测精索静脉曲张不育患者的精子自身抗体。

二、精索静脉曲张患者中活性氧水平升高

精索静脉曲张患者的血浆蛋白羰基含量高于对照组，表明精索静脉曲张患者的氧化应激水平高于正常男性。精索静脉曲张可以增加精液中活性氧（ROS）产量并引起氧化应激。8- 羟基脱氧鸟苷（8-OHdG）在精索静脉曲张中作为氧化应激的生物标志物，是 ROS 诱导的 DNA 大量产物中最常见的产物之一。8-OHdG 是精子 ROS 引起氧化性 DNA 损伤的敏感指标。在由 ROS 诱导的许多类型的 DNA 损伤中，8-OHdG 是比其他类型的氧化损伤更重要和有用的生

物标志物。线粒体 DNA（mtDNA）是一种裸露而紧凑的 DNA 分子，无需校对即可快速复制。在精索静脉白细胞中的 DNA 和精子的 DNA 中，mtDNA 的 4977bp 缺失可能是评估精索静脉曲张和亚临床型精索静脉曲张患者氧化应激的有用指标。

三、精索静脉曲张患者的精液参数降低

有研究显示精索静脉曲张患者的精液参数显著降低，比如精子数量下降、运动性下降。世界卫生组织的一项大规模研究显示，与特发性不育症相比，男性静脉曲张不育患者精子浓度较低。精子 DNA 完整性对于遗传密码的传递是重要的，并且它被认为是精子发生完整性和男性生育力潜力的标记。吖啶橙染色法在评估精索静脉曲张切除术后精子 DNA 完整性方面比流式细胞术更可靠。精子浓度较低可能与精子 DNA 损伤有关。精子 DNA 碎片指数（DFI）与妊娠结局显著相关。与精索静脉曲张相关的几个因素也可能导致 DNA 损伤，包括热量、压力应激、暴露于有毒物质、睾丸缺氧及增加的氧化应激。因此，精索静脉曲张患者具有高比例的 DNA 受损的精子。

（高小姣）

第三节　精索静脉曲张的影像学检查

一、阴囊红外温度热影像

阴囊红外温度热影像为无创性检查。该检查方法可确定亚临床型或Ⅰ度精索静脉曲张。检查室温度在 20 ～ 22℃，被检查者脱去衣物站立 5min，使阴囊皮肤温度达到平衡。正常男性阴囊皮肤温度通常不超过 33℃。研究表明，阴囊局部温度的高低与静脉曲张的程度成正比，但受周围组织及环境温度影响较大，假阳性率高。

二、选择性肾静脉及精索内静脉造影

根据选择性肾静脉及精索内静脉造影的结果，可将精索静脉曲张分为 3 度：轻度，精索内静脉中造影剂逆流的长度为 5cm；中度，造影剂逆流至腰椎 4 ～ 5

水平；重度，造影剂逆流至阴囊内。

三、放射性核素阴囊血池扫描

放射性核素阴囊血池扫描（RSS）可发现亚临床型精索静脉曲张。正常阴囊灌注仅见髂动脉和股动脉显影，睾丸动脉不显影，阴囊无明显放射性出现。血池相阴囊轻度显影，放射性分布均匀，左右两侧基本对称，但放射性浓度低于股动脉影像。RSS能评估精索内静脉反流，先视觉法观察成像，再血流灌注相观察是否有血液反流，静态相观察是否有核素异常集聚，并利用计算机技术测定阴囊血池指数（SBPI），判断有无精索静脉曲张并分型、定度。根据阴囊放射性集积的扫描结果可分为0～3级，0级为无集积，1级为小于生殖股静脉集积，2级为等于生殖股静脉集积，3级为大于生殖股静脉集积。

四、胡桃夹综合征

胡桃夹综合征（NCP）亦称左肾静脉压迫综合征，为左肾静脉在腹主动脉与肠系膜上动脉夹角处受压狭窄引起反复性、发作性血尿或体位性蛋白尿。

近年来应用多层螺旋CT动态扫描或血管成像技术来诊断胡桃夹综合征。CT可见扩张的左肾静脉，还可在腹主动脉水平看到血管倾斜成角，造影剂呈小片状浓缩聚集于左肾窦和下极区域，从而影响左侧精索静脉回流。

五、精索静脉曲张的超声诊断

精索静脉曲张过去主要靠临床病史及触诊进行诊断，其精确性依赖检查者的临床经验、患者的体型及阴囊的收缩状态等，缺乏准确的客观指标。超声具有实时、高灵敏度、无创性等特点，应用彩色多普勒超声检查，既能了解组织器官的解剖结构，包括精索、睾丸及附睾等，又能了解相应部位的血流状况，清楚地显示静脉内有无血液反流，反流部位、反流程度及与呼吸、Valsalva动作的关系等，彩色多普勒超声检查对精索静脉曲张的诊断及分型，用于是否手术治疗、术后是否复发及睾丸功能的评估有着重要价值，还可以在不育患者中发现更多的亚临床型精索静脉曲张患者，现已成为精索静脉曲张的首选辅助检查手段。

1. 精索静脉超声检查及正常精索超声显像 采用频率范围为7.5～10MHz高频线阵探头，取样容积1～2mm，声束与血流夹角＜60°，最低流速调至

3 ～ 6cm/s，仪器发射功率及调节阈值在既能检出最小血流速度又无彩色信号干扰。受检者取仰卧位，充分暴露下腹部和外阴部，将阴茎上提贴于下腹部腹壁上，阴囊皮肤涂抹足够的耦合剂，探头轻放于阴囊上，先纵切显示睾丸，然后横切至精索静脉断面，将探头进行旋转，显示精索及周围蔓状静脉丛长轴。正常精索直径两侧基本对称，蔓状静脉丛走行于阴囊后外方，于腹股沟管皮下环处汇合成精索内静脉，输精管位于精索的后方，由蔓状静脉丛包绕，正常人阴囊纵隔处不能探及两侧睾丸静脉系统的吻合支。横切精索可见其内有少数细管状结构，其间为高回声结缔组织，表面可见被膜呈高回声包绕整个精索，平卧位彩色多普勒超声于静脉内不能测及血流信号或能测及低速静脉血流。Valsalva 试验及站立位时静脉内不能测及反流血流信号或仅测及短暂反流血流信号，反流持续时间≤ 800ms。

2. 精索静脉曲张超声表现

（1）观察与测量

1）阴囊根部纵断扫查：可见精索、附睾头部附近出现迂曲的管状结构或多个小囊聚集成的蜂窝状结构；管壁薄而清晰；管腔内呈无回声或见烟雾状活动的低回声；管径增宽。

2）测定平静呼吸时的精索静脉内径（DR）、Valsalva 动作时的精索静脉内径（DV）和直立体位的超声检查。

3）反流：测定静息时和 Valsalva 动作时的反流持续时间（TR）。

4）睾丸、附睾大小、形态。

5）左肾静脉、下腔静脉（仅在平卧位后精索静脉曲张不缓解、高龄或青少年中重度精索静脉曲张时考虑）。

（2）诊断标准

按照临床及超声诊断可将精索静脉曲张分为临床型与亚临床型，其中临床型又分为 3 度。

1）亚临床型：临床触诊阴性而平静呼吸时 DR 1.8 ～ 2.1mm，无反流。Valsalva 试验出现反流，TR 1 ～ 2s。

2）临床型：平静状态下，精索静脉丛中至少检测到 3 支以上的精索静脉，其中 1 支 DR>2mm，或增加腹压时 DR 明显增加，或做 Valsalva 试验后静脉血流存在明显反流。

临床型精索静脉曲张 I 度：临床触诊阳性且超声平静呼吸时 DR 2.2 ～ 2.7mm，在 Valsalva 动作时有反流，TR 2 ～ 4s。

临床型精索静脉曲张 II 度：临床触诊阳性且超声平静呼吸时 DR 2.8 ～ 3.1mm，在 Valsalva 动作时有反流，TR 4 ～ 6s。

临床型精索静脉曲张Ⅲ度：临床触诊阳性且超声平静呼吸时 DR ≥ 3.1mm，在 Valsalva 动作时有反流，TR ≥ 6s。

对于程度较轻或可疑精索静脉曲张患者，宜采用立位超声检查以提高超声检出率。中度和重度患者可采用平卧位超声扫查，对于观察静脉反流及其程度具有一定帮助。

3. 利用超声测量睾丸大小　睾丸体积被广泛认为是反映睾丸生精能力的一项基本指标。由于 80% 的睾丸体积由生精小管组成，睾丸体积减小提示生精功能受损，彩色多普勒超声测量睾丸体积较为精确。睾丸体积的计算公式：睾丸体积（ml）= 睾丸长度（mm）× 宽度（mm）× 厚度（mm）× 0.71。通常认为，生精功能正常的双侧睾丸超声下总体积至少 20ml 以上，当睾丸体积 ≤ 10ml 时，睾丸组织发生病理改变，引起睾丸生精功能障碍。

4. 应用超声对精索静脉曲张患者进行术后评估　一般认为，综合术后 6 个月以后体格检查和彩色多普勒超声检查结果，当两者都达到临床型精索静脉曲张的诊断标准时，考虑存在复发。同时，彩色多普勒超声可在一定程度上反映精索静脉曲张术后睾丸供血、发育情况。青少年原发性精索静脉曲张应用体积差别比来评估术后睾丸生长情况。体积差别百分比计算公式：（右侧睾丸体积—术后左侧睾丸体积）/ 右侧睾丸体积。当体积差异小于10% ～ 15%时认为达到追赶性生长。

5. 超声弹性成像技术在精索静脉曲张中的应用　精索静脉曲张可导致患者睾丸硬度改变，从而影响睾丸生精功能。近年来，超声弹性成像技术不断发展，变得更加成熟，超声弹性成像能够客观反映组织硬度的变化，为评价睾丸硬度提供了可靠手段，同时可以反映精索静脉曲张患者精子浓度及存活率。超声弹性成像技术是一种研究组织弹性的新的成像技术，已成为近年来医学超声研究的热点之一。

国内学者苏剑等通过实时超声组织弹性成像技术探讨精索静脉曲张患者睾丸质地与精液质量的相关性，认为不同级别精索静脉曲张患者的睾丸组织应变均值会有所增高，且随着睾丸组织应变均值升高，精子浓度、精子存活率会显著降低。陈悦等应用声脉冲辐射力成像（ARFI）检测精索静脉曲张引起的不育患者睾丸组织的剪切波速度（Vs）及其与精液质量相关参数的关系，得到类似的结论：随着精索静脉曲张程度加重，Vs 值相应地降低，精子浓度及存活率降低。李庆等应用睾丸实质中心区域应变率与阴囊壁应变率比值（SR）评估精索静脉曲张患者睾丸硬度，认为精索静脉曲张程度越重，睾丸的病理改变越明显，随着患者精索静脉内径增加，睾丸质地变软的趋势越明显，睾丸 SR 趋向变小。随着病变程度加重，SR 减小，精子浓度减少。精索静脉曲张患者的睾丸生精功能可通过 SR 来评估，SR 在一定程度上可反映睾丸生精功能。黄毅斌等研究了精索静脉曲张不育患者睾丸组织剪切波速度值与精液质量的相关性，他们认为：精索静脉曲张患者睾丸组织剪切波速度（SWV）值增高，并且随着精索静脉曲张程度的增加而增大。精索静脉曲张患者精子浓度、精子存活率减小，且随着精索静脉曲张程度的增加而减小。该结果与相关文献报道结果相符，进一步证实了睾丸组织 SWV 值可作为评价精索静脉曲张患者睾丸组织硬度及精液质量的参考指标。

（尤志新　尹弘青）

第四节　精索静脉曲张的功能学检查

精索静脉曲张的功能学检查主要用于该疾病的分度，以及疾病相关器官的评估。精索静脉与睾丸功能密切相关，所以精索静脉曲张的功能学检查中需要包含对睾丸功能的评估。睾丸功能的评估分为三部分：睾丸的外观形态 / 大小质地、精液质量和生殖激素水平。

（一）睾丸的外观形态 / 大小质地

大多数学者认为，精索静脉曲张越严重，患者的睾丸体积越小。睾丸大小可通过 Prader 睾丸测量器或彩色多普勒超声测量，但前者易高估睾丸体积，特别是在小睾丸的情况下。

目前公认彩色多普勒超声测量更精确，为首选测量方法。通常认为：生精功能正常的双侧睾丸超声下总容积至少 20ml 以上，而用 Prader 睾丸测量器总容积至少为 30 ～ 35ml 以上。对于青少年精索静脉曲张患者，可使用游标卡尺和彩色多普勒超声测量睾丸大小并计算睾丸萎缩指数。

（二）精液质量

精液常规检查中，应该包括精液量、液化时间、pH、精子浓度、形态学、活动率等。为了减少误差，至少应在 3 ～ 4 周内行 2 次精液常规监测。

（三）生殖激素水平

常规生殖激素水平检查应包括血清总睾酮（T）、卵泡刺激素（FSH）、黄体生成素（LH）、催乳素（PRL）和雌二醇（E_2）。其中，血清 FSH 是评价睾丸生精功能较好的指标，较低的血清 FSH 水平提示较好的睾丸生精功能，也预示着较好的治疗效果。有研究认为 FSH、LH 与青少年精索静脉曲张患者睾丸生精功能相关性较大，可用于评价其睾丸生精功能。

血清抑制素 B 为近年来兴起的一项指标，有条件的单位可以开展。有研究显示血清抑制素 B 相对于 FSH 能更准确地评价睾丸生精功能，可作为预测术后生精功能改变的指标。

（张　曦）

第五节　精索静脉曲张的鉴别诊断

精索静脉曲张的鉴别诊断主要包括以下两个方面。

一、精索静脉曲张与其他疾病的鉴别

（一）丝虫性精索炎

患者往往有丝虫地区居住史，急性发作时，阴囊剧痛并向下腹部、腰部放射，阴囊部坠胀不适，精索粗厚，但反复发作性为局部剧痛后钝痛，并向下腹部放射，精索增粗，压痛明显，精索下端可出现小硬结。结节病理学检查可见虫体及嗜酸性粒细胞，以及淋巴细胞浸润的肉芽肿。

（二）丝虫性精索淋巴管曲张

患者有丝虫性精索炎反复发作病史。阴囊部坠胀不适，活动后加剧，精索粗厚、迂曲、扩张，与精索静脉曲张相似。触诊于精索下部有较细小的索团状肿块，立位明显，卧位减轻，透光检查不呈现静脉的紫蓝色。入睡后外周血液中可找到微丝蚴。

（三）输精管附睾结核

患者常感到阴囊部坠胀明显，但输精管增粗呈串珠样硬节改变，附睾尾部有不规则肿大，变硬及硬结，在部分患者可与阴囊粘连形成窦道。

随着我国传染性疾病的减少，以上 3 种鉴别诊断疾病，临床上已经相对罕见，而随着诊断水平的提高，精索静脉曲张通过体格检查、彩色多普勒超声检查基本可以确诊。所以，目前临床多见的是精索静脉曲张和其他疾病症状的重叠，如阴囊不适、疼痛、生育水平下降等，对造成以上症状的诸如慢性骨腔疼痛综合征、特发性不育症、间质性膀胱炎等，我们在诊断时需特别注意。此外，随着社会环境、生活压力的变化，以躯体症状为主要表现的心理疾病越来越多见，需进行鉴别。

二、原发性精索静脉曲张与继发性精索静脉曲张的鉴别

原发性还是继发性精索静脉曲张主要是从病因学上鉴别。顾名思义，原发性精索静脉曲张往往为血管性病变，阴囊内精索静脉异常扩张，甚至在睾丸周围形成蔓状静脉丛。其主要表现为平卧时静脉曲张程度减轻或消失，通常称为原发性精索静脉曲张，多见于青壮年，绝大多数见于左侧。

继发性精索静脉曲张又称为症状性精索静脉曲张，其发病常伴有明确的压迫或梗阻因素，常由肾肿瘤、肾积水、迷走血管等病变压迫或癌栓阻塞肾静脉所致。

虽然近年来超声检查显示，双侧精索静脉曲张比例大大增加，Trussell 等回顾文献报道双侧精索静脉曲张发生率可达 46% ～ 70%，但单纯右侧精索静脉发生曲张者，尤其重度曲张者仍旧少见，此时应考虑是否为患侧肾或腹膜后肿瘤压迫所致，使其回流障碍，导致精索蔓状静脉丛迂曲扩张。

（张　曦）

参 考 文 献

陈业刚, 陈少峰, 杨永姣, 等, 2016. 精索静脉曲张及精索静脉结扎术大鼠附睾组织中 miR-210 的表达及意义. 中华医学杂志, 96(36): 2885-2888.

邓春华, 商学军, 2015. 精索静脉曲张诊断与治疗中国专家共识. 中华男科学杂志, 21(11): 89-96

郭应禄, 胡礼泉, 2004. 男科学. 北京: 人民卫生出版社.

郭应禄, 李宏军, 2003. 男性不育症. 北京: 人民军医出版社.

李宏军, 黄宇峰, 2015. 实用男科学. 北京: 科学出版社.

Chen S S, Huang W J, Chang L S, et al, 2004. 8-hydroxy-2'-deoxyguanosine in leukocyte DNA of spermatic vein as a biomarker of oxidative stress in patients with varicocele. J Urol, 172(4 Part 1): 1418-1421.

Corrales J J, Burgo R M, Galindo P, et al, 2002. Abnormal expression of acid glycosidases in seminal plasma and spermatozoa from infertile men with varicocele. Reproduction, 123(3): 411-417.

Fini C, Coli M, Angelini A, et al, 2008. 5'-Nucleotidase activity is decreased in seminal plasma and spermatozoa from varicocele patients. J Endocrinol Invest, 31(7): 666-671.

Gentile V, Nicotra M, Scaravelli G, et al, 2014. ACP1 genetic polymorphism and spermatic parameters in men with varicocele. Andrologia, 46(2): 36-39.

Isitmangi G, Yildirim S, Orhan I, et al, 1999. A comparison of the sperm mixed-agglutination reaction test with the peroxidase-labelled protein A test for detecting antisperm antibodies in infertile men with varicocele. BJU Int, 84(7): 835-838.

Lotti F, Corona G, Mancini M, et al, 2009. The association between varicocele, premature ejaculation and prostatitis symptoms: possible mechanisms. J Sex Med, 6(10): 2878-2887.

Mohammed E E M, Mosad E, Zahran A M, et al, 2015. Acridine orange and flow cytometry: which is better to measure the effect of varicocele on sperm DNA integrity? Adv Urol, 2015: 814150.

Mohamadi A, Ghasemi-Rad M, Mladkova N, et al, 2010. Varicocele and nutcracker syndrome. J Ultrasound Med, 29(8): 1153-1160.

Trussell J C, Haas G P, Wojtowycz A, et al, 2003. High prevalence of bilateral varicoceles confirmed with ultrasonography. Int Urol Nephrol, 35(1): 115-118.

第十章　精索静脉曲张的生活方式干预

一、保持健康的体重

随着社会发展和生活条件的改善，肥胖人群所占比例越来越高，且随着年龄增长肥胖人群所占比例也越来越高。肥胖与心血管疾病、高脂血症、2型糖尿病、骨关节炎、高血压，甚至与一些癌症均有关。此外，研究发现，肥胖能够导致体内生殖激素水平改变，其中男性表现为睾酮水平降低。目前，一些研究表明，精索静脉曲张可能是老年睾酮缺乏的重要危险因素，因其能够损害睾丸间质细胞功能。一些研究表明，肥胖、年龄、精索静脉曲张和睾酮水平降低有关，肥胖和精索静脉曲张都是导致人体睾酮水平降低的重要因素。此外，肥胖还可以造成体内ROS产生增加，体内的抗氧化能力降低，对机体造成氧化损伤，而精索静脉曲张患者生殖系统已经处于氧化应激状态，肥胖所造成的氧化应激有可能进一步加重精索静脉曲张患者的生殖功能损害。Najari等对114例精索静脉曲张患者进行BMI与精索静脉直径的相关性分析后发现，BMI指数高的患者仰卧位时左侧精索静脉直径相对BMI指数低的人高，这可能是因为BMI高的患者腹腔内的压力相对较高，传导至睾丸蔓状静脉丛，使其压力增高所致，可能是促使精索静脉曲张病理变化的原因之一。然而，一些研究证明，拥有高BMI的人群患精索静脉曲张的可能性低于低BMI的人群，随着BMI的增长，精索静脉曲张的患病率反而降低，原因可能是增加的脂肪组织减少了左肾静脉的压迫，也有可能是脂肪组织影响了精索静脉曲张探查到的概率。但实验仅仅对BMI与精索静脉曲张的发病率进行了分析，并没有对生育能力进行观察，所以此结果的具体机制仍需要大样本量进一步的研究。

总之，我们应当注意日常饮食调节，尤其是青少年，应懂得合理控制饮食，维持正常体重，保持身体健康，维持生殖器官正常发育。

二、调整饮食结构

精索静脉曲张患者应该注意调整自身的饮食结构。许多新鲜的食物，如水果、蔬菜、海鲜、肉类等，含多种重要的维生素（如维生素 A、维生素 C、维生素 E 等）、硒等矿物质、硫辛酸、虾青素等，具有抗氧化能力，补充这些食物能够改善体内的氧化应激状态，对于精索静脉曲张患者有一定的帮助。Zampieri 等临床纳入 52 例精索静脉曲张的不育患者进行研究，患者减少每日香烟吸入量，减少咖啡和酒精的摄入，每日增加水果和蔬菜的摄入，并且正常进行性生活，其中 40 例患者精液质量得到改善，恢复至正常，另外 12 例患者精液质量有所改善，但与治疗前相比，无统计学差异。研究还发现，吸烟与饮用咖啡和酒精能够降低精液体积，降低精子活动力和存活率。该研究表明，通过改变不良的生活习惯，合理调整饮食结构，能够使精索静脉曲张患者的精液质量得到改善，从而可能使患者避免进行手术。

因此，对于精索静脉曲张患者，平时应当注意饮食结构的调整，多吃新鲜的水果、蔬菜、海鲜、肉类等具有抗氧化能力的食物，少吃油炸、腌制、罐装食品等，尽量避免咖啡、可乐等饮品的摄入，改变饮食习惯，健康饮食，健康生活。

三、避免过度运动

随着时代的发展，现代人生活压力越来越大，可自由支配的时间越来越少，同时随着电脑、手机的普及，更多的年轻人在闲暇时不是进行体育锻炼，而是选择玩电脑、玩手机，缺乏必要的体育锻炼对我们的身体健康产生了负面影响。适当的体育锻炼是身体健康的基础。研究表明，适当的体育锻炼有助于改善生殖系统健康，男性进行适当的体育锻炼是睾酮分泌的基础。但也并不是任何程度的锻炼对生殖系统都有好处，生殖系统对于锻炼相关的应激十分敏感，生殖激素水平的高低和锻炼的激烈程度有关。运动锻炼对男性生殖系统健康的影响取决于运动的类型、强度、持续时间，以及个人状态。

精索静脉曲张是运动员最常见的男科疾病，约占运动员总人数的 29% 甚至更高。Di 等研究表明，精索静脉曲张运动员精子前向百分率和正常形态精子率要明显低于非运动员的精索静脉曲张患者，推测可能是不同的运动相关的全身和局部因素减少了促性腺激素的分泌，增加了抗性腺激素，温度升高，腹内压升高，氧气供应减少，可能代表了一种"aggravating 因子"对精索静脉曲张的演化及睾丸和精液改变的成因。Rigano 等对 150 名 10 ～ 16 岁（平均年龄 13 岁）的青少年运动员和 150 名（平均年龄 13.5 岁）非运动员青少年进行对比分析，且将青少年运动员分为每周 6 小时训练组和每周 7 ～ 12 小时训练组，研究青少年特发性精索静脉曲张的严重程度和训练强度、时长之间的关系。结果表明，运动员和非运动员青少年的特发性精索静脉曲张患病率并无明显差异，但运动时长高的青少年运动员其精索静脉曲张的严重程度明显高于运动时长较低组。

因此,我们应当注意适度运动,尤其是对于尚未生育的青少年和已经患有精索静脉曲张的青少年更应该注意运动强度,及时对精索静脉曲张进行治疗,保护生育能力。而对于青少年运动员,我们应当密切关注其是否患有精索静脉曲张,在训练中注意保护其生育能力,避免造成精索静脉曲张加重、睾丸疼痛、睾丸创伤等。

除了以上提到的几点,精索静脉曲张患者还应当注意休息,保证充足的睡眠,增强机体抵抗力,保持积极乐观的态度,缓解自身的心理和精神压力,这些对于精索静脉曲张患者都有一定的好处。当然除了以上这些一般治疗及注意事项外,精索静脉曲张患者应当及时就医,由专业医生来根据病情制定相应的治疗策略,积极配合医生的治疗。

(杜　强　张国巍　商学军)

参 考 文 献

刘玮,康晓芳,商学军,2016.虾红素在男性生殖健康中的研究进展.中华男科学杂志,22(10):938-943.

熊承良,2007.临床生殖医学.北京:人民卫生出版社,13-14.

张国巍,刘玮,商学军,2017.硫辛酸在男性生殖中的研究进展.中华男科学杂志,23(1): 82-86.

Abdel-Meguid T A, Farsi H M, Al-Sayyad A, et al, 2014. Effects of varicocele on serum testosterone and changes of testosterone after varicocelectomy: a prospective controlled study. Urology, 84(5): 1081-1087.

Andò S, Giacchetto C, Colpi G, et al, 1984. Physiopathologic aspects of leydig cell function in varicocele patients. J Androl, 5(3): 163-169.

Basaria S, 2010. Androgen abuse in athletes: detection and consequences. J Clin Endocrinol Metab, 95(4): 1533-1543.

Bjørklund G, Chirumbolo S, 2017. Role of oxidative stress and antioxidants in daily nutrition and human health. Nutrition, 33: 311-321.

Bolla G, 2014. Why open surgery for treatment of paediatric varicocele? Pediatr Med Chir, 36(4): 89.

Chiba K, Fujisawa M, 2016. Clinical outcomes of varicocele repair in infertile men: A review. World J Mens Health, 34(2): 101-109.

Cozzolino D J, Lipshultz L I, 2001. Varicocele as a progressive lesion: positive effect of varicocele repair. Hum Reprod Update, 7(1): 55-58.

Cui J, Huang D J, Zheng Y, 2016. Ameliorative effects of α -lipoic acid on high-fat diet-induced oxidative stress and glucose uptake impairment of T cells. Free Radic Res, 50(10): 1106-1115.

Di -Luigi L, Gentile V, Pigozzi F, et al, 2001. Physical activity as a possible aggravating factor for athletes with varicocele: impact on the semen profile. Hum Reprod, 16(6): 1180-1184.

Di -Luigi L, Romanelli F, Casini A, et al, 1995. Varicocele and sport: clinical management and sport eligibility in athletes. Med Sport, 48(3): 313-327.

Di- Luigi L, Romanelli F, Sgrò Paolo, et al, 2012. Andrological aspects of physical exercise and sport medicine. Endocrine, 42(2): 278-284.

Dubin L, Amelar RD, 1971. Etiologic factors in 1294 consecutive cases of male infertility. Fertil Steril, 22(8): 469-474.

Evers J L, Collins J A, 2003. Assessment of efficacy of varicocele repair for male subfertility: a systematic review. The Lancet, 361(9372): 1849-1852.

Gorelick J I, Goldstein M, 1993. Loss of fertility in men with varicocele. Fertil Steril, 59(3): 613-616.

Handel L N, Shetty R, Sigman M, 2006. The relationship between varicoceles and obesity. J Urol, 176(5): 2138-2140.

Jungwirth A, Giwercman A, Tournaye H, et al, 2012. European association of urology guidelines on male infertility: the 2012 update. Eur Urol, 62(2): 324-332.

Li F P, Yue H X, Yamaguchi K, et al, 2012. Effect of surgical repair on testosterone production in infertile men with varicocele: a meta-analysis. Int J Urol, 19(2): 149-154.

Luo D Y, Yang G, Liu J J, et al, 2011. Effects of varicocele on testosterone, apoptosis and expression of StAR mRNA in rat Leydig cells. Asian J Androl, 13(2): 287-291.

Macomber D, Sanders M B, 1929. The spermatozoa count. N Engl J Med, 200(19): 981-984.

Mostafa T, Anis T H, El-Nashar A, et al, 2001. Varicocelectomy reduces reactive oxygen species levels and increases antioxidant activity of seminal plasma from infertile men with varicocele. Int J Androl, 24(5): 261-265.

Must A, Spadano J L, Coakley E H, et al, 1999. The disease burden associated with overweight and obesity. JAMA, 282(16): 1523-1529.

Nagler H M, 2004. Varicocele. where, why and, if so, how? J Urol, 172(4 Part 1): 1239-1240.

Najari B B, Katz M J, Schulster M L, et al, 2016. Increased body mass index in men with varicocele is associated with larger spermatic vein diameters when supine. Urology, 89: 40-44.

Nöske H D, Weidner W, 1999. Varicocele - a historical perspective. World J Urol, 17(3): 151-157.

Pasquali R, Patton L, Gambineri A, 2007. Obesity and infertility. Curr Opin Endocrinol Diabetes Obes, 14(6): 482-487.

Qin D D, Yuan W, Zhou W J, et al, 2007. Do reproductive hormones explain the association between body mass index and semen quality. Asian J Androl, 9(6): 827-834.

Rigano E, Santoro G, Impellizzeri P, et al, 2004. Varicocele and sport in the adolescent age. Preliminary report on the effects of physical training. J Endocrinol Invest, 27(2): 130-132.

Sack B S, Schäfer M, Kurtz M P, 2017. The dilemma of adolescent varicoceles: do they really have to be repaired?. Curr Urol Rep, 18(5): 38.

Salas-Huetos A, Bulló M, Salas-Salvadó J, 2017. Dietary patterns, foods and nutrients in male fertility parameters and fecundability: a systematic review of observational studies. Hum Reprod Update,

23(4): 371-389.

Sathya Srini V, Belur Veerachari S, 2011. Does varicocelectomy improve gonadal function in men with hypogonadism and infertility? analysis of a prospective study. Int J Endocrinol, 2011: 1-6.

Scaramuzza A, Tavana R, Marchi A, 1996. Varicoceles in young soccer players. The Lancet, 348(9035): 1180-1181.

Schlegel P N, Goldstein M, 2011. Alternate indications for varicocele repair: non-obstructive azoospermia, pain, androgen deficiency and progressive testicular dysfunction. Fertil Steril, 96(6): 1288-1293.

Seidell J C, Visscher T, 2000. Body weight and weight change and their health implications for the elderly. Eur J Clin Nutr, 54(S3): S33-S39.

Sohrabipour S, Jafari A, Kamalinejad M, et al, 2013. The role of flaxseed and vitamin E on oxidative stress in prepubertal rats with experimental varicocele: An experimental study. Iran J Reprod Med, 11(6): 459-466.

Soylemez H, Atar M, Ali Sancaktutar A, et al, 2012. Varicocele among healthy young men in Turkey; prevalence and relationship with body mass index. Int Braz J Urol, 38(1): 116-121.

Tulloch W S, 1955. Varicocele in subfertility; results of treatment. Br Med J, 2(4935): 356-358.

WHO, 1992. The influence of varicocele on parameters of fertility in a large group of men presenting to infertility clinics. World Health Organization. Fertil Steril, 57(6): 1289-1293.

Yamaçake K G R, Cocuzza M, Torricelli F C M, et al, 2016. Impact of body mass index, age and varicocele on reproductive hormone profile from elderly men. International Braz J Urol, 42(2): 365-372.

Zampieri N, Zamboni C, Ottolenghi A, et al, 2008. The role of lifestyle changing to improve the semen quality in patients with varicocele. Minerva Urol Nefrol, 60(4): 199-204.

第十一章 精索静脉曲张的物理治疗

睾丸是一个对温度相当敏感的器官，在阴囊内最适宜的环境温度要比正常体温低 2℃，比腹腔温度低 4℃。当发生精索静脉曲张时，精索静脉内的静脉回流不畅导致睾丸内静脉血液回流受阻，交通支血管的代偿作用使得双侧睾丸温度均升高，以患侧升高明显，较健侧大约高 0.3℃。温度升高引起精子形态学发生改变。早期精母细胞、晚期精母细胞、粗线期精母细胞和在形成及发育的精子细胞对温度最敏感，而且生殖系统代谢及生化对温度变化的反应也非常敏感，温度升高使精子的生理环境遭到破坏，进而导致精子大量死亡，生精环境受到干扰而精子生成能力下降，逐渐导致睾丸生精组织破坏，最终发展为睾丸生理状态的破坏，临床表现为患者的睾丸萎缩或缩小。除此之外，生精微环境被高温破坏使得精子生成所需要的物质以及精子发生和发育过程都明显受到不良影响，最后，机体的免疫反应被激活，使得睾丸产生类似变态性炎症反应。因此，睾丸局部温度升高不仅会导致其生精功能异常，而且会使睾丸间质细胞变性，生理作用下降，损伤血睾屏障，进而诱导自身免疫反应而降低精液质量，最终导致男性不育。因此，针对此种物理因素，研究提出了相应的物理疗法，目前已知应用于临床的比较常见的物理治疗精索静脉曲张的方法包括降温疗法和阴囊托法等。

在流行病学研究中已经报道了降低睾丸温度和改善精液质量的治疗建议，特别是对于特发性少精子症患者或精索静脉曲张的男性。其治疗方法包括穿着宽松透气的裤子和内裤，避免热浴或桑拿，避免工作中的热暴露，重复冷洗，夜间使用冰袋进行阴囊冷却，白天佩戴睾丸降温装置。然而，这些措施是否对基本精液特征或妊娠率有积极影响仍然存在争议。

1968 年，Robinson 等提出降低睾丸局部的温度可能会提高精液质量，他们通过使用冰袋实现阴囊降温，每天使用 30min，连续使用 14 天，结果显示，降低睾丸局部的温度对精子发生有明显的作用。但遗憾的是，他们的报道在当时并没有引起人们足够的重视。1973 年，Zorgniotti 和 MacLeod 报道精索静脉曲张患者双侧阴囊内温度分别明显高于正常志愿者，并且精索静脉曲张患者的精液质量明显比正常志愿者的差。Zorgniotti 等设计了一种阴囊覆盖物，通过水分蒸发汽化原理可以使睾丸局部温度降低 1～3℃，并且持续保持在相对低温水平。图 11-1 即为原型设备，该设备通过棉质绷带悬吊在阴囊表面，紧密接触阴囊皮肤。

通过一个与绷带相连接的计量系统来保持潮湿，允许少量的水从塑料瓶渗入阴囊表面所接触的绷带中。蒸发增加了阴囊表面的对流热量损失，将睾丸温度降低到理想水平。该装置中的计量器具可以适当调整从而达到每小时供应 5 ～ 8ml 水，这些水分的蒸发所带走的热量完全可以达到降低睾丸局部温度的预期效果。他们认为，通过降低阴囊温度从而降低睾丸局部温度在一定程度上能够缓解精索静脉曲张，尤其适合于轻度或者不适合手术治疗的精索静脉曲张患者和一些由于阴囊内温度升高所导致的男性不育患者。

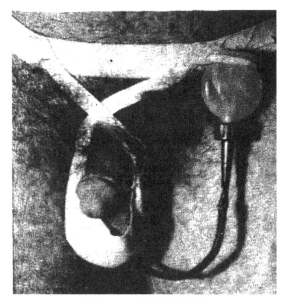

图 11-1   一种阴囊覆盖物

一、用于降低夜间阴囊温度的冷却装置

图 11-2 所示冷却装置是使用 8mm 钻头制作而成的。在两个聚氯乙烯（PVC）容器（30ml 样品瓶，64mm × 40mm × 17mm）的每一个平面上钻有 20 个孔。将两个容器相对地固定在宽度为 30mm 的松紧带上，松紧带的一侧缝在腰带上。容器与腰带上边界之间的距离为 60mm。腰带上弹性带的内缘之间的距离为 90mm。弹性带围绕大腿放置并固定在腰带处，容器位于腹股沟处，开口朝向阴囊。通过连接到隔膜泵的塑料管（长约 6m，内径 4mm，外径 6mm）提供连续的气流。通过连续气流对阴囊进行冷却是降低夜间阴囊温度的一种简单方法。这项研究表明，生殖器热应激为男性生育能力受损的重要辅助因素，并指出夜间阴囊降温可作为一种治疗选择。

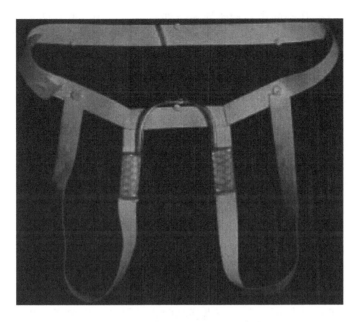

图 11-2　用于降低阴囊温度的冷却装置

二、睾丸冷敷贴

相关研究已证实，冷敷法对睾丸功能的保养作用显著。冷敷是从根本上保护睾丸的功能，对精索静脉曲张患者的精液质量具有一定的改善作用。低温还可以增强睾丸的抗损伤能力，其主要通过细胞间黏附分子 -1（ICAM-1）及 eNOS 表达发挥作用。冷敷疗法的作用原理：通过高分子凝胶中所含水分及天然清凉成分的汽化带走热量，可以达到局部降温，其中的药物成分与水凝胶相结合，其产生的水合作用可以使药物成分迅速渗透进入皮肤及穿透脂肪层渗透到皮下组织，直接作用于病灶部位，达到冷敷祛痛、经皮肤吸收、缓释给药的效果。冷敷的功能：一方面，运用热胀冷缩的原理，使得皮肤神经末梢的敏感性降低而减轻疼痛，还可以通过收缩局部毛细血管减少局部血流，减轻局部充血，降温退热，防止炎症进一步扩散；另一方面，通过直接接触散热的原理将体内的热量传导发散，增加散热，降低睾丸温度，从而恢复睾丸的精子生成所需要的适宜温度。

睾丸冷敷贴的优点：采用亲水性高分子凝胶，皮肤亲和性好，携带方便、卫生，无不良反应，安全可靠；低温高分子凝胶混合物膜层可阻止凝胶层中水分的挥发，接近体温时其膜层孔隙变大，水溶质可释放出来。

任飞强等认为补肾活血法联合睾丸冷敷贴对肾虚血瘀型左侧精索静脉曲张所

导致的男性不育症在提高患者精子质量方面有显著作用，并且能够明显改善患者的临床自觉症状，临床应用安全有效，但此法美中不足之处在于其对精索静脉的最大内径没有明显的改善效果。

三、阴囊医用降温贴

多数文献报道，精索静脉曲张患者存在阴囊温度升高现象，显著高于正常生育者，且温度越高精液质量越差。针对此病因，英国 Babystart 科研团队自主研发了一款以外用方式提高男性精子质量的阴囊医用降温贴使用时间为夜间睡眠后，材质为水凝胶，含有 0.5% 的薄荷醇，具有良好的降温作用。长期精索静脉曲张对男性生育力容易造成不同程度的损伤，为了尽可能地避免或减少精索静脉曲张对男性生精功能的影响，应尽早采取预防措施，让预防走在治疗的前面。对于无症状的轻度精索静脉曲张，使用医用降温贴可以规避外科手术创伤和并发症风险，无不良反应，并且由于使用时间为睡眠期，对青壮年男性工作生活无干扰，易于应用和长期坚持使用。合并精索静脉曲张的男性不育患者应用医用降温贴和维生素 E 联合治疗，效果明显优于单纯维生素 E 给药，医用降温贴不仅能有效降低阴囊温度、改善睾丸生精环境，还可减轻氧化应激反应损伤，安全有效，易于实施。

四、金冷法

我国古人很早之前就使用金冷法实现睾丸的低温，以达到保健睾丸、提高性功能的功效。金冷法的"金"是效果的描述，"冷"是过程的描述。古人提出每天早晚用冰冷的药液浸泡阴囊和阴茎，达到"固本强基、金枪不倒"的目的，同时，充分利用芳香、挥发性强、主入肾经的中药的气、味、性的皮透作用达到睾丸持续降温的目的。

金冷内裤是继承了古老的金冷法原理并结合现代人的生活习惯而研制开发出来的。金冷内裤结构简单，由降温理疗袋和专用内裤组成。降温理疗袋的内容物是金冷法药方记载的 20 多种中药提取物，主药为淫羊藿、菟丝子、蛇床子、丁香、薄荷等，此类药物温肾壮阳，气味芳香，能在金冷过程中维护肾阳，使之不为所伤，故而能扬长避短，发挥其治疗作用，为单用低温所不及。

金冷内裤使阴囊在治疗期间处于较低的温度，符合睾丸正常的生精功能需要的低于躯体中心体温 1 ~ 2℃ 的生理低温，使睾丸避免精索静脉曲张时的高温损害，从而提高睾丸内分泌和生精功能。王益鑫等认为，金冷法可以有效地消除精索静脉曲张时的生殖器热应激从而降低睾丸温度，最终提高睾丸的生精功能，治疗男性少弱精子症。研究结果显示，金冷法能使阴囊温度下降并改善阴囊潮湿、发热、阴囊坠胀、睾丸疼痛、腰部酸胀等症状及性功能，原理可能是局部低温使阴囊、睾丸、精索静脉等组织收缩，血管内径变细，静脉瓣膜功能改善，瘀滞和反流等病理性血流动力学得到了恢复，从而改善了睾丸组织的缺氧状态，使 CO_2、5-羟色胺、肾上腺素等睾丸有害物质浓度下降，睾丸血管的收缩还可促使睾丸间质细胞分泌的雄激素释放入血液循环等。也有研究认为金冷法能有效降低精索静脉曲张患者升高的阴囊温度和改善随之而来的临床症状。

金冷内裤还可以作为精索静脉曲张术后的常规辅助治疗手段，加速术后侧支循环的形成和重建，缩短术后一过性精索和睾丸、附睾淤血的过程，防止术后并发症如附睾炎的发生，但有关的临床疗效有待进一步研究。

五、弹力内裤

Ⅰ、Ⅱ度精索静脉曲张患者最常见的症状是阴囊潮湿发热、坠胀感，以及焦虑和曲张程度加重，如不预防性干预，最终可能严重到不得不采取手术方式治疗。普通棉质内裤，虽然透气性较好，但剧烈运动出汗后会潮湿不适、长时间不干，而且无紧身设计的普通内裤无法托起阴囊。连孝华等报道无症状或症状轻微的精索静脉曲张患者可采用穿合体弹力内裤或用阴囊拖带预防。徐哲丰等报道的采用莫代尔面料研制的分离式紧身内裤具有以下优点：①莫代尔抗菌面料速干透气，能减轻阴囊潮湿、发热症状；②分离式设计，将阴囊和阴茎分离，避免尿液污染阴囊；③紧身设计，向上托起阴囊，避免阴囊晃动，可延缓静脉曲张的进展；④抗菌面料可抑制多种细菌及霉菌，降低股癣的发病率。但是，此种弹力内裤也存在较多的缺点：①型号单一，并非量身定制，因此会存在因不合身而导致的穿着不适、疗效差异等情况；②部分患者对莫代尔面料存在过敏现象；③不能 24h 穿着，否则对睾丸发育有一定的影响，平时及睡眠时需要更换普通的纯棉内裤，较为麻烦，会影响紧身内裤在人群中的推广应用。

（李凯强　商学军）

参 考 文 献

黄显华,1985.阴囊低温与不育症男子.国外医学.泌尿系统分册,6: 278.

李惠长，张春，刘昌明，等，2013.低温联合地塞米松对大鼠睾丸扭转复位后 eNOS 表达及生精细胞凋亡的影响.中华男科学杂志,19(3): 218-222.

李惠长，翁吴斌，刘昌明，等，2014. 低温联合地塞米松对大鼠睾丸扭转复位后 ICAM1 表达的影响及生精功能的保护作用. 中华男科学杂志，20(7): 618-623.

梁季鸿，蒙县宗，李广裕，等，2010. 金冷法对精索静脉曲张症状缓解的探讨. 中华男科学杂志，16(10): 950-953.

刘菁芸，陈翠萍，孙征敏，2009. "丁"字形阴囊托带的设计与应用. 护理研究 (下旬版), (9): 2468.

孟永生，熊有正，2006. 热应激对睾丸功能影响及"金冷法"的应用. 医疗保健器具，12: 21-23.

任飞强，2016. 补肾活血法联合睾丸冷敷贴治疗肾虚血瘀型左侧精索静脉曲张型不育症的临床观察. 成都中医药大学硕士学位论文，64.

王益鑫，王毓斌，卢永宁，等，2009. 金冷法治疗少、弱精子症的疗效及安全性临床观察. 中华男科学杂志，15(10): 952-955.

徐哲丰，徐庆康，齐江彤，等，2016. 弹力内裤改善精索静脉曲张所致不适 170 例. 武警医学，27(6): 617-618.

张信烈，莫晓彬，张力，等，2008. 金冷内裤对睾丸功能保养的临床验证. 临床医学工程，15(9): 67-70.

Agarwal A, Hamada A, Esteves S C, 2012. Insight into oxidative stress in varicocele-associated male infertility: part 1. Nat Rev Urol, 9(12): 678-690.

Figa-Talamanca I, Dell'Orco V, Pupi A, et al, 1992. Fertility and semen quality of workers exposed to high temperatures in the ceramics industry. Reprod Toxicol, 6(6): 517-523.

Goldstein M, Eid J F, 1989. Elevation of intratesticular and scrotal skin surface temperature in men with varicocele. J Urol, 142(3): 743-745.

Hamada A, Esteves S C, Agarwal A, 2013. Insight into oxidative stress in varicocele-associated male infertility: part 2. Nat Rev Urol, 10(1): 26-37.

Jung A, Leonhardt F, Schill W B, et al, 2005. Influence of the type of undertrousers and physical activity on scrotal temperature. Hum Reprod, 20(4): 1022-1027.

Jung A, Eberl M, Schill W B, 2001. Improvement of semen quality by nocturnal scrotal cooling and moderate behavioural change to reduce genital heat stress in men with oligoasthenoteratozoospermia. Reproduction, 121(4): 595-603.

Lerchl A, Keck C, Spiteri-Grech J, et al, 1993. Diurnal variations in scrotal temperature of normal men and patients with varicocele before and after treatment. Int J Androl, 16(3): 195-200.

Lynch R, Lewis-Jones D I, Machin D G, et al, 1986. Improved seminal characteristics in infertile men after a conservative treatment regimen based on the avoidance of testicular hyperthermia. Fertil Steril, 46(3): 476-479.

Mulcahy J J, 1984. Scrotal hypothermia and the infertile man. J Urol, 132(3): 469-470.

Munkelwitz R, Gilbert B R, 1998. Are boxer shorts really better? a critical analysis of the role of underwear type in male subfertility. J Urol, 160(4): 1329-1333.

Nevoux P, Mitchell V, Chevallier D, et al, 2011. Varicocele repair: does it still have a role in infertility treatment? Curr Opin Obstet Gynecol, 23(3): 151-157.

Nieschlag E, Hertle L, Fischedick A, et al, 1998. Update on treatment of varicocele: counselling as effective as occlusion of the vena spermatica. Hum Reprod, 13(8): 2147-2150.

Parazzini F, Marchini M, Luchini L, et al, 1995. Tight underpants and trousers and risk of dyspermia. Int J Androl, 18(3): 137-140.

Robinson D, Rock J A, Menkin M F, 1968. Control of human spermatogenesis by induced changes of intrascrotal temperature. JAMA, 204(4): 290-297.

Saikhun, Kitiyanant, Vanadurongwan, et al, 1998. Effects of sauna on sperm movement characteristics of normal men measured by computer-assisted sperm analysis. Int J Androl, 21(6): 358-363.

Sheehan M M, Ramasamy R, Lamb D J, 2014. Molecular mechanisms involved in varicocele-associated infertility. J Assist Reprod Genet, 31(5): 521-526.

Thonneau P, Ducot B, Bujan L, et al, 1997. Effect of male occupational heat exposure on time to pregnancy. Int J Androl, 20(5): 274-278.

Tiemessen C J, Evers J H, Bots R G M, 1996. Tight-fitting underwear and sperm quality. The Lancet, 347(9018): 1844-1845.

Wang H, Sun Y, Wang L, et al, 2010. Hypoxia-induced apoptosis in the bilateral testes of rats with left-sided varicocele: a new way to think about the varicocele. J Androl, 31(3): 299-305.

Zorgniotti A W, MacLeod J, 1973. Studies in temperature, human semen quality, and varicocele. Fertil Steril, 24(11): 854-863.

Zorgniotti A W, Sealfon A I, Toth A, 1980. Chronic scrotal hypothermia as a treatment for poor semen quality. Lancet, 1(8174): 904-906.

Zorgniotti A W, Cohen M S, Sealfon A I, 1986. Chronic scrotal hypothermia: results in 90 infertile couples. J Urol, 135(5): 944-947.

第十二章 精索静脉曲张的药物治疗

一、马栗树籽提取物制剂

马栗树籽提取物制剂是来源于欧洲马栗树种子提取物的一种纯植物制剂，其主要成分为七叶皂苷素（escin）。七叶皂苷素是以七叶皂苷 Ia、Ib 及异七叶皂苷 Ia、Ib 四种异构体为主要活性成分的一组三萜类皂苷的醇提物。

马栗树属七叶树科、七叶树属植物，该属共有植物 30 余种，广泛分布于北半球的温带地区。欧洲马栗树，原产于亚洲和南欧，现已广泛分布于西欧和美洲，属落叶乔木，叶片多为 7 叶对生的掌状复叶，故又称欧洲七叶树。马栗树的树皮深褐色或灰褐色，有特征性的沟槽，花白略带红色，果实近于球形，表面有软的小刺，果壳内包有圆形、亮的种子。因其种子类似于栗子，又是马的重要食材，故被称为马栗树。马栗树的种子、树皮和树叶的制备物是欧洲传统的民间药物，被广泛用来治疗慢性静脉功能不全等各种血管系统的疾病，如静脉曲张、血栓性静脉炎、血管周围水肿、瘀血（点）和痔疮等，现已被制成治疗慢性静脉功能不全的代表性纯植物药物制剂有迈之灵和威利坦等。我国也有马栗树属植物中的 16 种，本属植物七叶树、浙江七叶树和天师栗的干燥成熟种子也是我国传统的理气中药——娑罗子。娑罗子首载于《本草纲目》，认为其"性温，味甘，归肝、胃经，主治：久食，已风挛"。《本草纲目拾遗》记载娑罗子有理气宽中、和胃止痛的功效，临床用于胸腹胀闷、胃脘疼痛等病症。现我国已从天师栗的干燥成熟果实中成功地提取到与欧洲马栗树相同的七叶皂苷钠 A 和七叶皂苷钠 B 成分，并制成七叶皂苷钠成功应用于临床，用于治疗脑水肿、创伤或手术所致肿胀，也用于治疗静脉回流障碍性疾病。

（一）马栗树籽提取物的药理作用及临床应用

大量的药理实验研究证明，以七叶皂苷为主要成分的马栗树籽提取物具有多靶点的作用机制，药理作用包括抑制溶酶体活性、稳定溶酶体膜、阻碍蛋白酶代谢、降低毛细血管通透性、减少血液成分外渗；抑制血液蛋白酶活性、保护静脉壁胶原结构、增强静脉壁弹性和张力、恢复毛细血管强度和弹性；作用于血管内皮细胞感受器，收缩静脉、增加静脉回流、减少静脉容积、降低静脉压、减轻静脉淤血、改善微循环，以及抑制血小板聚集和抗氧化作用。因其具有明显的消肿、抗炎、抗渗出、增加静脉张力及改善微循环的作用，临床上广泛应用于治疗慢性静脉功能不全、静脉曲张、深静脉血栓形成、血栓性静脉炎后综合征及各种原因所致的软组织肿胀、静脉性水肿等。此外，它还具有抗氧化、清除自由基、抗肿瘤等药理作用，具体表现为以下几个方面。

1. 改善静脉功能

马栗树籽提取物作为治疗慢性静脉功能不全的传统药物已有几十年的历史，它可以缓解慢性静脉功能不全相关症状，包括小腿肿胀和主观腿部疼痛、沉重和瘙痒等。无论是口服酊剂/片剂，还是外用凝胶，这些制剂都被证明疗效良好，认为与其对毛细壁蛋白聚糖的催化分解有抑制作用相关。国外 Koch Rainer 比较了马栗树种子提取物和法国海洋松皮提取物治疗慢性静脉功能不全的疗效。在一项开放的对照研究中确诊为慢性静脉功能不全的患者在每天服用马栗树种子提取物 4 周后疼痛、痉挛、夜间肿胀、"沉重感"和皮肤发红的主观症状明显改善，同时小腿围明显减少，患者耐受性良好。

国内余志红等通过七叶皂苷对犬的离体静脉实验研究表明，七叶皂苷能明显加强犬股静脉张力，加快其静脉压上升速率，明显增加犬股静脉流量及淋巴回流，明显增加犬离体隐静脉收缩张力，使其对去甲肾上腺素的反应性加快，并且这种效应呈剂量依赖性。说明七叶皂苷能通过增加静脉张力、提高静脉压和促进静脉、淋巴回流，从而对慢性静脉功能不全发挥治疗作用。对于七叶皂苷改善静脉功能、增强静脉紧张性的作用，有研究认为通过以下机制实现：①提高组织中前列腺素的水平，使血管产生紧张性，从而减少渗出。②非竞争性抑制弹性蛋白酶和透明质酸酶的活性，减少蛋白多糖的降解，保护毛细血管、加强毛细管壁防渗漏功能。蛋白多糖是毛细管内皮的重要成分和血管外基质的主要成分。

国外 Siebert 通过系统的文献检索对随机对照试验（13 篇论著，1051 例患者）和关于疗效及不良事件的大规模观察性研究的数据（3 个符合纳入标准的观察性研究，10 725 例患者）做了系统评价。随机和固定效应模型分别用于随机对照试验和观察性研究的结果及不良事件汇总。检查指标包括腿部体积、脚踝和小腿周长、水肿、疼痛、紧张感、肿胀、腿部疲劳/沉重、小腿抽筋和瘙痒。随机对照试验显示，马栗树籽提取物能改善慢性静脉功能不全患者的症状。与安慰剂相比，马栗树籽提取物可使腿部体积减小 46.4ml（95%CI=11.30～81.40），并使腿部疼痛改善的概率增加 4.1 倍（95%CI=0.98～6.80），同时水肿改善的概率增加 1.5 倍（95%CI=1.20～1.90），瘙痒改善的概率增加 1.7 倍（95%CI=0.01～3.00）。没有足够的证据证明马栗树籽提取物对腿部疲劳/沉重或小腿抽筋的影响。观察性研究显示马栗树籽提取物对疼痛、水肿和腿部疲劳 / 沉重有显著效果。无严重不良事件报告，马栗树籽提取物未显著增加轻度不良事件。基于随机对照试验和观察性研究的荟萃分析，马栗树籽提取物治疗慢性静脉功能不全的安全性和有效性得到了进一步证明。

2. 抗炎作用

马栗树籽提取物作为一种内源性抗炎药，在临床上广泛应用于创伤或手术引起的炎症的治疗。Hampel 等在动物模型中研究了七叶皂苷素（escin）的抗炎作用，在动物模型中，使用氯仿诱导兔腹部皮肤表面局部炎症。静脉给药剂量为 $0.5 \sim 2mg/kg$，口服剂量为 $10 \sim 40mg/kg$，结果显示，escin 剂量依赖性地降低了毛细血管通透性，同样证实了外用七叶皂苷对皮肤炎症的抗炎作用。Zhao 等研究证实了外用七叶树皂苷对角叉菜胶致大鼠足肿胀、组胺致大鼠毛细血管通透性增加、棉球致大鼠肉芽肿的抗炎、抗水肿作用。外用七叶树皂苷凝胶，然后测定前列腺素 E_2（PGE_2）、肿瘤坏死因子 $-\alpha$（$TNF-\alpha$）和白介素 -1β（$IL-1\beta$）水平。通过检测表达、免疫印迹和实时 PCR 分析证实七叶树皂苷发挥抗炎作用的机制，并且进一步探索核因子 $-\kappa B$（$NF-\kappa B$）、p38 增殖蛋白激酶（P38MAPK）和激活蛋白 1（AP-1）的表达，结果表明，外用七叶树皂苷显示显著的对急性和慢性炎症的抗炎作用，在不同的动物模型其抗炎作用可能与下调 PGE_2、$TNF-\alpha$ 和 $IL-1\beta$ 表达有关。结果还显示，七叶树皂苷发挥其抗炎作用的可能机制是通过抑制糖皮质激素受体（GR）相关 $NF-\kappa B$ 和 AP-1 等信号分子来促进 GR 的表达。

3. 抗水肿作用

多年来，人们已在各种临床前模型中证实马栗树籽提取物的抗水肿作用。早在 1961 年 Girerd 研究发现，静脉注射 $0.2mg/kg$ 及 $2.5mg/kg$ 的 escin 可显著减轻大鼠足爪模型急性水肿的发生。在同一研究中发现，escin 可抑制蛋白注射引起的血管通透性增加，后续的研究证实这一作用呈现量效关系，即随着剂量的增加，抗水肿作用逐渐增强。尽管许多学者做了大量的研究，但是这一作用产生的机制仍不十分清楚。

由于马栗树籽提取物有良好的抗水肿作用，因此在临床得到了广泛的应用。国内王宇令等将其用于包皮环切术后水肿的防治，取得了良好的效果。临床疗效观察证实使用马栗树籽提取物组包皮肿胀程度较对照组均有明显下降，尤以术后第 10 天差异最为显著。国内侯秀英等将马栗树籽提取物用于增殖重睑术后肿胀消退，7 天的治疗期即取得了良好的疗效。国内潘亚斌等亦将马栗树籽提取物用于断指再植术后静脉危象防治中。他们将 84 例小指近节完全离断再植术后患者随机分为马栗树籽提取物口服治疗组和对照组。治疗组术后加用马栗树籽提取物口服，对照组作空白对照。结果除了术后 2 天两组再植指近节指体周径差异无统计学意义外，术后 5、7、10 及 15 天差异均有统计学意义，显示马栗树籽提取物对于减轻术后再植指体肿胀，进而降低静脉危象发生、发展具有良好的作用。

Hampel 等在动物模型中研究了 escin 的抗炎作用，在动物模型中，使用氯仿诱导兔腹部皮肤表面局部炎症。escin 静脉给药剂量为 0.5 ～ 2.0mg/kg，口服剂量为 10 ～ 40mg/kg，escin 剂量依赖性地降低了毛细血管通透性。在胸膜炎大鼠模型中，静脉注射 escin 0.35、0.5 和 0.7mg/kg 组的渗出液呈剂量依赖性减少。

4. 抗氧化作用

在一项马栗树种子提取物抗氧化作用的研究中，采用超氧阴离子自由基、羟基自由基、亚硝酸盐和过氧亚硝酸盐对马栗树种子提取物进行了体外清除能力的检测。研究发现，在 pH 为 7.4 时，整体提取物对超氧化物自由基的抑制作用不超过 15%，其中对羟基自由基的抑制作用最强，但是对其他自由基的活性抑制作用较低。马栗树种子提取物的抗氧化作用可能与其清除自由基的能力有关。与主要活性成分七叶皂苷素相比，整体提取物具有更好的抗自由基性能，可能是由于与植物提取物中存在的化合物有潜在的协同作用。七叶皂苷素甚至可以在较低的浓度下诱导过氧亚硝酸盐的形成。

另一项研究对日本七叶树种子、种皮和去皮种子中抗氧化剂的含量和分布进行了深入分析。由于高聚合花青素的存在，种子壳显示出最高的抗氧化活性。去皮的种子主要含有黄酮醇，如槲皮素和山柰醇，占总多酚的 66.7%，也有助于提升抗氧化活性。通过对整粒种子提取液的分析，共鉴定出 8 种黄酮醇苷类化合物，其中 6 种为槲皮素类化合物，2 种为山柰酚类化合物。根据苷元、糖苷和酰基化基团的不同，这些分离出的不同基团表现出不同的抗氧化活性。以七叶皂苷素为主要活性成分的马栗树种子提取物通过以上多种基团发挥超强的抗氧化活性。

吴树金等利用马栗树籽提取物保护小鼠急性肝损伤的动物实验中可以观察到马栗树籽提取物处理组小鼠血清谷丙转氨酶（ALT）、谷草转氨酶（AST）、IFN-γ、TNF-α 水平明显降低，血清总蛋白（TP）、白蛋白（Alb）、A/G 比明显增高；肝组织的丙二醛（MDA）水平明显降低，超氧化物歧化酶（SOD）、谷胱甘肽过氧化物酶（GSHPx）水平明显升高。马栗树籽提取物可明显改善刀豆蛋白 A（Con A）诱导的小鼠急性肝损伤，其机制与马栗树籽提取物抗氧化应激，进而抑制 JNK/ 线粒体凋亡途径有关。

5. 改善微循环

Luzzi 使用含有马栗树籽提取物的商用凝胶制剂治疗慢性静脉功能不全和糖尿病微血管病患者，可以观察到马栗树籽提取物能改善微循环和局部血浆自由基（PFR）水平。说明在糖尿病和静脉性微血管病变的患者中马栗树籽提取物能改善皮肤的灌注和营养，这有助于减少与糖尿病和静脉微血管病变相关的溃疡发生率。这一作用的产生与马栗树籽提取物具有显著的抗炎、抗氧化、改善水肿作用密切相关，可保护静脉功能，增加静脉血液回流速度，降低静脉压，从而改善局部微循环。

张庆富等采用微循环显微镜及其图像处理系统观察马栗树籽提取物在亚健康人群中的微循环改善效果。使用马栗树籽提取物治疗 30 天后，亚健康组治疗后与治疗前比较，微血管清晰度升高，管襻数目增多，输入枝及输出枝增长，输入枝、输出枝和襻顶管径增大，管襻内血流速度增快，红细胞聚集、管襻周围渗出及出血减少。依据治疗前后足甲襞微血管形态、微血流流态及微血管周围状态等的变化，表明马栗树籽提取物具有改善微循环的临床疗效。

6. 抗肿瘤作用

近来，越来越多的研究报道了马栗树籽提取物对各种肿瘤的潜在作用，其在肺腺癌、肝细胞癌和白血病等多种肿瘤细胞模型中均显示出抗肿瘤作用。在各种体内模型中，马栗树籽提取物也能减弱肿瘤的生长和转移。更重要的是，马栗树籽提取物还能增强现有化疗药物的疗效，从而使马栗树籽提取物发挥辅助肿瘤治疗或替代抗癌治疗的作用。马栗树籽提取物的作用机制是通过调节转录因子 / 生长因子介导的致癌途径，减轻与肿瘤细胞存活和耐药性相关的慢性炎症过程，抑制肿瘤细胞增殖和诱导肿瘤细胞周期阻滞。

马栗树籽提取物涉及的转录因子 / 生长因子介导的致癌途径众多，有学者为了研究马栗树籽提取物可能的抗肿瘤效果，进行了伤口愈合、入侵和黏附化验以检测马栗树籽提取物对细胞迁移、入侵和血管生成的影响。结果显示，马栗树籽提取物可以抑制 B16F10 和 SK-MEL5 细胞的细胞迁移，并且这一作用呈现剂量依赖性。RT-PCR 和免疫印迹分析表明马栗树籽提取物可以增加 TIMP-1、TIMP-2 表达，显著下调磷酸化细胞外信号调节激酶（p-ERK）表达，抑制核转录因子 -κB（NF-κB）和核转录因子 -κB 抑制剂（IκB）表达。当前的研究数据表明，马栗树籽提取物可通过干扰 NF-κB / IκB 信号通路抑制血管生成和细胞转移，从而发挥抗肿瘤效应。

（二）马栗树籽提取物与精索静脉曲张

精索静脉曲张临床治疗方法多样，尽管手术治疗是其中重要的治疗手段，但是无论联合手术治疗与否，保守治疗仍然占有重要的地位。保守治疗中七叶皂苷类——马栗树籽提取物经荟萃分析证实呈现最佳量效关系，具有改善静脉功能、抗氧化、抗炎、抗水肿作用，可以增加静脉回流速度、降低静脉压，改善精索静脉曲张引起的精液质量下降和睾丸坠胀、疼痛等症状。现今，马栗树籽提取物被广泛应用于精索静脉曲张的保守治疗及手术后的辅助治疗。

对于单纯精索静脉曲张，国内杨志尚等采用马栗树籽提取物（迈之灵）治疗有症状的精索静脉曲张患者 50 例，服用 3 周，观察治疗前后的症状、精索静脉内径及血流改变。发现与治疗前相比，96% 的患者症状消失或减轻，90% 的患者有精索静脉内径缩小和血流改善。

马栗树籽提取物也常用于与其他药物联合治疗精索静脉曲张导致的精子质量异常。叶纪伟等采用马栗树籽提取物（迈之灵）联合枸橼酸氯米芬、左卡尼汀治疗 86 例合并精索静脉曲张的患者。对照组患者给予枸橼酸氯米芬、左卡尼汀治疗；观察组患者在对照组基础上加用迈之灵，两组患者疗程均为 3 个月。比较两组患者的临床疗效，治疗前后的睾丸动脉血流动力学参数、精浆实验室检查指标、精液质量，以及不良反应发生情况。结果发现，观察组患者的总有效率为90.70%，明显高于对照组的 72.09%，说明迈之灵联合常规药物有助于提高临床疗效，更好地改善精索静脉曲张患者的精液质量。汤忠木等的研究采用不同药物亦发现马栗树籽提取物的联合方案更有助于改善精浆中果糖、α- 糖苷酶等生化指标的含量、增加精子浓度和活动率、提高精液质量，这也常用于中西医的联合治疗中。

另外，马栗树籽提取物还常用于精索静脉曲张的围手术期治疗及术后恢复。胡现斌等采用显微结扎术联合马栗树籽提取物（迈之灵）治疗Ⅲ度精索静脉曲张。术后加服迈之灵片治疗的联合组术后 1 周内阴囊水肿、睾丸疼痛、睾丸鞘膜积液及静脉曲张复发率均显著低于单纯精索静脉曲张显微结扎的手术组，联合治疗组精索静脉直径及静脉反流阳性率低于单纯手术组，并且联合组改善精子数量、精子活动度及活力更加明显，说明精索静脉曲张显微结扎术后联合迈之灵口服治疗Ⅲ度精索静脉曲张可以减轻术后患者阴囊不适症状，降低并发症发生率，提高精液质量。

但是，对于马栗树籽提取物改善精液质量方面的作用仍然存在争议。由于纳入研究的样本数量少，且大部分研究质量都偏低，设计存在缺陷，存在选择性偏倚和测量性偏倚的可能，缺乏大样本、多中心、随机、安慰剂对照的客观严谨的临床数据，影响了结果及结论的可靠性，未来还有大量的工作需要开展。

二、维生素 E

维生素 E 于 1922 年首次被 Evans 等发现，属于脂溶性维生素，化学分子式为 $C_{29}H_{50}O_2$，相对分子质量为 430.71。天然的维生素 E 包含 8 种形式（α-、β-、γ-、δ- 生育酚和 α-、β-、γ-、δ- 生育三烯酚），其中 α- 生育酚是人体内最常见的维生素E 存在形式。维生素 E 是人体必需的营养物质，但人体自身不能合成，需要从食物中摄取，人体内的维生素 E 主要来源于日常饮食中的植物油，如玉米油、豆油、橄榄油等。维生素 E 于小肠中在胰液和胆汁的帮助下吸收，约有 20% ～ 40% 的维生素 E 可被小肠吸收，在体内通过血浆脂蛋白和红细胞进行转运，过量的维生素 E 被转化为 2,5,7,8- 四甲基 -2- 羧基 -6- 羟基苯并氢化吡喃 [2,5,7,8-tetramethyl-2-(2'-carboxyethyl)-6-hydroxychroman，α-CEHC] 并通过尿液排出体外。维生素 E 在体内多种生理活动中发挥重要的作用，研究表明，维生素 E 具有抗氧化、调节细胞信号通路和基因表达等功能，维持脑、神经、肌肉、骨、皮肤、骨髓和血液等组织器官的正常发育，保证机体的正常生理活动。

（一）维生素 E 的生理作用

天然的维生素 E 容易被氧化，因此，维生素 E 通常被加工成酯化形式，酯化形式的维生素 E 同样能够对抗氧化应激，且相对于天然维生素 E 有较长的保存时间，当口服酯化形式的维生素 E 时，与维生素 E 结合的酯类被肠腔内的酯酶所清除，产生游离的维生素 E 进入人体产生生物学作用。维生素 E 在体内发挥作用与其能够调节体内多种酶活性及功能蛋白的基因表达有关。体外研究表明，维生素 E 够抑制体内烟酰胺腺嘌呤二核苷酸磷酸（nicotinamide adenine dinucleotide phosphate，NADPH）氧化酶、蛋白激酶 C 和磷脂酶 A2 活性，同时能够调节 α- 原肌球蛋白、胶原酶、α- 生育酚转运蛋白、低密度脂蛋白清除受体、A 类清道夫受体、CD36、胞内细胞黏附分子 -1 的基因表达，从而调节多种生理活动。Cummings 等于 1931 年研究发现维生素 E 具有抗氧化活性。机体细胞膜上存在大量的多聚不饱和脂肪酸，易受到自由基攻击产生脂质过氧化反应，维生素 E 能够通过清除脂质过氧化反应中产生的自由基从而进一步阻止活性氧（reactive oxygen species，ROS）的产生。在抗氧化反应过程中维生素 E 产生自由基，能够迅速和体内其他的氢过氧化物反应，其自身则能够被维生素 C 或泛醇还原为 α- 生育酚，继续发挥抗氧化作用。此外，维生素 E 还可以增强体内抗氧化酶的合成，促进体内新陈代谢，增加机体对于氧化损伤的耐受性，提高机体抗氧化能力。

（二）维生素 E 的临床应用

Vogelsang 等于 1946 年首次将维生素 E 应用于心血管疾病患者的临床治疗。随后 Binder 等于 1967 年发现维生素 E 缺乏和神经系统障碍有关。此后，全世界范围内开展了一系列维生素 E 在临床疾病治疗方面的研究，包括全身各系统疾病，如动脉粥样硬化、高血压、咽痛、癌症、炎症、血液疾病、糖尿病、紫癜、阿尔茨海默病、帕金森病和运动共济失调等，并且维生素 E 在这些疾病的治疗中均表现出一定的疗效，但采用维生素 E 补充治疗是否能够降低患者的死亡率，目前尚有争议。

维生素 E 被发现时就被认为是"一种迄今为止在饮食中尚未被认识的对生育十分重要的物质"。随后大量的研究表明维生素 E 在不育治疗中发挥着重要的作用。精子细胞膜富含多聚不饱和脂肪酸，易受氧化应激损伤，维生素 E 作用于细胞膜，可保护不饱和磷脂膜免受自由基和活性氧的攻击，同时清除自由基，减少自由基导致的精子脂质过氧化，减少自由基对精子线粒体损伤，增强精子活力。Suleiman 等和 Moslemi 等研究发现，补充维生素 E 能够明显减少精浆的脂质过氧化，改善精子活力，提高妊娠率。Adami 等在体外将精液与 H_2O_2 共同孵育，精子顶体完整性和线粒体活性降低，精子 DNA 碎片增加，补充 40μmol/L 维生素 E 能够改善顶体完整性和线粒体活性，但精子 DNA 质量并没有明显改善，可能与添加的维生素 E 的浓度有关。Omar 等研究表明维生素 E 能够改善链脲菌素导致的糖尿病大鼠的睾丸损伤，降低睾丸组织内的 MDA 水平，改善精子发生，提高睾丸组织中血管内皮生长因子（vascular endothelial growth factor，VEGF）和聚腺苷酸二磷酸核糖转移酶 -1 [poly(ADP-ribose)polymerase-1，PARP-1] 的表达，改善大鼠睾丸损伤。

维生素 E 还可与多种药物联用改善精子质量。研究表明，不育患者服用维生素 E 联合硒持续治疗 6 个月，与治疗前相比能够明显增加精子活力，降低缺陷精子百分率。周青松等对特发性弱精子症患者采用维生素 E 联合复方氨基酸治疗，治疗前后对比发现精子活动力、前向运动精子百分率均较治疗前有明显改善（$P < 0.05$），且维生素 E 与复方氨基酸联用治疗效果明显优于单用维生素 E 组（$P < 0.05$），总有效率治疗组（74.28%）明显高于对照组（44.0%）（$P < 0.05$）。王轶等采用固精麦斯哈片联合天然维生素 E 对特发性弱精子症患者进行治疗，患者精子总活力、前向运动精子百分率较治疗前明显改善（$P < 0.05$），且疗效优于单用维生素 E 组（$P < 0.05$）。治疗组总有效率（73.85%）明显高于对照组（54.55%）（$P < 0.05$）。2014 版《维生素 E 在男性不育中临床应用专家共识》中明确指出维生素 E 在体内可通过对抗 ROS 所导致的膜脂质过氧化损伤，保护精子的结构与功能。维生素 E 治疗男性不育安全有效，值得推广使用。此外，还有很多关于维生素在男性生育方面的临床与基础研究，证明维生素 E 能够安全有效地治疗男性不育，且多与其抗氧化能力有关。

（三）维生素 E 与精索静脉曲张

精索静脉曲张导致不育的原因有很多，包括阴囊温度升高、肾上腺和肾脏的代谢产物回流（儿茶酚胺类和前列腺素类）、间质细胞功能紊乱、缺氧、静脉血液淤滞、睾丸动脉灌注损伤等。研究发现，精索静脉曲张能够导致 ROS 产生增多，造成生殖系统氧化损伤，减少精液的抗氧化活性，精子细胞膜发生脂质过氧化反应，还可造成精子 DNA 损伤，影响精子功能，造成精子高度活化、获能和顶体反应异常，导致不育。

Sohrabipour 等对精索静脉曲张大鼠肌内注射维生素 E 100mg/kg，每周 3 次，持续 6 周，检测发现大鼠左侧睾丸丙二醛（malondialdehyde，MDA）含量较精索静脉曲张组明显下降（$P < 0.05$），右侧睾丸 MDA 含量及双侧附睾尾部总抗氧化能力（TAC）并无明显改变（$P > 0.05$），大鼠精液中的超氧化物阴离子和 H_2O_2 浓度明显下降（$P < 0.05$）。除了单独应用维生素 E 治疗精索静脉曲张外，还有很多研究采用联合治疗的方法。Khosravanian 等采用维生素 E 和地塞米松联合治疗精索静脉曲张大鼠，持续 60 天，结果表明维生素 E 联合地塞米松能够明显改善精子质量，保护间质细胞正常的睾酮分泌功能，改善体内抗氧化能力，减少 MDA 含量，同时联合治疗改善了大鼠体内 Hsp70-2 的表达（该蛋白特异性表达于精母细胞，通过抑制促炎因子及各种炎症反应保护生殖性系统），且联合治疗效果优于维生素 E 或地塞米松单独治疗。此外，该实验组还采用维生素 E 联合睾酮对精索静脉曲张大鼠进行治疗，持续 60 天，结果表明维生素 E 联合睾酮能够改善精索静脉曲张大鼠的睾酮水平，并且能够提高大鼠睾丸 SOD、谷胱甘肽过氧化物酶（glutathione peroxidase，GSH-Px）活力及 TAC（$P < 0.05$），降低睾丸组织内的 MDA 含量（$P < 0.05$），改善精索静脉曲张造成的精子数量、活力、存活率降低及精子 DNA 损伤（$P < 0.05$），同时改善精索静脉曲张大鼠睾丸的组织形态学，且联合治疗疗效优于单独应用维生素 E 治疗。Gual-Frau 等对轻度精索静脉曲张患者采用药物联合治疗（左卡尼汀 1500mg，维生素 C 60mg，辅酶 Q10 20mg，维生素 E 10mg，维生素 B_9 200µg，维生素 B_{12} 1µg，锌 10mg 和硒 50µg），持续治疗 3 个月，检测患者精液质量及 DNA 碎片。结果发现，经过 3 个月的治疗，精子计数对比治疗前明显增加（$P=0.04$），但精子活力、存活率及精子畸形率并没有明显改变。精子 DNA 碎片相对于治疗前减少了 6.73%（$P=0.02$）。精子 DNA 损伤可能是导致不育及辅助生殖技术失败的原因，因此抗氧化治疗可能会改善辅助生殖技术的结局。

目前对于精索静脉曲张是否采用手术治疗仍有争议，精索静脉曲张手术可能伴有术后并发症发生，造成生殖系统损伤。因此，对精索静脉曲张及精索静脉曲张手术后患者进行抗氧化药物治疗，可能是改善患者生育能力的有效手段。但对于精索静脉曲张术后是否需要补充维生素 E 治疗目前仍有争议。Mostafa 等对精索静脉曲张切除术前后患者体内血浆维生素 E 含量进行检测，结果发现患者手术后 3 个月时的血浆维生素 E 含量较手术前有所降低（$P < 0.0001$），可能是为了

抵抗机体的氧化应激状态，因此有所消耗，但在术后 3 ～ 6 个月，血浆维生素 E 含量又有所上升（$P < 0.0001$），精子浓度、活力、形态均有明显改善，且手术后 3 个月时改善更为显著。Ener 等对 22 例精索静脉曲张术后患者进行补充维生素 E 治疗，患者口服维生素 E 胶囊 600mg/d，持续 12 个月，检测发现患者手术后精子计数和活力较手术前有所提高，但术后补充维生素 E 治疗并没有进一步改善精子计数与精子活力，表明精子参数改善的原因很有可能仅仅是手术造成的，但该实验样本量较小，还需要大样本量的实验研究证实。郭玉佳等采用手术、中药、地塞米松、维生素 E 等联合治疗精索静脉曲张，治疗后精子浓度、活力、妊娠率及精子畸形率均优于仅用药物治疗组。

　　因此，维生素 E 能够在一定程度上改善精索静脉曲张患者生殖系统的氧化应激状态，改善患者的精子质量，且多种药物联合治疗精索静脉曲张的效果优于单独采用维生素 E 治疗。但精索静脉曲张手术后是否需要采用维生素 E 进行治疗尚需更多的研究探讨。

三、辅酶 Q10

　　辅酶 Q10（coenzyme Q10，CoQ10）是一种亲脂分子，在人体心、脑、肝、肾中含量最为丰富。在细胞层面，辅酶 Q10 广泛分布于细胞膜中，且在线粒体中含量较多。辅酶 Q10 在体内有三种氧化还原形态：泛醌（辅酶 Q10 氧化型）、泛醇（辅酶 Q10 还原型）和半醌。泛醇是辅酶 Q10 在体内的主要存在形式，占体内辅酶 Q10 总量约为 90%。

　　辅酶 Q10 于 1957 年首次被发现。后续研究表明，辅酶 Q10 是线粒体生物合成的关键分子，随后的研究发现辅酶 Q10 具有抗氧化作用，奠定了其在临床应用的理论基础。辅酶 Q10 是细胞内重要的电子传递体，体内解偶联蛋白的重要辅助因子，同时还是线粒体通透性转换孔的调节因子。

　　辅酶 Q10 是体内重要的膜抗氧化物，参与体内的氧化还原循环，发挥抗氧化作用，是动物细胞内唯一能够通过酶促反应机制从头合成并以还原形式再生的脂溶性抗氧化剂，可保护细胞膜的完整性。在细胞内，泛醌定位在细胞膜，帮助细胞膜对抗多聚不饱和脂肪酸的氧化损伤。研究发现，低密度脂蛋白对于氧化损伤十分敏感，它能够产生细胞毒性，与血管收缩活性和动脉粥样硬化改变有关。辅酶 Q10 能够对抗低密度脂蛋白过氧化，防止脂肪酸、过氧化氢的产生。

　　辅酶 Q10 在体内还参与调节线粒体能量代谢，在线粒体外膜上通过电压门控离子通道及渗透性转换孔的开放摄取营养物质。辅酶 Q10 在线粒体呼吸链中传递电子，从复合体 I 和 II 中接受电子并传递给复合体 III，并且能够将质子从脂肪酸转运到线粒体基质，帮助脂肪酸在体内进行能量代谢。

（一）辅酶 Q10 的临床应用

辅酶 Q10 缺乏和临床很多疾病有关，包括脑肌病、严重的婴幼儿多系统疾病、小脑共济失调、肾病综合征和孤立性肌病、心血管疾病、神经系统疾病、免疫系统疾病、糖尿病血管病变。Montero 等研究表明，辅酶 Q10 补充治疗能够纠正辅酶 Q10 缺乏所致的脑肌病。Wang 等研究表明，辅酶 Q10 能够促进小鼠体内巨噬细胞摄取胆固醇，降低小鼠体内动脉粥样硬化的发生率。此外，辅酶 Q10 还能够改善帕金森病、亨廷顿病、Friedreich 共济失调等神经系统疾病，减缓器官功能的衰退，但是并不能起到治愈作用。

辅酶 Q10 在改善男性不育中发挥作用：精子运动需要大量的能量，同时精子细胞膜易受到氧化应激损伤，辅酶 Q10 在提供能量和抗氧化方面都起着重要作用。大鼠动物实验表明，睾丸能够合成大量的辅酶 Q10，而在人类，睾丸合成大量辅酶 Q10，精子中含有较高浓度的辅酶 Q10，精浆中的辅酶 Q10 总浓度和精子计数、精子活力密切相关。Mancini 等进行体外研究发现，精浆和精子细胞中辅酶 Q10 浓度增加，能够增加精子的活力。Lafuente 等对不育男性患者补充辅酶 Q10 的研究进行 meta 分析，发现对男性不育患者补充辅酶 Q10，配偶妊娠率并没有改变，但患者的精子浓度、活力及精液中的辅酶 Q10 浓度有所增加。Safarinejad 等对特发性不育男性进行泛醇补充治疗，200mg/d，持续 26 周，可使精子浓度增加 81.6%，精子活动力增加 31.7%，正常形态精子率增加 24.0%。

（二）辅酶 Q10 与精索静脉曲张

精索静脉曲张往往伴随着大量的 ROS 产生，导致精子质膜的脂质过氧化和核 DNA 损伤。此外，精索静脉曲张患者的抗氧化能力明显低于健康男性，因此，精索静脉曲张患者精子功能障碍可能与其所处氧化应激状态有关。

辅酶 Q10 在人类精液中含量丰富，并且和精子的主要参数相关（精子计数和精子活力），但在精索静脉曲张患者中，辅酶 Q10 和精子活动力之间并未发现明显相关性，且辅酶 Q10 含量在精浆中增高，具体机制尚不明确。Mancini 等对 60 名受试者进行研究，精索静脉曲张患者精浆辅酶 Q10 含量明显高于正常对照组，研究者推测精浆的辅酶 Q10 升高反映了精子细胞内和细胞外成分之间的交换，导致精索静脉曲张患者精子利用辅酶 Q10 减少，能量代谢率降低。Mancini 等对 33 例精索静脉曲张患者进行研究，分析患者精索静脉曲张术前与术后 6 ～ 8 个月的精液中辅酶 Q10 的含量，发现患者精索静脉曲张术前精浆中的辅酶 Q10 含量明显升高，精液总辅酶 Q10 与精子活动力无相关性，而对照组结果显示出明显的相关性，且精索静脉曲张患者细胞内辅酶 Q10 和精子活力呈负相关。手术后，精浆辅酶 Q10/ 总辅酶 Q10 的比例降低，但是总辅酶 Q10 和精子活力仍旧没有相关性。这种术前术后辅酶 Q10 的分布不同可能导致精子的过氧化损伤及能量利用率降低。

辅酶 Q10 是体内重要的抗氧化物之一，在精索静脉曲张造成的生殖系统氧化应激中可能发挥重要的作用，或可改善男性不育。Gual-Frau 等对 20 例 I 级精索静脉曲张患者进行药物联合治疗，患者每日服用左卡尼汀 1500mg，维生素 C 60mg，辅酶 Q10 20mg，维生素 E 10mg，维生素 B$_9$ 200µg，维生素 B$_{12}$ 1µg，锌 10mg 和硒 50µg，治疗 3 个月后进行精液质量检测。和治疗之前的检测结果进行对比，患者精子计数有所增加（$P=0.04$），精子 DNA 碎片显著减少了 22.1%（$P=0.02$），高度降解的精子细胞减少了 31.3%（$P=0.07$），但其他的精液参数并无明显改变。Festa 等对 38 例精索静脉曲张 I 级或 II 级的不育患者（年龄 19 ～ 40 岁）采用辅酶 Q10 进行治疗，50mg/ 次，2 次 / 天，持续 12 周，检测结果表明，辅酶 Q10 能够改善精液参数和抗氧化能力。Festa 等对精索静脉曲张不育男性患者进行辅酶 Q10 补充治疗，100mg/d，持续 3 个月，同样能够改善患者精液参数和抗氧化状态。

辅酶 Q10 在生物体内参与能量代谢及抗氧化过程，并且在临床上用于多种疾病的治疗，其中包括男性不育。对伴有精索静脉曲张的不育男性采用辅酶 Q10 进行治疗，能够改善患者的精液质量，提高患者精液的抗氧化能力，起到一定的治疗作用。

四、谷胱甘肽

谷胱甘肽（glutathione，GSH），化学名称为 γ-L- 谷氨酰 -L- 半胱氨酸 – 甘氨酸（γ-L-glutamyl-L-cysteinyl-glycine），分子式为 $C_{10}H_{17}O_6SN_3$，相对分子质量为 307.33，熔点为 189 ～ 193℃，主要由半胱氨酸、甘氨酸、谷氨酸 3 种氨基酸构成，在体内一般以两种形式存在：还原型谷胱甘肽（GSH）和氧化型谷胱甘肽（GSSG）。通常我们所说的谷胱甘肽是还原型谷胱甘肽。谷胱甘肽广泛存在于自然界的动植物细胞中，其中在动物的肝脏、肾脏、红细胞以及酵母、小麦胚芽中含量较为丰富。谷胱甘肽在人体细胞内的浓度为 0.5 ～ 10µmol/L，于细胞质内合成，其中 85% ～ 90% 的谷胱甘肽定位于细胞质，其余分布在细胞器中，如细胞核、内质网和线粒体。谷胱甘肽是哺乳动物细胞中主要的非蛋白巯基化合物，其半胱氨酸侧链上具有一个活泼的巯基，对于维持机体的生理功能十分重要。通过摄入含硫食物如大蒜、洋葱、白菜、花椰菜、橄榄菜等能够改善体内谷胱甘肽的水平。

（一）谷胱甘肽的生理功能

人体内的抗氧化系统分为酶类抗氧化系统和非酶类抗氧化系统，谷胱甘肽是体内非酶类抗氧化系统的代表。谷胱甘肽是体内重要的抗氧化物质，是体内的抗氧化储备，能够被细胞快速利用来对抗机体的氧化应激，谷胱甘肽上的疏基能够对抗外界环境及机体中的有毒有害成分，同时维持细胞内的还原状态。谷胱甘肽对抗氧化应激的活性与两个关键酶有关，谷胱甘肽过氧化物酶和谷胱甘肽还原酶。当机体受到不良饮食、环境毒物、药物、压力、创伤、衰老、感染和辐射等造成的氧化应激时，谷胱甘肽过氧化物酶催化还原体内的过氧化氢和脂质过氧化的同时，将还原型的谷胱甘肽转变为氧化型的谷胱甘肽，随后氧化型的谷胱甘肽被谷胱甘肽还原酶在 NAD(P)H 的参与下，还原为还原型谷胱甘肽，实现谷胱甘肽的循环再利用。锻炼和服用维生素 C、维生素 E 等抗氧化物质能够增强机体对于谷胱甘肽这一循环的再利用过程。谷胱甘肽在体内不仅仅起到抗氧化的作用，同时还调控哺乳动物及植物等真核细胞生物的细胞增殖（其中包括生殖细胞）与组织器官发育，是细胞内十分重要的调控分子。谷胱甘肽在细胞核内发挥修饰和调控核蛋白的作用，包括转录因子，从而影响 DNA、蛋白质合成、基因表达、细胞的增殖与凋亡、信号转导、细胞因子的产生、生物表观遗传、机体免疫反应等。

（二）谷胱甘肽的临床应用

很多先天性和继发性的线粒体障碍有关疾病，如有机酸血症、弗里德赖希共济失调、阿尔茨海默病、帕金森病、肌萎缩性侧索硬化症、雷特综合征等，都与体内谷胱甘肽水平降低有关，低水平的谷胱甘肽不足以维持线粒体的氧化还原平衡，造成氧化应激损伤，影响线粒体电子的正常传递，从而导致线粒体障碍，引发线粒体障碍相关的疾病发生。而谷胱甘肽作为体内重要的抗氧化物质，具有潜在的治疗氧化应激导致的线粒体障碍相关疾病的能力。

谷胱甘肽和机体的免疫防御系统有关，谷胱甘肽可以直接影响病毒和细菌，干扰病毒和细菌的复制、生存。此外，谷胱甘肽缺乏可影响机体对抗原的提呈过程，减少细胞因子的分泌，影响机体免疫。谷胱甘肽和谷胱甘肽衍生物可用作免疫治疗，增加机体的免疫力，对抗微生物感染。

此外，谷胱甘肽在生殖系统中也发挥重要作用。在女性生殖系统中，谷胱甘肽能够保护卵子在卵泡生长过程中免受氧化应激损伤，研究表明，卵母细胞内的谷胱甘肽含量越高，胚胎越健康。此外，卵泡内谷胱甘肽水平越高，女方受孕率越高。在男性生殖方面，谷胱甘肽的缺乏能够导致精子中段稳定性降低，从而影响精子活力。谷胱甘肽能够清除过氧化氢，阻断脂质过氧化的链式反应，保护精子膜免受脂质过氧化损伤，清除超氧化物，防止氧气的形成，从而保护精子免于氧化应激损伤。

（三）谷胱甘肽与精索静脉曲张

精索静脉曲张能够造成生殖系统的氧化应激损伤，从而影响精子的发生、成熟等过程，甚至导致不育，而谷胱甘肽作为抗氧化物质，具有潜在治疗精索静脉曲张造成的不育的潜质。

Tripodi 等对双侧精索静脉曲张的不育公牛给予 6000mg（10mg/kg）谷胱甘肽肌内注射，持续 90 天，检测发现牛的精子活力恢复正常。同时，对精索静脉曲张手术后的患者采用谷胱甘肽进行治疗，肌内注射谷胱甘肽，每天 600mg（10mg/kg），持续 60 天，治疗后发现患者的精子活力得到了明显改善。Lenzi 等将 20 例患者进行分组，其中 10 例精子异常伴有单侧精索静脉曲张或生殖道炎症的患者设为治疗组，采用谷胱甘肽进行治疗，另外 10 名患者设为对照组。治疗组隔一天肌内注射一次谷胱甘肽（600mg），持续 2 个月，而对照组则注射生理盐水。研究发现，谷胱甘肽能够改善精索静脉曲张和生殖道炎症患者的精子质量，尤其是前向运动精子百分率。该试验组还对谷胱甘肽治疗精子异常的机制进行了探索，对 10 例精子异常的患者（5 例精索静脉曲张，5 例生殖道感染）采用还原性谷胱甘肽进行治疗，隔一天肌内注射一次谷胱甘肽 600mg，持续 2 个月。研究发现，精子浓度、活动力、前向活力等运动参数有明显改善，在精子参数改善的同时，患者血清和红细胞中的多聚不饱和脂肪酸增加，精子的脂质过氧化水平降低。因此推测，谷胱甘肽是通过防止精子细胞膜的脂质过氧化从而治疗患者的精子异常，改善患者的精子质量。

因此，谷胱甘肽作为体内重要的抗氧化物质，能够改善体内氧化应激，治疗多种因氧化应激损伤造成的疾病。对于精索静脉曲张患者，谷胱甘肽能够改善精索静脉曲张造成的精子脂质过氧化损伤，改善精子质量。

五、褪黑素

在过去的几十年中，松果体生物化学及生理学方面的研究取得了巨大的进步。松果体与许多内分泌组织和非内分泌组织相互作用，影响多种器官的代谢活动和功能。褪黑素是一种主要由松果体产生的吲哚胺，具有较强的自由基清除活性，具有抗氧化和抗细胞凋亡的功能。

在已知的抗氧化剂中，褪黑素具有高效的抗氧化能力，与亲水性维生素 C

和亲脂性维生素 E 不同，褪黑素具有亲水性和亲脂性两种性质，因此能够广泛分布于不同组织、细胞及细胞内结构，如细胞膜、细胞质、细胞核、线粒体等，能够快速有效地清除体内的氧化物。褪黑素除了能够直接中和大量的自由基、活性氧等物质外，还可以通过刺激其他抗氧化酶，从而提高自身的抗氧化效率。此外，据报道，褪黑素还能够通过共同途径导致 Bcl-2 表达增加、Bax 表达减少，保护成肌细胞，对抗凋亡。

褪黑素在许多物种的季节性繁殖周期中发挥重要作用。在人类中已经证明松果体分泌的褪黑素可以调节生殖神经内分泌轴的活性。然而关于褪黑素与男性生育能力之间的关系仍存在很多争议：Bornman 等发现，精子褪黑素在调节精子活力方面发挥重要作用；Yie 等的研究表明，精液褪黑素在少精子症和无精子症患者体内升高，并且和精子活动力呈负相关；Kumanov 等的研究表明促性腺激素和褪黑素之间存在负相关关系。褪黑素与精液质量的关系仍需要开展大样本量的研究。

（一）褪黑素的临床应用

褪黑素是一种天然存在的激素，可以作为一种激素应用于临床，也可以作为非处方的膳食补充。此外，鉴于褪黑素的生化和细胞功能，其在体内还具有多种调节功能，如抗氧化、抗炎、调节 DNA 损伤修复、调节心血管和神经系统功能、调节免疫系统、抗衰老、代谢供能、能量平衡、抗癌及细胞保护等方面。

褪黑素在中枢神经系统中有其独特的性质，包括低毒性、能够穿透血脑屏障，并且褪黑素受体在中枢神经系统广泛分布。褪黑素对于一些中枢神经系统病变的作用已经证实，如亨廷顿病、阿尔茨海默病、肌萎缩性侧索硬化症、脑卒中、败血症导致的脑功能障碍、脊髓损伤等，以及减轻这些疾病的继发性损伤、减轻症状和功能缺陷。此外，Osier 等研究了褪黑素在创伤性脑损伤中的应用，发现褪黑素对于创伤性脑损伤之后的神经系统起到一定的保护作用，且无不良反应。在消化系统，褪黑素能够减轻胃肠道疾病的临床症状，如胃食管反流、胃溃疡、肠易激综合征、炎症性肠病、胰腺炎。此外，褪黑素治疗还能够改善肥胖、糖尿病等代谢性疾病。对于心血管疾病，褪黑素亦能发挥积极作用，如高血压、心肌梗死、冠心病等。最后，褪黑素的抗氧化和细胞保护作用，使其在处方药、农药、有毒金属及多种其他毒物中毒的患者治疗中发挥积极的作用。

褪黑素与癌症之间可能存在着关联，癌症患者的褪黑素分泌功能往往发生紊乱，切除动物的松果体，动物肿瘤发生率增加，外源性补充褪黑素能够起到一定的缓解作用。此外，夜班工作对于乳腺癌、结直肠癌、子宫内膜癌、卵巢癌、前列腺癌、肺癌和胃癌等癌症的发病率有一定的影响。最近，国际癌症研究机构认识到昼夜节律的破坏可能促进癌症的发生，其机制可能与体内的褪黑素分泌有关。补充褪黑素不仅可以减少癌症的发病率，还可以通过其对细胞周期、细胞凋亡、氧化应激、免疫刺激和生长信号的影响发挥强大的抑癌能力，阻碍恶性肿瘤形成、生长、血管生成、去分化和转移。

（二）褪黑素与精索静脉曲张

褪黑素的抗氧化及抗凋亡作用，使其在伴有精索静脉曲张的少弱精子症患者治疗中起到一定的作用。

Lu 等对 27 例精索静脉曲张手术后的患者采用褪黑素治疗，400mg/d，治疗3 个月，将患者术前的精液参数、激素水平和精子氧化应激状态以及术后 3 个月、6 个月的各项参数与对照组进行对比。结果发现，在治疗 3 个月、6 个月后，精子计数和精子活力及正常形态精子率在褪黑素治疗组明显高于对照组，精液中的MDA 水平在褪黑素治疗组明显低于对照组，总抗氧化能力褪黑素治疗组明显高于对照组，且抑制素 B 在精索静脉曲张手术后的褪黑素治疗组明显升高。补充褪黑素能够对精索静脉曲张术后精子参数、血清中抑制素 B 水平及总抗氧化能力产生明显的益处。但是，褪黑素在精索静脉曲张患者中的应用需要进一步大样本量的研究，以便推出一个精索静脉曲张术后褪黑素应用的最适治疗方案。

Onur 等为了明确褪黑素在精索静脉曲张患者睾丸组织中的作用，建立了左侧精索静脉曲张大鼠模型，研究褪黑素与抗氧化防御系统中凋亡调节蛋白之间的作用关系。他们采用成年 Wistar 大鼠建立精索静脉曲张模型，采用褪黑素进行腹膜内注射，剂量为 5mg/kg、10mg/kg。结果发现，褪黑素能够改善睾丸组织的抗氧化能力，提高抗氧化酶活性，降低 MDA 含量，并且能够降低促凋亡蛋白 Bax 的表达，保护睾丸组织免受氧化应激损伤，10mg/（kg·d）组治疗效果优于 5mg/（kg·d）组。

Semercioz 等研究报道，睾丸组织损伤在精索静脉曲张患者中的病理生理改变并不完全清楚，精液中的 ROS 和 NO 增加可能是导致精索静脉曲张不育男性睾丸氧化应激损伤的主要原因。采用成年 Wistar 大鼠构建实验动物模型，并采用褪黑素腹腔注射，10mg/（kg·d），连续 4 周。研究发现，褪黑素能够保护睾丸组织免受损伤，并且能够降低同侧和对侧睾丸组织中的 NO 水平，减少睾丸组织的 MDA 含量，增加 SOD、GSH-Px 的活性，改善精索静脉曲张患者睾丸组织的氧化应激状态。

褪黑素对于精索静脉曲张具有一定的改善作用，在临床和动物实验中均发挥积极的抗氧化作用，能够改善精子质量，是临床治疗精索静脉曲张不育患者的一种潜在药物。

六、维生素 C

维生素 C 在体内主要存在两种形式，抗坏血酸及其氧化态脱氢抗坏血酸，是植物和动物普遍存在的新陈代谢产物。植物、真菌和多数动物能够合成 L- 抗坏血酸。人类用于制造维生素 C 的基因（即 "L- 古洛糖酸内酯氧化酶基因" gene for L-gulonolactone oxidase，GULO）在进化过程中发生了严重突变，所以人体无法合成 GULO 酶，也就无法制造维生素 C。

维生素 C 是体内水溶性抗氧化物，是体内多种酶类的辅助因子。在生理状态下，机体的 pH 为 7.4，维生素 C 以抗坏血酸的形式存在。抗坏血酸及其氧化态脱氢抗坏血酸利用不同的途径进入细胞，抗坏血酸利用钠依赖的细胞膜转运蛋白，而脱氢抗坏血酸利用葡萄糖转运蛋白进入细胞，发挥生理作用。

抗坏血酸作为主要的水溶性抗氧化剂，在哺乳动物体内能够清除有威胁的抗氧化自由基，但是该反应不可逆，因此日常饮食中添加维生素 C 显得十分重要。平时饮食中如果缺少维生素 C，会导致维生素 C 缺乏病（又称坏血病），严重者甚至有可能致死。此外，抗坏血酸还能够调节不同基因的表达和 mRNA 的转录，能够预防体内蛋白和 DNA 的氧化损伤。血浆抗坏血酸能够导致细胞内氧化应激减少，减少体内低密度脂蛋白的氧化并增加血管的扩张能力。在肠道，抗坏血酸增加非转铁蛋白介导的离子吸收，通过还原铁离子为亚铁离子来增强转铁蛋白介导的铁摄取。

鉴于以上维生素 C 在体内的生物学功能，维生素 C 可在能量的产生、代谢、胶原合成、非血红素铁吸收和神经系统功能的保护中发挥作用。

（一）维生素 C 的临床应用

维生素 C 在人类能够预防坏血病，并且能够在早期预防其他一些疾病的发生，如冠心病、脑卒中和癌症等。

目前的研究表明，随着血浆或血清维生素 C 浓度增加，患心血管疾病的风险有所降低。血清维生素 C 浓度在 45μmol/L 以上时，心血管疾病的发生率对比血清维生素 C 浓度为 23μmol/L 的人群降低约 50%。血清维生素 C 浓度为 77μmol/L 的人群对比血清维生素 C 浓度为 27μmol/L 的人群心血管疾病发生率降低 33%。此外，血浆维生素 C 浓度与心血管疾病的死亡率呈负相关，血浆维生素 C 浓度每增加 20μmol/L，心血管疾病的死亡率便会降低 20% ～ 30%。Shi 等对心脏手术后补充维生素 C 预防心房颤动（简称房颤）的研究进行 meta 分析，共包含 13 个临床随机对照研究，1956 例患者。分析结果表明，维生素 C 单独（RR=0.75；95%CI=0.63 ～ 0.90；P=0.002）及联合治疗（RR=0.32；95%CI=0.20 ～ 0.53；P <

0.001）均能降低心脏手术后房颤的发生率（RR=0.68；95%CI=0.54～0.87；P=0.002）。此外，维生素 C 还能够显著降低患者在 ICU 的住院时长、总住院时长及不良事件发生的风险。Sherman 等和 Xu 等研究发现，在高血压动物模型中，维生素 C 单独治疗以及维生素 C 和维生素 E 联合治疗能够增加 NO 的合成，降低模型动物的血压。Wannamethee 等进行了一项前瞻性的研究，研究 3919 名60～70 岁男性体内维生素 C 水平及维生素 C 膳食摄入量和心力衰竭之间的联系，发现血浆维生素 C 水平较高的受试者，其心力衰竭的发生率较低。

Montero 等系统性地综述了 10 个随机对照临床研究，探讨补充治疗维生素 C和（或）维生素 E 在 2 型糖尿病患者体内对内皮功能的改善作用，结果发现，对于 BMI ≤ 29.45kg/m^2 的患者补充维生素 C 和（或）维生素 E 能够改善血管内皮功能，而对于 BMI > 29.45kg/m^2 的 2 型糖尿病患者，补充抗氧化剂维生素 C和（或）维生素 E 不能够有效地改善 2 型糖尿病患者的血管内皮功能。Ellulu 等研究发现，对于伴有高血压的 2 型糖尿病患者，补充维生素 C 1g/d，持续 8 周，能够改善患者的炎症和代谢状态，且快速血糖和甘油三酯水平在维生素 C 干预后明显降低。

Cameron 等报道了两项历史对照实验，每项实验对 1000 例接受高剂量维生素 C 治疗的癌症患者进行比较，结果表明两项实验患者的平均存活时间均明显延长（210 天 vs 50 天，293 天 vs 39 天）。最近一项回顾性多中心流行病学队列研究表明，对进行放化疗等辅助治疗的乳腺癌患者采用静脉注射维生素 C，7.5g/周，观察维生素 C 辅助治疗对其生活质量的影响。结果显示，在辅助治疗期间接受维生素 C 治疗的患者生活质量得到了一定的改善，但差异较小且可能不具有临床意义。对于癌症姑息治疗的患者，改善患者的生活质量是关键，Yeom 等对 39 例姑息治疗患者静脉注射维生素 C，10g/ 次，2 次 / 天，持续 3 天，发现患者的生活质量及生理、心情、认知状况明显改善，疲劳、反胃、呕吐、疼痛和食欲减退等症状明显减少，但该实验缺少对照组，仍需要进一步完善。维生素 C对于癌症患者的治疗有改善部分症状的作用，但具体疗效仍需大样本量的进一步研究。

维生素 C 在体内具有抗氧化、抗炎等功能，使其在多种疾病的辅助治疗中发挥一定的作用，除了心血管疾病、糖尿病、癌症外，维生素 C 还能够改善炎症状态、脂质代谢及男性不育等，可用于多种疾病的临床辅助治疗。

（二）维生素 C 与精索静脉曲张

精索静脉曲张是导致男性不育的普遍原因，采用外科修复仅能使 70% 的患者得到改善，且自然妊娠率只有 30%，外科治疗后的自然妊娠率欠佳，增加术后药物辅助治疗是最近研究的热点。氧化应激是精索静脉曲张导致不育的一个重要病理因素，精液中最重要的抗氧化物质就是维生素 C，约占精液的总抗氧化能力的 65%，可用来在体外改善不育男性的精子质量。

Abd-Elmoaty 等对精索静脉曲张患者进行检测，发现精索静脉曲张患者精子浓度、活动力、正常形态精子率明显降低，抗氧化酶类活性明显降低，维生素 C 含量明显下降。Chen 等对 30 例精索静脉曲张患者进行检测，发现手术 6 个月后，患者精液质量、精子活动力、形态和精子浓度明显改善，且患者精浆中的维生素 C 水平明显增加。Cyrus 等在一项双盲随机对照临床试验中对 115 例伴有精索静脉曲张的不育男性进行维生素 C 补充治疗，250mg/ 次，2 次 / 天，持续 3 个月，与对照组进行对比，精子活动力明显提高，精子形态明显改善，但精子计数并没有改变，表明维生素 C 作为术后治疗的辅助因子能够改善患者的精子活动力和形态。

精索静脉曲张同样影响患者精子的 DNA 完整性，患者精液中精子细胞 DNA 碎片率较高。Gual-Frau 等研究发现对 I 级精索静脉曲张患者，采用多种药物联合治疗（每日左卡尼汀 1500m/g，维生素 C 60mg，辅酶 Q10 20mg，维生素 E 10mg，维生素 B_9 200μg，维生素 B_{12} 1μg，锌 10mg，硒 50 μg），持续 3 个月。治疗后，患者精子 DNA 碎片减少了 22.1%（P=0.02），并且高度降解的精子细胞减少了 31.3%（P=0.07），精子细胞总数增加，但是对其他精液参数没有影响。

维生素 C 治疗能够改善精索静脉曲张患者的精子质量，提高精液的抗氧化能力，保护精子 DNA 免受氧化应激损伤，对于精索静脉曲张患者可起到一定的治疗作用。

七、辛诺昔康

辛诺昔康是一种吡罗昔康的肉桂酸酯，属于非甾体抗炎药。化学名称为 N-（2- 吡啶基）-2- 甲基 -4- 肉桂酰氧基 -2H-1,2- 苯并噻嗪 -3- 羟酰胺 -1,1- 二氧化物，为吡罗昔康的酯类前体药物，胃肠道不良反应明显小于吡罗昔康，且血浆中经血液酯酶转化为吡罗昔康发挥作用。

（一）辛诺昔康的临床应用

辛诺昔康作为非甾体抗炎药物吡罗昔康的众多前体之一，有关研究报道较少。Cavallini 等研究了辛诺昔康治疗是否能够降低精子非整倍体水平，改善严重特发性少弱畸精子症患者的卵细胞质内单精子注射（ICSI）结果。实验纳入 33 例因严重的特发性少弱畸精子症需要行 ICSI 的患者，对比用药前后的精子参数

（浓度、活动力、形态）、非整倍体精子百分率和 ICSI 结果。治疗采用左卡尼汀 1g，2 次 / 天，乙酰左卡尼汀 500mg，2 次 / 天，辛诺昔康 30mg，每 4 天 1 次。结果表明，药物联合治疗后，22 例患者非整倍体精子百分率下降，精子形态有所改善（而 11 例患者无明显改变），生化妊娠率、临床妊娠率及活产数明显提高。

　　Valsecchi 等报道了一例使用辛诺昔康出现过敏的病例。该患者为一例 26 岁的女性，用 1.5% 的辛诺昔康治疗左肩关节疼痛 10 天后，于颈部、左肩和手臂上出现红斑、水肿、水疱和渗出，并且瘙痒难忍，采用全身和局部皮质类固醇治疗不到 2 周完全恢复。因此，在采用辛诺昔康作为治疗药物时，要密切观察患者是否产生过敏等不良反应。

　　（二）辛诺昔康与精索静脉曲张

　　精索静脉曲张患者蔓状静脉丛异常扩张导致缺氧、淤血、睾丸温度升高、细胞凋亡、氧化应激和 ROS 增加，这些病理改变造成了睾丸的损伤，导致精子发生异常，精液参数异常，影响男性生育。精索静脉曲张还诱导睾丸组织的炎症反应，炎症是组织对抗损伤的第一免疫反应。研究表明，精索静脉曲张能够增加促炎因子和炎症因子，如白介素 -1、白介素 -6、肿瘤坏死因子和缺氧诱导因子的表达。辛诺昔康属于非甾体抗炎药，可能在精索静脉曲张造成的男性不育中起到一定的治疗作用。

　　Cavallini 等研究了辛诺昔康治疗伴有精索静脉曲张的少弱精子症患者的疗效，其中Ⅲ级精索静脉曲张 113 例，Ⅳ级精索静脉曲张 22 例，Ⅴ级精索静脉曲张 21 例，分别采取辛诺昔康、手术、甘油栓剂治疗，并对比治疗后的精子参数（精子浓度、A 级运动精子百分率、正常形态精子百分率）。结果表明，手术后 4 个月内Ⅲ～Ⅴ级精索静脉曲张患者精子质量得到明显改善，且 8 个月及 12 个月时各项指标值达到最高。辛诺昔康治疗 2 个月可明显改善Ⅲ级精索静脉曲张患者的精子质量，在 4 个月时达到最高，12 个月时趋于稳定，停止治疗后患者精子质量又可回到基线水平，且辛诺昔康并不能改变Ⅳ、Ⅴ级精索静脉曲张患者的精子质量。辛诺昔康对于Ⅲ级精索静脉曲张患者疗效安全可靠，但对于Ⅳ、Ⅴ级精索静脉曲张患者，手术治疗更加有效。

　　Cavallini 等将伴有Ⅰ、Ⅱ、Ⅲ、Ⅳ、Ⅴ级精索静脉曲张的少弱精子症患者及特发性少弱精子症患者分成 3 组，分别为对照组、左卡尼汀治疗组、左卡尼汀及辛诺昔康联合治疗组。结果表明，左卡尼汀治疗能够改善Ⅰ、Ⅱ、Ⅲ级精索静脉曲张的少弱精子症患者及特发性少弱精子症患者的精子质量，但对于Ⅳ、Ⅴ级精索静脉曲张患者无明显疗效。而联合治疗组对于Ⅰ、Ⅱ、Ⅲ、Ⅳ级精索静脉曲张患者精子质量有明显的改善，且联合治疗组配偶妊娠率最高，左卡尼汀联合辛诺昔康对于治疗少弱精子症伴低等级精索静脉曲张患者的疗效较单用左卡尼汀更加有效。

辛诺昔康在治疗少弱精子症伴低等级精索静脉曲张患者时，能够有效提高精子质量及配偶妊娠率，其联合治疗更加有效，而对于高度精索静脉曲张患者，辛诺昔康并不能达到令人满意的疗效，可能仍需要采取手术等方式进行治疗。

八、叶酸

叶酸，又名维生素 B_9，由喋啶核、对氨基苯甲酸及谷氨酸三部分组成，为细胞生长和分裂所必需的物质。叶酸是人类膳食中的重要营养成分，广泛存在于蔬菜和水果中。人和哺乳动物自身不能合成叶酸，只能通过肠道吸收外源性叶酸。叶酸主要在小肠吸收，而后在空肠和十二指肠上皮细胞内的叶酸还原酶作用下甲基化，生成二氢叶酸，再由二氢叶酸还原酶（dihydrofolate reductase，DHFR）还原成四氢叶酸。四氢叶酸通过丝氨酸羟甲基转移酶（serine hydroxymethyl transferase，SHMT）与 5,10- 亚甲基四氢叶酸还原酶（5,10-methylenetetrahydrofolate reductase，MTHFR）的催化，最终形成 5- 甲基四氢叶酸。5- 甲基四氢叶酸不仅作为一碳单位载体参与合成嘌呤和嘧啶，还作为甲基供体为同型半胱氨酸（Hcy）形成甲硫氨酸（Met）的再甲基化提供甲基基团，参与 DNA 甲基化、蛋白质和脂类的合成。另外，叶酸与维生素 B_{12} 共同促进红细胞的增殖和成熟。

（一）叶酸的临床应用

目前临床上叶酸主要作为抗贫血药用于各类贫血的治疗，包括营养性巨红细胞性贫血、妊娠期及婴儿型巨红细胞性贫血，与维生素 B_{12} 合用还可以用于恶性贫血，对于铅、苯、化学物质中毒引起的贫血也有一定疗效。Wong 和 Ebisch 等的研究也表明使用大剂量的叶酸可以显著改善男性不育患者的精子浓度。亓贯和等研究发现，精浆叶酸和维生素 B_{12} 是精子生成和维持精子功能的必要物质，是精子 DNA 合成与维护精子生长环境的条件之一。精浆中低浓度的叶酸（平均值≤ 21.4nmol/L）与精子 DNA 损伤水平增加有关联，并且低浓度叶酸是 DNA 稳定性的决定因素。但叶酸影响 DNA 完整性的内在机制仍需进一步研究。

（二）叶酸与精索静脉曲张

关于使用叶酸治疗精索静脉曲张，Oliva 等报道联合使用己酮可可碱、锌和叶酸 3 个月可以显著改善精索静脉曲张所致男性不育患者的正常形态精子百分率。Azizollahi 等研究也发现，对精索静脉结扎术后的患者给予锌和叶酸治疗可以显著改善精子质量，增加鱼精蛋白含量，改善精子顶体完整率，其中叶酸可以显著改善试验组患者的精子数量。Nematollahi-Mahani 同样报道了对接受精索静脉结扎术的患者术后使用锌和叶酸治疗 6 个月，可以显著改善精液的抗氧化能力和超氧化物歧化酶的浓度。叶酸缺乏可导致同型半胱氨酸增加，损害再甲基化循环，包括磷脂的再甲基化，蛋白质、DNA、RNA 的合成和 DNA 的修复，从而影响精子的发生。叶酸缺乏还可导致尿嘧啶代替胸腺嘧啶，胸腺嘧啶错误插入导致尿嘧啶与胸腺嘧啶双重交替，使得染色体结构不稳定，从而增加了 DNA 的脆弱性。另外，叶酸缺乏会影响甲基供应，而甲基可以有效地保护精子 DNA 免受有害物质的损伤。因此，叶酸可能通过上述作用机制改善精索静脉结扎术后患者的精子质量，但其对男性生殖系统的不良反应及长期使用的安全性仍需进一步研究。

九、左卡尼汀

左卡尼汀（L-carnitine，LC）是人体细胞的一种基本营养成分，又名左旋肉碱，维生素 BT，化学名称为左旋 -3- 羟基 -4- 三甲氨基丁酸。体内约 75% 的 LC 来自食物，其余由人体自身合成。早在 1958 年，Frtiz 就发现 LC 能够提高线粒体对脂肪的代谢速率，以及 LC 在脂肪氧化中的基本作用。20 世纪 80 年代，LC 作为商品在国外上市，并被收入《美国药典》第 22 版，1984 年才明确 LC 是一种重要的营养剂。1985 年在芝加哥召开的国际营养学术会议上 LC 被指定为多功能营养品。90 年代，美国食品药品监督管理局（FDA）专家委员会认为 LC 是公认的安全无毒的营养剂。LC 作为一种营养剂应用至今已有 30 余年。LC 主要的生理作用是作为载体将长链脂肪酸转运入线粒体内膜氧化供能，同时还可以调节线粒体内乙酰 CoA/CoA 比值、刺激肝脏酮体生成等。另外，LC 作为一种非酶类抗氧化剂，能有效清除自由基、降低脂质过氧化、阻断活性氧导致的细胞凋亡，在维持膜的稳定中具有重要作用，还可保护 DNA 免受活性氧的损害，防止蛋白质氧化及乳酸氧化损伤。

近年来，随着有关 LC 基础研究的不断发展，LC 在许多临床实践中获得广泛应用。目前 LC 在临床上应用于心血管疾病、肾脏疾病、内分泌疾病、神经系统疾病、感染性疾病等系统疾病，在男性不育治疗中也获得了很好的疗效。在男性生殖道中，高浓度的 LC 蓄积于附睾中，并主要以游离的形式存在，精子在附睾中成熟与储存，附睾中 LC 的浓度也直接影响精子的成熟和代谢，与精子运动及受精能力直接相关。LC 还通过调节支持细胞中糖、脂肪及蛋白质的代谢，以此影响睾丸中精子的成熟。LC 作为一种抗氧化物，能有效地阻止活性氧（ROS）产生及清除 ROS，保护精子免受氧化损伤。Lenzi 等研究发现，联合应用 LC 和乙酰 LC（LAC）对少弱精子症所致的男性不育有效，可显著提高男性不育患者运动精子数量，尤其是前向运动精子数。另外，多项研究也表明，LC 可以显著提高少弱精子症患者精子活动率及前向运动精子百分率。本书作者商学军在 LC 治疗特发性少弱精子症疗效及安全性的系统评价中发现，LC 可以改善特发性少弱精子症患者配偶的自然妊娠率及患者的精液质量，并且无明显不良反应。2014 版的《左卡尼汀在男性不育中临床应用专家共识》也推荐使用 LC 治疗多种原因引起的男性不育。

　　早在 2004 年，Cavallini 等就发现了 LC 可以有效改善原发性少弱精症患者和轻度精索静脉曲张所致少弱精子症患者的精子质量。近年来，Sofimajidpour 等研究发现，对于精索静脉曲张所致男性不育患者，LC 可以有效提高其精子数量、精子活力、正常形态精子百分率和精液量，其疗效并不差于精索静脉结扎术。郑厚斌等的研究也发现，行精索静脉高位结扎术后 15 天服用 LC 3 个月，可以显著改善患者的精子浓度、精子存活率、精子活动力及正常形态精子百分率，并且未见明显的不良反应。LC 可通过对三羧酸循环的作用，清除过多的 ROS，拮抗 ROS 对各级生殖细胞的损害，抑制生精细胞凋亡，提高生殖细胞对缺氧的耐受，并增加前列腺素 E_2 的浓度，提高精子数量。同时，LC 能够增加精子的能量供应，提高精子的活力，改善精子的营养状况。

　　总之，LC 能够改善精索静脉曲张所致不育患者的精子质量，对于不愿采取手术治疗的精索静脉曲张的不育患者，可以尝试使用 LC 治疗，可在一定程度上减少手术率。同时，精索静脉高位结扎术后服用 LC 也能够改善患者的精子质量。但是对于 LC 治疗精索静脉曲张的不育患者的确切疗效，仍需更多大样本、多中心的随机研究加以证实。

（杜　强　商学军　张国巍　李凯强　李奕泽　梁威宁）

参 考 文 献

艾尼瓦尔·玉素甫，贾宏亮，南玉奎，等，2018. 精索静脉曲张Ⅰ、Ⅱ度伴不育患者显微镜辅助经外环口下精索静脉结扎术和口服迈之灵疗效对比分析. 新疆医学，48(1): 62-64.

房晓欢，刘闯，李俊杰，等，2018. 白藜芦醇对卵母细胞及胚胎体外发育影响的研究进展. 中国畜牧杂志，54(6): 19-22.

韩霖，孟路阳，2010. 马栗种子提取物（威利坦）治疗下肢深静脉血栓后遗症的疗效观察. 中国医院药学杂志，30(21): 1839-1841.

侯秀英，钱会利，张宝林，等，2011. 马栗种子提取物增强重睑术后肿胀消退的疗效观察. 中国药物与临床, 11(5): 566-567.

胡现斌, 张树兵, 王磊, 等, 2017. 显微结扎术联合迈之灵治疗Ⅲ度精索静脉曲张疗效观察. 现代中西医结合杂志, 26(24): 2687-2689.

刘成梅, 冯妹元, 刘伟, 等, 2005. 天然维生素 E 及其抗氧化机理. 食品研究与开发, 26(6): 205-208.

刘雄, 廖前德, 曹焕新, 等, 2009. 马栗树籽提取物（迈之灵）对肢体创伤患者血清细胞因子 IL-6、IL-1β 和 TNF 影响的研究. 中南药学, 7(10): 777-780.

梅思俊, 刘远运, 2019. 迈之灵治疗精索静脉曲张的 Meta 分析. 世界最新医学信息文摘, 19(59): 23-24.

潘亚斌, 魏鹏, 陈宏, 等, 2011. 马栗树籽提取物在断指再植术后静脉危象中的防治作用. 现代实用医学, 23(7): 783-784.

亓贯和, 王静, 张圆, 2014. 精浆叶酸、维生素 B_{12} 对精子 DNA 完整性影响的研究. 泰山医学院学报, 35(6): 461-463.

商学军, 王修来, 黄宇烽, 2006. 肉碱与男性生殖. 中华男科学杂志, 12(8): 726-729.

孙树强, 彭鹏, 2014. 左卡尼汀临床应用研究新进展. 齐鲁医学杂志, 29(3): 275-278.

汤忠木, 2015. 迈之灵联合药物治疗对精索静脉曲张伴弱精子症及精液质量的影响. 中国优生与遗传杂志, 23(2): 110-112.

王轶, 周青松, 周波, 等, 2017. 固精麦斯哈片联合天然维生素 E 治疗特发性弱精子症的临床研究. 中华男科学杂志, 23(12): 1089-1092.

王宇令, 李杨, 余江, 等, 2014. 威利坦治疗包皮环切术后水肿的临床疗效观察. 中国医科大学学报, 43(5): 466-467.

吴树金, 萨日娜, 顾志荣, 等, 2018. 马栗树籽提取物通过抑制活性氧及 JNK 途径保护刀豆蛋白 A 诱导的小鼠急性肝损伤. 中国药理学通报, 34(3): 412-418.

熊承良, 商学军, 刘继红, 等, 2013. 人类精子学. 北京: 人民卫生出版社: 41.

叶纪伟, 沈远径, 2017. 迈之灵联合常规药物治疗精索静脉曲张的临床研究. 中国药房, 28(26): 3663-3666.

张庆富, 周慧敏, 冯建科, 等, 2017. 迈之灵改善微循环治疗亚健康的临床研究. 微循环学杂志, 27(1): 15-19.

中国维生素 E 临床应用专家共识编写组, 2015. 维生素 E 在男性不育中临床应用专家共识（2014版）. 中华男科学杂志, 21(3): 277-279.

中国左卡尼汀临床应用专家共识编写组, 中华医学会男科学分会, 2015. 左卡尼汀在男性不育中临床应用专家共识 (2014 版). 中华男科学杂志, 21(1): 82-85.

周青松, 曾凡春, 张祯雪, 等, 2016. 复方氨基酸胶囊联合维生素 E 治疗特发性弱精子症的临床研究. 中华男科学杂志, 22(4): 343-346.

Adeoye O, Olawumi J, Opeyemi A, et al, 2018. Review on the role of glutathione on oxidative stress and infertility. JBRA Assist Reprod, 22(1): 61-66.

Alqasim A A, Noureldin E E M, Hammadi S H, et al, 2017. Effect of melatonin versus vitamin D as antioxidant and hepatoprotective agents in STZ-induced diabetic rats. J Diabetes Metab Disord,

16(1): 41.

Asghari A, Khaki A A, Rajabzadeh A, et al, 2016. A review on Electromagnetic fields (EMFs) and the reproductive system. Electro physician, 8(7): 2655-2662.

Asghari M H, Abdollahi M, de Oliveira M R, et al, 2017. A review of the protective role of melatonin during phosphine-induced cardiotoxicity: focus on mitochondrial dysfunction, oxidative stress and apoptosis. J Pharm Pharmacol, 69(3): 236-243.

Asghari M H, Moloudizargari M, Bahadar H, et al, 2017. A review of the protective effect of melatonin in pesticide-induced toxicity. Expert Opin Drug Metab Toxicol, 13(5): 545-554.

Asghari M H, Moloudizargari M, Ghobadi E, et al, 2017. Melatonin as a multifunctional anti-cancer molecule: Implications in gastric cancer. Life Sci, 185: 38-45.

Brooklyin S, Jana R, Aravinthan S, et al., 2014. Assessment of folic acid and DNA damage in cleft lip and cleft palate. Clin Pract, 4(1): 608.

Brzozowska I, Strzalka M, Drozdowicz D, et al, 2014. Mechanisms of esophageal protection, gastroprotection and ulcer healing by melatonin. implications for the therapeutic use of melatonin in gastroesophageal reflux disease (GERD) and peptic ulcer disease. Curr Pharm Des, 20(30): 4807-4815.

Chuffa LG A, Alves MS, Martinez M, et al, 2016. Apoptosis is triggered by melatonin in an in vivo model of ovarian carcinoma. Endocr Relat Cancer, 23(2): 65-76.

Ener K, Aldemir M, Isik E, et al, 2016. The impact of vitamin E supplementation on semen parameters and pregnancy rates after varicocelectomy: a randomised controlled study. Andrologia, 48(7): 829-834.

Festa R, Giacchi E, Raimondo S, et al, 2014. Coenzyme Q10 supplementation in infertile men with low-grade varicocele: an open, uncontrolled pilot study. Andrologia, 46(7): 805-807.

Fraternale A, Brundu S, Magnani M, 2017. Glutathione and glutathione derivatives in immunotherapy. Biol Chem, 398(2): 261-275.

Galli F, Azzi A, Birringer M, et al, 2017. Vitamin E: Emerging aspects and new directions. Free Radic Biol and Med, 102: 16-36.

Ghobadi E, Moloudizargari M, Asghari M H, et al, 2017. The mechanisms of cyclophosphamide-induced testicular toxicity and the protective agents. Expert Opin Drug Metab Toxicol, 13(5): 525-536.

Gual-Frau J, Abad C, Amengual M J, et al, 2015. Oral antioxidant treatment partly improves integrity of human sperm DNA in infertile grade I varicocele patients. Human Fertility, 18(3): 225-229.

Gvozdjáková A, Kucharská J, Dubravicky J, et al, 2015. Coenzyme Q10, α -tocopherol, and oxidative stress could be important metabolic biomarkers of male infertility. Dis Markers, 2015: 1-6.

Gvozdjáková A, Kucharská J, Ostatnikova D, et al, 2014. Ubiquinol improves symptoms in children with autism. Oxid Med Cell Longev, 2014: 798957.

Hajipour E, Mashayekhi F J, Mosayebi G, et al, 2018. Resveratrol decreases apoptosis and NLRP3 complex expressions in experimental varicocele rat model. Iran J Basic Med Sci, 21(2): 225-229.

Hashem RM, Hassanin KM, Rashed LA, et al, 2016. Effect of silibinin and vitamin E on the ASK1-p38 MAPK pathway in D-galactosamine/lipopolysaccharide induced hepatotoxicity. Exp Biol Med, 241(11): 1250-1257.

Khosravanian H, Razi M, Farokhi F, et al, 2015. Simultaneous administration of dexamethasone and vitamin E reversed experimental varicocele-induced impact in testicular tissue in rats; correlation with Hsp70-2 chaperone expression. Int Braz J Urol, 41(4): 773-790.

Khosravanian N, Razi M, Farokhi F, et al, 2014. Testosterone and vitamin E administration up-regulated varicocele-reduced Hsp70-2 protein expression and ameliorated biochemical alterations. J Assist Reprod Genet, 31(3): 341-354.

Lu X L, Liu J J, Li J T, et al, 2018. Melatonin therapy adds extra benefit to varicecelectomy in terms of sperm parameters, hormonal profile and total antioxidant capacity: A placebo-controlled, double-blind trial. Andrologia, 50(6): e13033.

Montero D, Walther G, Stehouwer C D A, et al, 2014. Effect of antioxidant vitamin supplementation on endothelial function in type 2 diabetes mellitus: a systematic review and meta-analysis of randomized controlled trials. Obesity Reviews, 15(2): 107-116.

Mukherjee A, Malik H, Saha A P, et al, 2014. Resveratrol treatment during goat oocytes maturation enhances developmental competence of parthenogenetic and hand-made cloned blastocysts by modulating intracellular glutathione level and embryonic gene expression. J Assist Reprod Genet, 31(2): 229-239.

Nematollahi-Mahani S N, Azizollahi G H, Baneshi M R, et al, 2014. Effect of folic acid and zinc sulphate on endocrine parameters and seminal antioxidant level after varicocelectomy. Andrologia, 46(3): 240-245.

Omar S S, Aly R G, Badae N M, 2018. Vitamin E improves testicular damage in streptozocin-induced diabetic rats, via increasing vascular endothelial growth factor and poly(ADP-ribose) polymerase-1. Andrologia, 50(3): e12925.

Onur R, Semerciöz A, Orhan I, et al, 2004. The effects of melatonin and the antioxidant defence system on apoptosis regulator proteins (Bax and Bcl-2) in experimentally induced varicocele. Urol Res, 32(3):204-208.

Osier N, McGreevy E, Pham L, et al, 2018. Melatonin as a therapy for traumatic brain injury: a review of published evidence. Int J Mol Sci, 19(5): 1539.

Padayatty S J, Levine M, 2016. Vitamin C: the known and the unknown and Goldilocks. Oral Diseases, 22(6): 463-493.

Pajovic B, Dimitrovski A, Radojevic N, et al, 2016. A correlation between selenium and carnitine levels with hypo-osmotic swelling test for sperm membrane in low-grade varicocele patients. Eur Rev Med Pharmacol Sci, 20(4): 598-604.

Pastore A, Petrillo S, Tozzi G, et al, 2013. Glutathione: A redox signature in monitoring EPI-743 therapy in children with mitochondrial encephalomyopathies. Mol Genet Metab, 109(2): 208-214.

Pechanova O, Paulis L, Simko F, 2014. Peripheral and central effects of melatonin on blood pressure regulation. Int J Mol Sci, 15(10): 17920-17937.

Reiter R, Rosales-Corral S, Tan D X, et al, 2017. Melatonin, a full service anti-cancer agent: inhibition of initiation, progression and metastasis. Int J Mol Sci, 18(4): 843.

Ren W K, Liu G, Chen S, et al, 2017. Melatonin signaling in T cells: Functions and applications. J Pineal Res, 62(3): e12394.

Sack B S, Schäfer M, Kurtz M P, 2017. The dilemma of adolescent varicoceles: do they really have to be repaired? Curr Urol Rep, 18(5): 38.

Scaglione F, Panzavolta G, 2014. Folate, folic acid and 5-methyltetrahydrofolate are not the same thing. Xenobiotica, 44(5): 480-488.

Schmölz L, Birringer M, Lorkowski S, et al, 2016. Complexity of vitamin E metabolism. World J Biol Chem, 7(1): 14-43.

Semercioz A, Baltaci A K, Mogulkoc R, et al, 2017. Effect of Zinc and melatonin on oxidative stress and serum inhibin-B levels in a rat testicular torsion-detorsion model. Biochem Genet, 55: 395-409.

Shi R, Li Z H, Chen D, et al, 2018. Sole and combined vitamin C supplementation can prevent postoperative atrial fibrillation after cardiac surgery: A systematic review and meta-analysis of randomized controlled trials. Clin Cardiol, 41(6): 871-878.

Sofimajidpour H, Ghaderi E, Ganji O, 2016. Comparison of the effects of varicocelectomy and oral L-carnitine on sperm parameters in infertile men with varicocele. J Clin Diagn Res, 10(4): PC07-PC10.

Sohrabipour S, Jafari A, Kamalinejad M, et al, 2013. The role of flaxseed and vitamin E on oxidative stress in prepubertal rats with experimental varicocele: An experimental study. Iran J Reprod Med, 11: 459-466.

Taghizadeh L, Eidi A, Mortazavi P, et al, 2017. Effect of selenium on testicular damage induced by varicocele in adult male Wistar rats. J Trace Elem Med Biol, 44: 177-185.

Torquato P, Ripa O, Giusepponi D, et al, 2016. Analytical strategies to assess the functional metabolome of vitamin E. J Pharm Biomed Anal, 124: 399-412.

Vahidinia A, Rahbar A R, Mm S M, 2017. Effect of astaxanthin, vitamin E, and vitamin C in combination with calorie restriction on sperm quality and quantity in male rats. J Diet Suppl,14(3): 252-263.

Valensisi C, Andrus C, Buckberry S, et al, 2017. Epigenomic landscapes of hESC-derived neural rosettes: modeling neural tube formation and diseases. Cell Rep, 20(6): 1448-1462.

Wang D L, Yan X, Xia M, et al, 2014. Coenzyme Q10 promotes macrophage cholesterol efflux by regulation of the activator protein-1/miR-378/ATP-binding cassette transporter G1–signaling pathway. Arterioscler, Thromb Vasc Biol, 34(9): 1860-1870.

Wilde J J, Petersen J R, Niswander L, 2014. Genetic, epigenetic,and environmental contributions to neural tube closure.Annu Rev Genet, 48: 583-611.

Wilson M K, Baguley B C, Wall C R, et al, 2014. Review of high-dose intravenous vitamin C as an anticancer agent. Asia Pac J Clin Oncol, 10(1): 22-37.

Yu X, Li Z, Zheng H Y, et al, 2017. Protective roles of melatonin in central nervous system diseases by regulation of neural stem cells. Cell Prolif, 50(2): e12323.

Zhao S Q, Xu S Q, Cheng J, et al, 2018. Anti-inflammatory effect of external use of escin on cutaneous inflammation: possible involvement of glucocorticoids receptor. Chin J Nat Med, 16(2): 105-112.

第十三章　精索静脉曲张手术的麻醉方法

精索静脉曲张手术的麻醉方法主要包括局部麻醉、腰麻（脊椎麻醉）、硬膜外麻醉和复合麻醉等，又可根据麻醉药进入人体的途径分为吸入麻醉、静脉麻醉和基础麻醉。局部麻醉为利用局部麻醉药如利多卡因、普鲁卡因等，使身体的某一部位暂时失去感觉。椎管内麻醉是将局部麻醉药通过脊椎穿刺注入椎管内，其中注入蛛网膜下腔的称为蛛网膜下腔阻滞或腰麻，注入硬脊膜外腔的称为硬脊膜外腔阻滞。复合麻醉是麻醉中同时或先后应用两种或更多的麻醉药、辅助药（如镇痛药、安定药等）或麻醉方法，使之相互配合，以增强麻醉效果，保障患者安全及满足某些手术的特殊要求。应根据病情和手术需要、麻醉方法的适应证和禁忌证来选择麻醉方法。

一、麻醉药物的选择

与许多其他外周局部阻滞一样，精索静脉曲张手术一般选择较低浓度的中效或长效局部麻醉药。例如，1% 利多卡因、1% 甲哌卡因或 0.25% 布比卡因。因手术中常需要外科医生在精索周围注射，所以初始局部麻醉药的剂量应当将术中追加的剂量计算在内。

二、酰胺类局部麻醉药

自 1948 年瑞典 Lofgren 发明了利多卡因后，氨基酰胺类的应用便开始占主导地位。利多卡因具有多方面的临床作用效能及合理的临床毒性范围，虽然后来也有其他氨基酰胺类药物问世，但利多卡因在全世界的广泛应用目前是无可替代的。

临床实践中酰胺类药物已较大程度地取代酯类局部麻醉药。随着局部麻醉药引起心血管毒性机制的阐明，以及立体选择合成技术的发展，人们逐渐认识到单一镜像体药物具有更多优点。

利多卡因是临床上常用的局部麻醉药及抗心律失常药。近年来，随着药理研究和临床应用的不断深入，利多卡因应用范围也越来越广泛。

（一）理化性质

利多卡因 pKa 低，溶于水或脂质，常用于黏膜表面麻醉，起效较丁卡因快，也是最常用的浸润麻醉用药，用于皮下和软组织操作，可用大剂量、低浓度（0.3%～0.5%）浸润而不引起血浆水平异常升高。

利多卡因可用于外周神经和神经丛阻滞，起效快，中等作用时间（1.5～2h），扩散好，加用肾上腺素可延长作用时间。研究表明，2% 利多卡因的起效时间是在注药后 5～15min，无肾上腺素组作用持续 60min，最强作用时间为 15min，含肾上腺素组多可持续 6h 甚至达 9h，最强作用时间为 60～90min。硬膜外应用可选用最低有效浓度的利多卡因，以达到镇痛且运动阻滞最小的目的，而高浓度反复给药可使运动神经达到完全阻滞。蛛网膜下腔阻滞麻醉快而完全，作用时间中等。

（二）药理作用

利多卡因在肝内由混合功能氧化酶和酰胺酶功能酶代谢，极少量以原形经尿排出。清除的第一步是生物转化，且仅发生在肝内，肝功能受损则利多卡因的清除率降低，利多卡因也可直接水解，但占清除的比例极少，其余进入第二步反应。

生物转化最常见的代谢通路是将氨基氮进行氧化去乙基，产生单乙基甘氨酸二甲代苯胺（MEGX）和乙醛。MEGX 的清除可通过：①直接水解，较利多卡因水解得多，水解产生邻二甲苯胺和 N- 乙基甘氨酸；②也可通过从氨基氮处移去乙基，进一步代谢产生甘氨酸二甲代苯胺（GX）。MEGX 仍有利多卡因的心血管和中枢神经系统活性；GX 半衰期长，活性极小，与利多卡因或 MEGX 有较小的协同作用，引起中枢神经系统毒性，GX 堆积可影响利多卡因在组织中的治疗作用。

利多卡因的代谢受肝微粒体酶诱导而稍加速，如巴比妥类。长期巴比妥类治疗的患者利多卡因代谢增加而使血清中游离利多卡因水平降低。相反，降低肝酶活性的药物如普萘洛尔或西咪替丁，可降低利多卡因的清除率。出血和休克会减少利多卡因从肝脏排出而使血浆药物水平升高。在正压通气的外伤患者胸膜腔内注射利多卡因后清除明显慢于自主呼吸。

（三）适应证

利多卡因为氨基酰胺类中效局部麻醉药，起效快、弥散广、穿透性强，无明显扩张血管作用。其毒性随药物浓度增加而增强，在相同浓度下，0.5% 浓度与普鲁卡因毒性相似，1% 浓度较后者毒性强 40%，2% 浓度则比普鲁卡因毒性强 1 倍。除了用于麻醉外，静脉注射或静脉滴注利多卡因还可以治疗室性心律失常。

三、局部麻醉方法

1. 表面麻醉 利多卡因用于完整的皮肤可产生微弱的麻醉作用，而其与丙胺卡因的混合剂（EMLA），由于有恰当的介质，尽管起效慢，但具有麻醉作用。利多卡因用于黏膜表面麻醉，起效和作用时间均短于等效量的丁卡因。当气道内喷雾行清醒气管插管时，达到表面麻醉浓度时不会达到中毒水平，并可减轻因清醒气管插管引起的高血流动力学反应。与丁卡因一样，喉或气管内应用利多卡因时可达较高的血浆水平。

有证据表明，上呼吸道应用利多卡因凝胶可降低急诊麻醉气管插管或拔管后恶心的发生率，但利多卡因表面麻醉不会降低全身麻醉后咽喉痛的发生率。在腹股沟区精索静脉结扎术伤口表面应用利多卡因可减少患者的术后疼痛。

2. 浸润麻醉 利多卡因由于费用低、起效快、完全感觉阻滞时间中等，是最常用于皮肤等浅表手术浸润麻醉的药物。注射 0.2% ～ 0.5% 的利多卡因可迅速麻醉皮肤和皮下组织，麻醉作用时间为 60 ～ 90 min。

3. 脊麻醉 短时效脊麻醉可选用 2% ～ 5% 利多卡因，等比重液或重比重液。重比重液迅速起效，完善的运动神经阻滞持续 60 ～ 90 min，加入肾上腺素可延长阻滞时间 20% ～ 30%。重比重液的浓度降低至 1.5% 或更低，在总量相同时，临床作用时间没有差别；2% 等比重利多卡因 2 ～ 3ml 较重比重液起效慢、作用时间长，与其血浆峰水平延迟、局部麻醉药在蛛网膜下腔消除半衰期延长有关，也可用无菌水稀释成轻比重液。

4. 硬膜外阻滞 利多卡因在硬膜外阻滞中应用极为广泛，可采用不同浓度以满足不同的要求。0.5% 的低浓度用于镇痛而运动阻滞最小，也可认为最低浓度只能完全阻滞最小的神经纤维而用于诊断不同的慢性疼痛。在 1.0% ～ 1.5% 的中等浓度，可达到感觉阻滞完全而部分运动阻滞，2% 的浓度应用于硬膜外腔，感觉和运动阻滞完全均匀，可提供大部分四肢或下腹部手术操作所需条件，如腹股沟区精索静脉结扎术。麻醉平面消退 2 个节段需要 60 ～ 80min，加入肾上腺素可延长作用时间。

5. 外周神经丛和神经阻滞 1.0% ～ 1.5% 利多卡因用于外周神经和神经丛阻滞，完全阻滞感觉和运动神经达 90 ～ 120min，加入肾上腺素可延长作用时间。如在 1.5% 利多卡因中加入 8mg 地塞米松用于臂丛神经阻滞可延长感觉和运动阻滞时间，而碱化利多卡因在臂丛阻滞没有明显优势。

四、精索静脉曲张的局部麻醉

（一）腹股沟管的解剖学观察

腹股沟管内精索的解剖学观察：①腹股沟韧带与提睾肌纤维方向一致，两者之间无融合。腹股沟韧带与精索提睾肌可通过钝性分离完全分开，但在提睾肌后方的腹横筋膜与腹股沟韧带存在致密的粘连或附着。②提睾肌由不同来源的肌束组成，在腹股沟管内它对精索并不完全包绕。提睾肌源于腹内斜肌和腹横肌，这两个来源的肌束相互融合，覆盖着精索的表面、内侧、外侧。在近外环处尚有少量肌纤维来源于耻骨结节，这部分纤维大多菲薄而不完整。提睾肌在腹股沟管内呈"Ω"形分布，精索背侧通常无提睾肌覆盖，这种分布越靠近内环，越为明显。③精索在外环口是恒定出现的，且与周围组织存在明显的融合固定。腹外斜肌腱膜在外环口处围绕精索形成外环口的内侧脚和外侧脚，此处切开腱膜可见内、外侧脚与精索提睾肌相互融合，紧密连接。精索背侧与腹股沟管底同样存在着致密粘连，将粘连分开，可见腹股沟韧带内侧部分纤维在此处反转形成陷窝韧带（lacunar ligament），后者向外下方延伸附着于耻骨梳，构成耻骨梳韧带（pectineal ligament，Cooper's ligament）。④精索在内环口同样存在附着点，它是由腹膜、腹横筋膜和腹壁下血管鞘相互融合而成。若沿精索向内环分离，在内环口处，有97.6%可见内环处疝囊下方与精索存在致密粘连，即腹膜、腹横筋膜和腹壁下血管鞘的相互融合，需要锐性解剖方能分离。⑤ 在外环口内侧耻骨结节上方，精索与腹股沟镰之间存在一无血管间隙。若在此处切开两者的粘连，然后将精索牵开和游离几乎无出血，经测量这一无血管间隙长度为1.3～2.3cm，平均1.9cm。

（二）腹股沟管内神经的分布

在开放术野中，生殖股神经生殖支在90.4%的术侧可见，其中约85%行走于精索背侧的精索内筋膜浅面，无提睾肌覆盖；约15%位于精索背外侧，行走于精索内筋膜浅面。髂腹股沟神经较为恒定，在98.4%的术侧清晰可见，行走于腹股沟管精索表面的提睾肌浅面。它在靠近外环口处穿出腹外斜肌腱膜或穿出外环口，但有少数情况在距外环口上方发出分支穿过腹外斜肌腱膜。髂腹下神经位置较高，若不刻意显露，在手术野中的出现率约为38.4%，它位于腹内斜肌游离缘上方，与精索平行，在外环口上方穿出腹外斜肌腱膜。偶尔见有分支至腹内斜肌。

在患者仰卧位时标记髂前上棘，在髂前上棘的向内、内下3cm处做另一标记。

做皮丘，用注射针头向外方向穿刺去碰髂骨的内侧表面，再缓慢退针通过腹壁的过程中注射 10ml 局部麻醉药物。然后以稍陡一点的角度重新进针，确保穿透腹壁的 3 个肌肉层次，然后在退针过程中再次注射局部麻醉药。如果患者肌肉很发达或很胖，可能需要以更陡的角度第 3 次进针及注药，从前一个皮丘的位置向脐方向进针，进行皮下区域阻滞，从脐向耻骨做同样的阻滞。最后，要考虑到术中外科医生需要在精索内附加注射局部麻醉药，这样在术中追加这个必要的阻滞时才不至于顾虑局部麻醉药的全身毒性。

五、精索静脉曲张的脊椎麻醉

（一）体位

（1）侧卧位是最常选用的体位。背部与手术台边沿相齐，头下弯、手抱膝，如此可使腰椎间隙张开。两肩部及两髂部连线相互平行，并与地面垂直。

（2）坐位时臀部应与手术台边沿相齐，腰部尽量向前弯曲，切勿扭转。

（3）俯卧位时应将手术台两端摇低，使患者背部屈曲。

（二）穿刺部位的确定

两髂前上棘连线与脊柱中线的交点处即腰椎 3、4 间隙。

（三）穿刺技术

（1）穿刺者取坐位，并使眼的高度与穿刺部位在同一水平。

（2）皮肤常规消毒后，确定穿刺点，并于皮肤、棘上及棘间韧带做完善的局部浸润麻醉。

（四）正方穿刺法

（1）将腰椎穿刺针经穿刺点与皮肤垂直方向刺入，左手背紧贴于患者背部并固定针的方向，以右手示指沿穿刺针轴心方向将针推进。

（2）穿刺针穿入皮肤、皮下组织、棘上及棘间韧带，棘上和棘间韧带的阻力较柔软但具有韧性；再继续将穿刺针推进，则有阻力增加感，表示穿刺针已进入黄韧带。

（3）再将针推进则有阻力突然消失感，因推进力不同而有两种结果。

1）如果推进力较大，进针速度较快，穿刺针在穿透黄韧带的同时将硬脊膜穿破而进入蛛网膜下腔。

2）如果穿刺针推进缓慢，针可通过黄韧带但仍位于硬膜外腔，取出针芯后无脑脊液流出，证明穿刺针已穿过硬脊膜进入蛛网膜下腔。

（五）侧方穿刺法

老年患者因棘上或棘间韧带钙化，正方穿刺很困难，可改为侧入法。穿刺针自距中线 1.5 ～ 2.0cm 处刺入，然后取与皮肤成 30° ～ 45° 角度穿刺，针尖向中线及向头的方向推进。这样穿刺针只穿过部分棘间韧带、黄韧带及硬脊膜而进入蛛网膜下腔。

穿刺成功后，固定好针的位置，注药前、后应回吸，如有脑脊液回流，则证明针在蛛网膜下腔无移动。

（六）注意事项

（1）有时针已穿入蛛网膜下腔，但无脑脊液流出，或流得很慢，是针孔贴在马尾或其他组织上的缘故，这时可将针头转动，脑脊液即可流畅。

（2）进针时不能用力过猛，以防止刺破椎管内静脉丛而出血，或刺到椎管对侧的骨膜时，会感到很硬，针不能前进，亦无脑脊液流出，证明是穿刺过深。

（3）穿刺困难者改换间隙或改换体位（坐位）后较易成功。可调整体位来达到所需的平面。一般于注药后 20min 内平面即已"固定"。

六、精索静脉曲张的硬膜外麻醉

对于符合硬膜外麻醉（简称硬麻）适应证的患者，麻醉科医生希望麻醉效果最好，患者感到最舒适，而麻醉并发症最少。影响硬麻效果的主要因素为穿刺点的选择以及局麻药的容积和剂量；患者的体位、药液的种类、药液的重力作用、注药的速率以及置管的方向和方式在临床上也可观察到一些影响；穿刺路径、穿刺针头斜面方向及穿刺次数的多少则影响到穿刺的损伤程度；另外，适时适量的静脉辅助用药可让患者感到更舒适。

七、精索静脉曲张的全身麻醉

临床上常用的全身麻醉（简称全麻）方法有吸入麻醉、静脉麻醉和复合麻醉。全身麻醉的实施主要可分为麻醉前处理、麻醉诱导、麻醉维持和麻醉恢复等几个步骤。

1. 吸入麻醉

（1）吸入麻醉是指挥发性麻醉药或麻醉气体由麻醉机经呼吸系统吸收入

血，抑制中枢神经系统而产生全身麻醉的方法。在麻醉史上吸入麻醉是应用最早的麻醉方法。乙醚是广为知晓的吸入麻醉剂，但是由于其不稳定和易燃易爆等特性，而现代手术室内多需要电刀等设备，乙醚可能导致爆炸，因此现在临床已弃用。吸入麻醉已经发展成为实施全身麻醉的主要方法。吸入麻醉药在体内代谢、分解少，大部分以原形从肺排出体外，因此吸入麻醉具有较高的可控性、安全性及有效性。根据呼吸气体与空气的接触方式、重复吸入程度及有无二氧化碳吸收装置，吸入麻醉可分为开放法、半开放法、半紧闭法及紧闭法4种。按照新鲜气流量的大小分为低流量麻醉、最低流量麻醉和紧闭回路麻醉。

（2）吸入全麻的实施：①麻醉前处理。主要包括患者身体与心理的准备、麻醉前评估、麻醉方法的选择及相应设备的准备和检查，以及合理的麻醉前用药。此外，还应根据吸入麻醉诱导本身的特点向患者做好解释工作及呼吸道上的准备。②诱导。分为浓度递增慢诱导法和高浓度快诱导法。单纯的吸入麻醉诱导适用于不宜用静脉麻醉及不易保持静脉开放的小儿、困难气道和喉罩插管等，对嗜酒者、体格强壮者不宜采用。慢诱导法是用左手将面罩固定于患者的口鼻部，右手轻握气囊，吸氧去氮后打开挥发罐开始予以低浓度的吸入麻醉药。麻醉药的选择以氟烷为最佳，也可选用其他吸入性麻醉药。如果需要，可以插入口咽或鼻咽通气导管，以维持呼吸道通畅，同时检测患者对刺激的反应，如果反应消失，可通知手术医生准备手术。麻醉开始后静脉扩张，应尽可能早地建立静脉通道。这种浓度递增的慢诱导方法可以使麻醉诱导较平稳，但诱导时间的延长增加了兴奋期出现意外的可能，患者也容易产生不配合的情况。高浓度快诱导法是先用面罩吸纯氧6L/min去氮3min，然后吸入高浓度麻醉药，让患者深呼吸多次，待意识消失后改吸中等浓度麻醉药，直至外科麻醉期。可行气管插管，实施辅助或控制呼吸。③维持麻醉。诱导完成后即进入麻醉的维持阶段。此期间应满足手术要求，维持患者无痛，无意识，肌肉松弛及器官功能正常，应激反应得到抑制，水、电解质及酸碱保持平衡，血液丢失得到及时补充。目前低流量吸入麻醉是维持麻醉的主要方法。术中应根据手术特点、术前用药情况以及患者对麻醉和手术刺激的反应来调节麻醉深度。吸入麻醉药本身能产生微弱的肌松作用，为了获得满足重大手术的完善肌松，往往需要静脉给予肌松药，以避免为增强肌松作用而单纯增加吸入浓度引起的循环抑制。挥发性麻醉药可明显增强非去极化肌松药的神经阻滞作用，二者合用时可以减少肌松药的用量。④苏醒及恢复。吸入麻醉患者的苏醒过程与诱导过程相反，可以看作是吸入麻醉药的洗出过程。由于回路内气体的低流量，无法迅速把麻醉药洗出，因此在手术结束时应比高流量麻醉更早关闭挥发罐。当肺泡内吸入麻醉药浓度降到0.4MAC（最低肺泡气有效浓度）时，约95%的患者能够按医生指令睁眼。吸入麻醉药洗出越干净越有利于苏醒过程的平稳和患者的恢复，过多的残余不仅可能导致患者烦躁、呕吐，甚至会抑制清醒状况和呼吸。在洗出吸入性麻醉药时，静脉可给予一定的镇痛药来增加患者对气管导管的耐受，以有利于吸入药的尽早排出，同时还可减轻拔管时的应激反应。

2. 复合麻醉　目前临床麻醉中都是同时或先后使用几种不同的麻醉药物或技术来获得全身麻醉状态。这种同时或先后应用两种以上的全身麻醉药物或麻醉技术，达到镇痛、遗忘、肌松、自主反射抑制并维持生命体征稳定的麻醉方法，称为平衡麻醉。平衡麻醉强调联合用药，联合用药不仅可以最大限度地体现每类药物的药理作用，还可减少各药物的用量及不良反应。这种方法在提高麻醉质量、保证患者的安全和降低医疗费用等诸多方面都发挥出了十分重要的作用，是符合我国国情的麻醉理念。静吸复合麻醉是平衡麻醉的典型代表，对患者同时或先后实施静脉全麻技术和吸入全麻技术的麻醉方法称为静脉–吸入复合麻醉技术，简称静吸复合麻醉。其方法多种多样，如静脉麻醉诱导，吸入麻醉维持；或吸入麻醉诱导，静脉麻醉维持；或者静吸复合诱导，静吸复合维持。由于静脉麻醉起效快，诱导平稳，而吸入麻醉易于管理，麻醉深浅易于控制，因此静脉麻醉诱导后采取吸入麻醉或静吸复合麻醉维持在临床麻醉工作中占主要地位。

精索静脉曲张一般采用手术治疗的方法，如果病变的血管范围比较小，可采用局部麻醉，或者是腰椎麻醉，但是如果病变血管的范围很大，就要采取全身麻醉的方法。

（李云龙　吴晓阳　李巧星）

参 考 文 献

Alfieri S, Rotondi F, Di Giorgio A, et al, 2006. Influence of preservation versus division of ilioinguinal, iliohypogastric, and genital nerves during open mesh herniorrhaphy: prospective multicentric study of chronic pain. Ann Surg, 243(4):553-558.

Castagnetti M, Rigamonti W, 2012. Surgery illustrated - Focus on details preperitoneal repair of inguinal hernia. BJU Int, 109(8):1270-1275.

Isemer F E, Dathe V, Peschka B, et al, 2004. Rutkow PerFix-plug repair for primary and recurrent inguinal hernias-a prospective study. Surg Technol Int, 2004, 12:129-136.

Mainik F, Quast G, Flade-Kuthe R, et al, 2010. The preperitoneal loop in inguinal hernia repair following the totally extraperitoneal technique. Hernia, 14(4): 361-367.

Liu W C, Chen T H, Shyu J F, et al, 2002. Applied anatomy of the genital branch of the genitofemoral nerve in open inguinal herniorrhaphy. Eur J Surg, 168(3):145-149.

第十四章　精索静脉曲张的开放性手术

一、精索静脉曲张手术治疗的意义

（一）精索静脉曲张与不育的流行病学联系

据估计，一般人群中约 15% 的男性患有精索静脉曲张。同时，约 40% 的寻求不育检查的男性人群患有精索静脉曲张。继发不育的男性患者人群中 75% ～ 81% 患有精索静脉曲张。

（二）精索静脉曲张手术治疗的必要性

动物与人体实验均表明，精索静脉曲张可导致睾丸功能进行性损害，并具有时间依赖效应。在大部分男性患者中，修复精索静脉，改善睾丸生理环境，可提高精原细胞的生精能力，同时增强间质 Leydig 细胞功能，进而挽救睾丸功能。因手术治疗可给患者带来潜在而巨大的生育收益，目前手术治疗精索静脉曲张被认为是男性不育合并精索静脉曲张患者的可选治疗方案。

二、精索静脉曲张术前诊断

精索静脉曲张患者应接受详细的医药病史、生育史问诊调查，全面的体格检查和影像学检查。

1. 精索静脉曲张体格检查分级　体格检查是精索静脉曲张术前诊断的重要依据。检查应在患者放松，且环境温暖时进行。按照体格检查的视诊和触诊，对精索静脉曲张按病情的严重程度分级。同时，还应注意患者长时间站立后精索静脉曲张病情是否加重等情况。

2. 精索静脉曲张影像学检查分级　精索静脉曲张的术前影像学检查包括彩色多普勒超声检查、精囊静脉造影、放射性核素扫描等。精索静脉位置表浅，彩色多普勒超声检查能便捷地显示静脉尺寸和血流动态情况，因此运用最普遍。精索静脉曲张典型的超声检查表现为最粗的精索内静脉直径达 3.5mm 或以上，

Valsalva 动作时可见静脉反流。另外，彩色多普勒超声检查还可作为精索静脉曲张术后评估的常规手段。值得注意的是，术后评估时，超声科医师常不区别地把阴囊静脉误认为精索静脉曲张复发。

三、精索静脉曲张手术治疗的适应证

1. 成年患者　并非全部的精索静脉曲张患者都需要接受手术治疗。对于成年患者，睾丸体积减小及精液检测参数异常和男性不育存在显著关联。因此，患有精索静脉曲张的成年男性，如出现以下情况，就可考虑行精索静脉曲张修复手术：阴囊坠胀等症状保守治疗无法缓解；体检精索静脉曲张Ⅱ级或经彩色多普勒超声检查确诊，伴睾丸体积减小或精液检测参数异常。

2. 青少年患者　患有精索静脉曲张的青少年患者，应仔细排除有无其他病因。对比对侧睾丸，如患侧睾丸体积明显减小，则应考虑进行精索静脉曲张修复手术。如患侧睾丸体积对比变化不明显，可动态观察，成年后行精液质量检测。

四、精索静脉曲张开放手术入路方式及并发症

1. 阴囊入路　对于严重的精索静脉曲张，膨胀、迂曲的精索静脉在阴囊皮下表现最为明显。最早记录的治疗尝试是通过阴囊外部，一并钳夹曲张的静脉和阴囊皮肤。在 19 世纪早期，通过阴囊入路的团块结扎和精索静脉切除作为开放手术方式被采用。基于对精索结构认识的提高，在阴囊层面，睾丸动脉常与精索静脉丛伴行。阴囊入路的精索静脉曲张开放手术，不可避免地损伤睾丸动脉血供，常引起睾丸萎缩、生精功能下降等并发症。目前，该术式已基本废弃。

2. 腹股沟下入路　患者仰卧位，10° 左右的头高脚足位有利于精索静脉丛充血扩张。在硬膜外麻醉下，在外环口水平采用 2～3cm 横切口。逐次切开皮肤、皮下脂肪、Scarpa 筋膜，显露外环口和精索。蚊式钳游离精索，将其与提睾肌及附属筋膜分离，结扎精索外部的提睾肌静脉。用纱布或牵引带将精索小心提起，提供外科操作平面。切开精索外筋膜，蚊式钳提起精索外筋膜切开边缘。检查精索内结构，注意鉴别"电线"样的输精管和搏动的精索动脉，小心分离后避开。集束结扎剩余组织，不利于保留淋巴管，造成术后阴囊水肿和坠胀感等并发症，应尽量避免。精索内静脉壁薄，呈青蓝色，仔细辨别并不困难。沿外科操作平面横向游离迂曲、粗大的精索内静脉，分离后予逐个结扎。检查无精索内静脉遗漏后，一针缝合精索外筋膜以恢复正常精索结构。间断缝合皮下组织，皮肤钉关闭手术切口。

腹股沟下入路因手术操作平面浅表，不用切开肌肉，更有利于初级医师快速掌握。但相比其他入路，其手术平面更靠近阴囊，精索静脉丛密度更大，更容易漏扎，术后复发概率可能更高。另外，有学者认为，该入路手术还应游离睾丸，结扎引带静脉以防止复发。目前该方法未获循证医学支持，尚有争议。

3. 腹股沟入路 患者仰卧位，10°左右的头高足低位。硬膜外麻醉下，在患侧腹股沟韧带中点上方两横指处向耻骨结节做2～3cm斜切口。找准精索走行方向，向上确认外环口位置。逐次切开皮肤、皮下脂肪、Scarpa筋膜，显露外环口和精索。清理附着于外环口附近腹外斜肌腱膜上的脂肪纤维组织。沿腹股沟管和腹外斜肌腱膜纤维走行，在腹外斜肌腱膜上锐性切开一小口，蚊式钳钳夹切口边缘，提起腹外斜肌腱膜，延长切口直至打开外环口。注意保护腹外斜肌腱膜下方的髂腹股沟神经。游离精索和结扎精索内静脉的方式同腹股沟下入路。采用4-0可吸收线缝合腹外斜肌腱膜，不要误伤髂腹股沟神经和精索。间断缝合皮下组织，皮肤钉关闭手术切口。

腹股沟入路因手术操作平面浅表，有利于初级医师快速掌握。手术操作平面内精索静脉丛密度较小，利于辨认和结扎。

4. 腹膜后入路 患者仰卧位，10°左右的头高足低位。硬膜外麻醉下，在患侧髂前上棘下方内两横指，腹股沟管内环口水平做2～3cm横切口。垂直向下，依次切开皮肤、皮下脂肪、Scarpa筋膜。清理附着于腹外斜肌腱膜上的脂肪纤维组织，沿腹外斜肌腱膜纤维走行切开，不要误伤髂腹股沟神经。弯钳钝性分开腹内斜肌，然后切开腹横肌。"花生米"向内侧推开腹膜、腹膜后脂肪，游离、寻找精索血管束，注意区分膨胀、曲张的精索内静脉与输精管、输尿管。必要时牵拉患侧睾丸，以仔细辨认精索结构及精索内静脉的回流分支。结扎、切断所有精索内静脉，保留睾丸动脉。逐层关腹。

腹膜后入路的优势在于结扎精索内静脉的位置高，手术操作平面内精索静脉密度小。由于远离睾丸，预留了足够的睾丸的动脉血供，即使误扎睾丸动脉，引起睾丸萎缩的概率较小。同时，手术操作平面内，输精管未汇入精索血管，减小了误伤输精管的概率。腹膜后入路也有明显不足：①手术操作空间较深且狭小，特别是较肥胖的患者更甚；②该入路需经过三层腹壁结构到达腹膜后空间，与输尿管切开取石术类似，手术难度较大，需有经验的医师实施；③术中经过牵拉，术野不清时，膨胀迂曲的精索静脉可能与输尿管相似，可用1ml注射器尝试抽吸明确后，再行结扎；④容易损伤淋巴管，术后阴囊水肿发生的概率较其他入路高。

5. 并发症 精索静脉曲张手术要求术者熟悉精索结构和走行的解剖学关系，只要轻柔操作，一般不会出现术中并发症。应仔细辨认精索静脉和输精管，避免误伤输精管，如果出现该情况，确保立即修复。

（1）睾丸萎缩：非显微的开放手术，常引起睾丸血供受损，但伴随术侧睾丸萎缩的概率小。高位的入路手术由于预留较多的侧支循环，术后发生睾丸萎缩的概率小。

（2）阴囊水肿：为非显微的开放手术术后最常见的术后并发症，各报道的发生率差异较大，平均为7%左右。阴囊水肿的严重程度和持续时间，与术中淋巴回流破坏相关。通过侧支循环的建立，术后大部分患者阴囊水肿状态会逐步缓解。

（3）精索静脉曲张复发：术中对精索内静脉侧支的遗漏，会导致术后复发。但是，阴囊静脉作为术后睾丸静脉回流的途径，也会在术后彩色多普勒复查中被超声科医师误认为复发。通常情况下，这些扩张的阴囊静脉不会观察到血液反流。

（侯　祺　毛向明）

参 考 文 献

Smith J A, Howards S S, Preminger G M, 2016. Hinman's Atlas of Urologic Surgery. Elsevier Health Sciences,1008.

Wein A J，Kavoussi L R，Partin A W，et al，2015. Campbell-Walsh Urology .11th ed. Elsevier Health Sciences,4176.

第十五章　精索静脉曲张的腹腔镜手术

　　临床上对于轻度无症状的精索静脉曲张患者可不予以处理；症状轻微且没有并发不育症者可采用托起阴囊、局部冷敷及减少性刺激等非手术方法处理；而对于症状明显或已引起睾丸萎缩、精液质量下降及造成不育者则应积极手术治疗。手术方式中腹腔镜精索静脉高位结扎术是一种较为常用的微创手术方式，其与传统开放手术比较具有效果可靠、损伤小、并发症少、更易被患者接受等优势。此术式尤其适用于双侧精索静脉曲张、肥胖、有腹股沟手术史及开放手术后复发者。而自 Navarra 等在 1997 年首次报道经脐单孔腹腔镜胆囊切除术以来，单孔腹腔镜技术逐渐得到广大外科医生的认可。

一、手术适应证和禁忌证

　　（一）手术适应证

　　（1）轻度精索静脉曲张者。如精液分析正常可定期随访，一旦出现精液分析异常、睾丸缩小、质地变软应尽早手术。

　　（2）重度精索静脉曲张伴有明显症状者。如多站立后即感阴囊坠胀痛等，体检发现睾丸明显缩小，即使已有生育，患者有治疗愿望也可考虑手术。

　　（3）精索静脉曲张导致不育者。如存在精液检查异常，病史与体检未发现其他影响生育的疾病，内分泌检查正常，女方生育力检查无异常发现者，无论精索静脉曲张的轻重，一旦精索静脉曲张诊断确立，应及时手术。

　　（4）青少年期的精索静脉曲张者。伴有睾丸体积缩小者应及时手术治疗。

　　（5）前列腺炎久治不愈者。

　　（二）手术禁忌证

　　（1）腹腔感染者。

　　（2）盆腔开放手术病史并广泛粘连者。

　　（3）患有严重的内科系统疾病无法耐受麻醉及手术者。

二、术前准备

（一）术前常规检查

血常规、尿常规、肝肾功能、血电解质、凝血功能、血型等；胸部 X 线平片，阴囊及其内容物彩超、泌尿系彩超、左肾静脉彩超等；心电图；年龄较大及有相关既往病史者可行其他相关检查以评估手术风险。

（二）护理准备

术区及会阴部常规备皮。术前 6h 禁食水。一般无须留置导尿，对于既往腹腔手术病史者必要时术前晚上口服泻药、术前晚上排便灌肠、术日清晨清洁灌肠。

三、手术步骤

（一）麻醉和体位

气管插管，全身麻醉。麻醉过程中注意监测血 CO_2 分压，因 CO_2 气腹可引起体内 CO_2 蓄积。

患者平卧位，并固定。

（二）手术步骤

制备气腹，穿刺、置入套管：

（1）传统腹腔镜：多为 3 通道，即第一穿刺点为内镜通道，第二、三穿刺点为操作通道。

第一穿刺点：经脐或脐下缘。于该处皮肤切口，左手使用布巾钳提拉起腹直肌前鞘，右手用气腹针垂直穿刺进入腹腔。注入 CO_2 气体建立气腹后，刺入 10mm 套管，为内镜通道，置镜观察有无活动性出血或脏器损伤。

第二穿刺点：右侧腹直肌旁麦氏点上方。直视下置入 10mm 套管。

第三穿刺点：左侧腹直肌旁麦氏点上方。直视下置入 5mm 套管。

（2）单孔腹腔镜：自制单孔多通道套管，应用 2 个弹性胶环和 7/7.5 号手套，将一个直径 7cm 胶环套在手套袖口处作"外环"，另一个直径 3cm 胶环套在手套中部，翻转手套将 3cm 胶环转为"内环"，将手套拇指、中指、小指尖剪开，一个金属套管放入中指，另外两个活瓣圈放入拇指和小指用缝线捆绑固定（图

15-1A）。取紧邻脐孔下缘做长约 2cm 的切口，开放式入腹，置入自行设计的单孔多通道套管：将"内圈"置入切口内，"外圈"置于切口外，经金属套管注入 CO_2 气体的同时牵拉手套，使内圈紧贴切口内缘，外圈紧贴切口外缘，从而密闭切口不发生漏气。气腹压力维持 13～15mmHg（图 15-1B）。从中指金属套管进镜，小指和拇指套管进手术器械，观察镜置入腹腔，观察手术区域情况及有无脏器损伤。

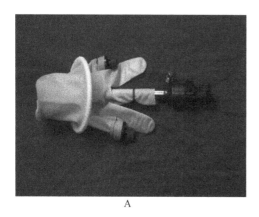 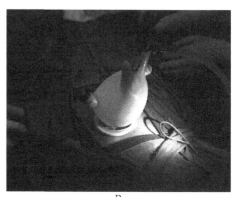

A   B

图 15-1　自制单孔多通道套管

手术步骤以左侧精索静脉曲张为例：

1）穿刺完成后调整患者体位，头低足高 15°～30°。

2）辨认腹股沟内环口，并在内环口上方找到精索血管束，同时识别输精管位置。

3）在距内环口 1.5～2.5cm 处，沿精索血管束的外侧 0.5 左右剪开腹膜。

4）游离精索血管束，并对睾丸动脉进行辨认并分离。

5）将余精索血管束用 2 根丝线 /2 个 Hem-o-lok 夹夹闭，剪断 / 不剪断均可。

6）降低气腹压力至 6～7mmHg，观察创面，妥善止血。

7）直视下观察各套管切口情况，后撤出各套管。缝合各手术切口，再次消毒后覆盖无菌敷料。

四、手术并发症

该术式较少出现相关并发症。最为常见的手术并发症为套管位置不恰当所致的腹壁动脉损伤。其他并发症有 CO_2 血症、肠管损伤等。

五、术后处理

术前 24h 预防性应用一次抗生素预防感染，同时注意补充能量和营养。手术当天即可下床活动，并根据肠道恢复情况逐步进食进水。

（商学军 闫泽晨）

参 考 文 献

郭应禄，周利群，孙颖浩，等，2016. 泌尿外科内镜诊断治疗学 . 2 版 . 北京：北京大学医学出版社 : 376-377.

那彦群，叶章群，孙颖浩，等，2014. 2014 版中国泌尿外科疾病诊断治疗指南 . 北京：人民卫生出版社 : 596-601.

尹心宝，黄健，玄绪军，等，2010. 经脐单孔腹腔镜精索静脉高位结扎术与传统腹腔镜手术的对比研究 . 中华腔镜泌尿外科杂志 (电子版), 4(5): 5-7.

Barroso U Jr, Andrade D M, Novaes H, et al, 2009. Surgical treatment of varicocele in children with open and laparoscopic palomo technique: a systematic review of the literature. J Urol, 181(6): 2724-2728.

Li M C, Wang Z Y, Li H, 2016. Laparoendoscopic single-site surgery varicocelectomy versus conventional laparoscopic varicocele ligation: a meta-analysis. J Int Med Res, 44(5): 985-993.

Navarra G, Pozza E, Occhionorelli S, et al, 1997. One-wound laparoscopic cholecystectomy. Br J Surg, 84(5): 695.

Pogorelić Z, Sopta M, Jukić M, et al, 2017. Laparoscopic varicocelectomy using polymeric ligating clips and its effect on semen parameters in pediatric population with symptomatic varicocele: a 5-year single surgeon experience. J Laparoendosc Adv Surg Tech A, 27(12): 1318-1325.

Wang J, Xue B, Shan Y-X, et al, 2014. Laparoendoscopic single-site surgery with a single channel versus conventional laparoscopic varicocele ligation: a prospective randomized study. J Endourol, 28(2): 159-164.

Zhang G-X, Yang J, Long D-Z, et al, 2017. Prospective randomized comparison of transumbilical two-port laparoscopic and conventional laparoscopic varicocele ligation. Asian J Androl, 19(1): 34-38.

第十六章　精索静脉曲张的显微镜手术

　　显微镜下精索静脉结扎术，手术创伤小，仅在外环口处开1个2～3cm切口，在显微镜下可以准确分辨精索动脉、精索静脉、输精管及输精管动脉甚至淋巴管，可以较好地保护动脉和淋巴管不受损伤，不仅可以显著改善妊娠率，还能最大限度地避免术后精索静脉曲张复发和鞘膜积液的发生，是目前手术治疗精索静脉曲张的金标准。

　　在有条件的医疗中心，精索静脉曲张的显微手术应该替代其他手术治疗方式。但对于初学者，掌握显微镜的使用，在显微镜下寻找精索动静脉并不容易，必须进行一定的显微外科技术培训。

一、手术技术

　　设备准备：一台手术显微镜（图16-1）。直柄细尖镊子，细尖弯圆头无锁扣持针器，显微手术剪，阑尾钳（图16-2）。

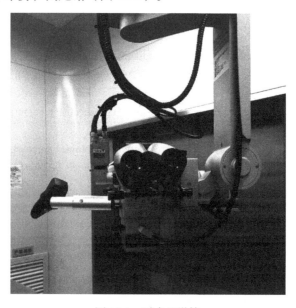

图 16-1　手术显微镜

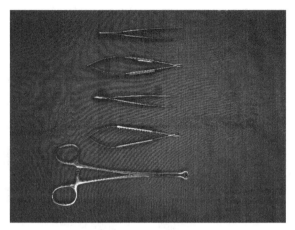

图 16-2　手术器械

麻醉方式：显微镜下外环下精索静脉结扎术可以在局部麻醉、腰麻或全身麻醉下进行，全身麻醉可以采用喉罩或气管插管。全身麻醉要优于腰麻或局部麻醉加镇静，因为在显微镜下分离切开时需要患者保持完全不动的状态，在显微镜下很小的活动都可能引起较大的误差。

切口选择：一般位于腹股沟下方、阴茎根部外侧，外环口附近位置，长度为1.5 ～ 2.0cm。

手术步骤：手术刀切开皮肤（图 16-3），然后用电刀切开真皮层，大弯钳钝性分离皮下脂肪组织、深筋膜，注意避免损伤精索，用皮肤拉钩分开深筋膜，找到精索（图 16-4）。如果有必要可以轻轻牵拉睾丸帮助寻找精索。

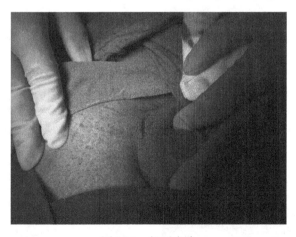

图 16-3　切开皮肤

　　将精索与周围组织分开后,可以用阑尾钳将精索拉出切口上方,防止损伤(图16-5)。钝性分离精索表面与周围脂肪组织,使精索能够暴露在皮肤切口上方。用第一条皮片垫在切口上方(图16-6)。

　　用电刀分离切开精索外筋膜、提睾肌和精索内筋膜(图16-7)。确认并保护输精管和输精管的血管,用第二条皮片隔开(图16-8)。辨别和分离动脉与静脉,这是手术的核心(图16-9)。

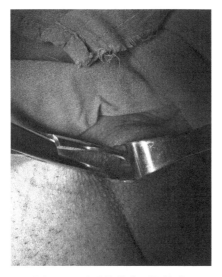

图16-4　皮肤拉钩分开深筋膜

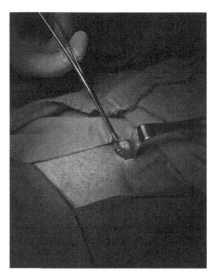

图16-5　阑尾钳钳取精索

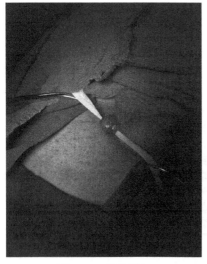

图16-6　暴露精索

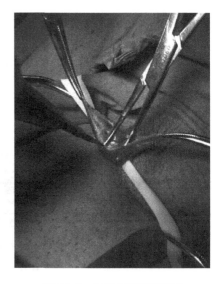

图16-7　电刀分离切开精索

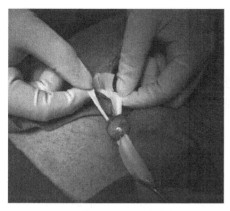

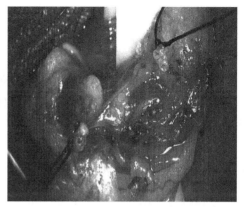

图 16-8　第二条皮片隔开输精管和输　　　　　图 16-9　辨别和分离动脉与静脉
　　　　精管的血管

　　在外环口附近切口入路，术中一般可以找到 1～3 支动脉，大于 3 支者较少。动脉在手术显微镜下可观察到明显的动脉搏动现象，也有搏动不明显的病例，可以通过喷滴利多卡因注射液、观察血流方向、术中升压、术中彩色多普勒超声等来明确。动脉颜色较红，弯曲，多被静脉包绕等特点，有助于医生术中发现动脉的位置。

　　结扎和分离蔓状静脉丛中所有的静脉，用 4-0 丝线结扎静脉并用显微剪从中间剪断。注意观察保留明显的淋巴管。缝合提睾肌，依次关闭切口（图 16-10）。

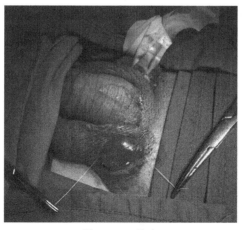

图 16-10　缝合

二、并发症

精索静脉曲张显微镜手术并发症并不多，并且严重并发症很少，主要并发症有切口感染、睾丸鞘膜积液、精索静脉曲张持续存在或复发，还有极少的情况是睾丸萎缩。

三、术后处理

术后可不使用抗生素。麻醉复苏 6h 后患者即可下床活动。根据水肿情况，酌情使用迈之灵、地奥司明等药物。

（陈　赟）

参 考 文 献

陈赟，徐志鹏，陈海，等，2015. 精索静脉曲张 5 种术式的疗效及并发症的对比观察 . 中华男科学杂志 , 21(9):803-808.

Pierce H, Bach P, Flannigan R, et al, 2018. MP07-10 effect of microsurgical varicocelectomy on sperm DNA integrity and association with reproductive outcomes at ivf/icsi. J Urol, 199(4): e91-e92.

Tian D X, Huang W, Yan H L, et al, 2018. Effect of varicocelectomy on serum FSH and LH levels for patients with varicocele: a systematic review and meta-analysis. Indian J Surg, 80(3): 233-238.

Vahidi S, Moein M, Nabi A L, et al, 2018. Effects of microsurgical varicocelectomy on semen analysis and sperm function tests in patients with different grades of varicocele: Role of sperm functional tests in evaluation of treatments outcome. Andrologia, 50(8): e13069.

第十七章　精索静脉曲张的机器人手术

第一节　手术机器人的发展历史及其在男科领域的应用

一、手术机器人的发展历史

现代智能科学技术给外科手术带来了根本性的变化。外科手术由传统的开放手术逐渐向微创手术和显微外科发展，腹腔镜技术的应用使得手术切口变小，患者体表创伤小，并发症少，恢复更快。自 1991 年 2 月，荀祖武完成中国第一例腹腔镜外科手术以来，经过近 30 年的发展，腹腔镜手术已成为目前外科手术的基本方式之一，尤其在泌尿外科和男科手术中，基本已替代开放手术成为主流手术方式。然而相比开放手术，腹腔镜技术仍有其不足之处。例如，内镜的稳定性欠佳，仍需比较有经验的助手持镜，否则将大大影响手术进程，在手术过程中经常需要擦拭镜头、调整焦距和角度以满足手术视野清晰的要求。腔镜器械的活动度有限、灵活性较差，许多精细的操作需要较长的学习曲线才能掌握。受制于其成像方式，腹腔镜手术视野是二维的，因此缺乏立体感和空间感，在诸如镜下缝合等需要精确处理的操作时需要反复适应。相信临床医生对此都深有体会。

为解决这些问题，手术机器人应运而生。目前认为世界上第一台参与外科手术的机器人是 1984 年 3 月 12 日在加拿大温哥华一台骨科手术中的 Arthrobot，它是一台臂型机器人，一端固定于手术台，另一端固定于患者肢体，可以按照手术医生的语音指令变换托举肢体的角度和高度，代替了托举肢体的这名骨科医师，其本质是一个多关节机械支架。虽然它的形式意义要大于实际意义，但不失为一个革命性的进步。此后各种辅助机器人系统如雨后春笋般不断被发明创造并应用于临床。1997 年英国医学家应用代号 ProBot 的机器人进行了前列腺切除手术的研究，它不但可以进行超声定位诊断，还可以安装电切镜在医师的控制下进行前列腺电切操作，被认为是机器人辅助泌尿外科手术的第一例。

在目前广泛应用于临床的达芬奇手术系统之前，比较著名的手术机器人系统是伊索持镜机器人和宙斯操作机器人。

1994年美国Computer Motion公司研制成功了代号为伊索（Automated Educational Substitute Operator，AESOP）的持镜机器人，并被美国FDA批准应用于临床。伊索是第一个被较大规模应用于临床的辅助手术机器人系统，其采用多关节结构，高度生物化模仿人的手臂功能，可以接受术者的语音命令对固定在系统上的腹腔镜内镜进行精确的调节、伸缩和移动，可以完全取代持镜医师的工作，从而提供更加清晰稳定的手术视野，节省了手术时间和人力资源，因而受到广泛好评。

在伊索机器人系统成功的基础上，美国Computer Motion公司于1995开始研发宙斯机器人系统（ZEUS Robotic Surgical System，ZRSS），并经反复临床验证，于2001年获得美国FDA的批准。宙斯机器人系统被看作是达芬奇手术系统的前身和雏形，是世界上第一个真正意义上腔镜下辅助进行实际手术操作的机器人。宙斯机器人系统拥有3个手术臂，其中一个手术臂配套伊索机器人系统用于安装稳定的内镜，另外2个手术臂安装有不同的手术器械，并由术者手动控制操作。它可以模拟人的手术动作且配套携带多达28种不同类型的器械，使动作更加拟人化和精确化，能完成大量微创腔镜手术，是手术机器人系统中具有里程碑意义的发明创造。

2003年，Computer Motion公司与直观外科手术公司（Intuitive Surgical）合并，宙斯机器人系统逐渐被达芬奇手术系统取代。

二、达芬奇手术系统的发展

最初达芬奇手术系统是考虑到军事战争的需要为远程外科而研发的。20世纪90年代初，美国国防部高级研究计划局（Defense Advanced Research Projects Agency, DARPA）和美国国家航空航天局（National Aeronautics and Space Administration,NASA）拨巨款委托斯坦福国际研究院（SRI International）从事研发应用于战场及其他复杂环境中外科手术的遥控手术系统，目的是使战场伤员能够得到外科医生的遥控手术。其研究成果形成了达芬奇手术系统前身的基础和原型。而伊拉克战争以后，战场实地实施手术被损伤控制性手术和迅速分类后送伤员的方法取代，战伤救治理念和方针发生了根本性的变化，因此军方将该原型民用化并将专利权转让于直观外科手术公司。经过与Computer Motion公司合并之后，直观外科手术公司在之前第一代机器人原型的基础上，融合伊索和宙斯机器人的特点及优势，经过不断的探索、革新、改造和完善，于2000年创造出了第二代操作机器人——达芬奇手术系统（da Vinci Surgical System）并于当年7月经美国 FDA 批准允许在临床使用。

值得一提的是，直观外科手术公司为向文艺复兴时期的代表人物列奥纳多·达芬奇（Leonardo da Vinci）致敬，在手术机器人发展之初便确定了机器人的名字为"达芬奇"，并确定了手术机器人的关键设计准则，如系统需要非常可靠，并且具有失效保护；系统需要提供给医生对器械的直观控制；器械末端需要具有灵活的自由度；系统需要有逼真的 3D 视觉效果等。直到研发的机器人满足了全部这些条件后，机器人才被允许冠以达芬奇的名字。在此之前，达芬奇手术系统经历了几代原型样机，都没有使用达芬奇的名字。

1995 年斯坦福研究院设计研发了初代原型机，它具有 4 个器械自由度，使用一个主操作手来直观地控制器械末端的运动，主手和从手的机械比较相似。此后的第一代样机 Lenny（Leonardo 的昵称）在初代原型样机的基础上进行了改进，在患者端操作手增加了末端自由度，器械不能更换，但具有 6 个自由度。患者端操作手安装在一个简单的定位平台上，只能使用螺丝刀和扳手进行调整。

第二代样机被命名为 Mona，名字来源于达芬奇的著名画作蒙娜丽莎（Mona Lisa），这款原型机进行了人体试验。该系统的优点是系统患者端可以更换器械，缺点则是机器平衡性差，自重太大。在 Lenny 和 Mona 的基础上，工程师们又反复试验，改进了 3D 视觉系统，引入虚拟现实（virtual reality，VR）技术使得系统不断完善，并最终配得上达芬奇的名字，形成了第一代达芬奇手术系统。

第一代 da Vinci 手术系统具有 3 个臂，之后更新为第二代的 da Vinci S 手术系统。da Vinci S 系统于 2006 年发布，我国第一批引进配置的都是该型号的手术系统。该系统通过人机工程学设计把术前调整安置时间减少了一半，大大提升了患者端机器人的操作体验，更小、更轻，更容易被制造和维护，运动空间也变得更大。第三代的 da Vinci Si 于 2009 年发布。目前我国绝大多数医院引进和装配的都是 da Vinci Si。da Vinci Si 重点改进了医生操作平台和图像车，提供了更高清的 3D 显示器，简化了使用者界面。触摸屏改为宽屏，并且支持更高的分辨率（1440×900 像素）。在 da Vinci Si 之前，内镜控制器和机器人控制器是分开的，所以当操作者想完成一个设置时需要调整两个控制步骤，而 da Vinci Si 将视觉控制系统集成在一起，这样就可以同步地调整 3D 视觉的信息。另外，内镜的摄像头也改造得更小，方便人手握持，并且图像系统的设置步骤也进行了精简。da Vinci Si 还设置了双医生控制台方案，采用"交换控制"的方案允许医生共同控制机器人的器械，这样可以更方便医生培训及协作手术。

2014 年 4 月第四代产品——da Vinci Xi 系统上市，Xi 比前几代系统改进之处主要在于：①经过大幅改进的驱动结构使得机械臂移动范围更灵活精准，可覆盖更广的手术部位；②数字内镜更加轻巧，使用激光定位并可自动计算机械臂的最佳手术姿态，画面成像更清晰，3D立体感更准确；③内镜可以拆卸连接到任何一个机械臂上，手术视野更加广阔；④更小、更细的机械手加上全新设计的手腕为手术操作提供了前所未有的灵活度；⑤更长的支架设计为医生提供了更大的手术操作范围。此外，da Vinci Xi系统和直观外科手术公司的萤火虫荧光影像系统兼容，这个影像系统可以为医生提供更多实时的视觉信息包括血管检测、胆管和组织灌注等等，还可以进行激光定位和生物学探测。da Vinci Xi系统具有强大的可扩展性，为一系列的影像和器械技术提供了无缝连接入口。

可以说达芬奇机器人手术系统融合了目前为止可以应用到医用机器人领域的所有高端科学技术，是物理学、工程学、材料学、医学等先进科学成果的集中成果，彻底颠覆了传统手术方式，是人类智慧的结晶和现代科技的代表产物。

三、手术机器人在男科领域的应用

与传统的手术系统相比，达芬奇手术机器人具有如下明显的优势：

（1）3D高清影像技术为主刀医生提供高清晰、全方位立体式手术视野，可以准确地进行组织定位。

（2）医生通过医生控制台操控机械手臂，操作方式尊重医生，开放手术操作方式，减少培训和学习。

（3）仿真手腕手术器械消除了颤动，可以减低手术风险。

（4）机械手可以模拟人的手指灵活度和准确度，可以进行人手不能触及的狭小空间的精细操作。

（5）机械手的关节腕具有多个活动自由度，拓展了手术人员的操作能力，提高了手术精度。

（6）一个主刀医生可以完成一个腔镜手术团队的全部工作，减少了配合失误，更容易实现主刀医生的意图。

（7）患者的切口更小，康复时间更短，感染风险也大大减少。

（8）主刀医生采取坐姿进行手术操作，有利于长时间的复杂手术，延长了外科医生的手术生命。

由此可见，手术机器人系统可以进行几乎全部的外科手术。在男科手术领域，达芬奇手术系统在腹腔镜深部组织和精细化手术中具有明显优势，尤其在腹腔镜前列腺手术和精囊手术中，达芬奇机器人不但可以模拟完成医生的技术动作和手术操作，还可以到达常规腹腔镜无法深入的部位进行观察和精细解剖，简化了手术操作，减少了手术并发症。目前机器人辅助前列腺癌根治术（robotic-assisted laparoscopic prostatectomy, RALP）已成为治疗局限性前列腺癌的重要手段。

随着机器人辅助手术的广泛开展，机器人微创手术器械不断发展和更新。近年来，利用机器人辅助进行显微男科手术也被不断探索和报道，机器人辅助腹股沟下精索静脉结扎术、机器人辅助显微输精管吻合术、机器人辅助显微睾丸穿刺取精术、机器人辅助显微精索去神经术均已开展，并显示出其相对于传统手术方式的优势。

第二节　达芬奇手术系统的构成

达芬奇手术机器人主要由三部分构成：医师端操控系统、成像系统和床旁机械臂系统。实施手术时主刀医师不与患者直接接触，通过三维视觉系统和动作定标系统操作控制，由机械臂及手术器械模拟完成医生的技术动作和手术操作。

一、医师端操控系统

医师端操控系统又称医生操控系统或外科医生操控台（surgeon console，图17-1），位于医师端，可以摆放在手术无菌区甚至手术室外，为术者实时提供高清三维视频影像。它由红外感应器（B2）控制，当感受到术者头部深入目视区（B）

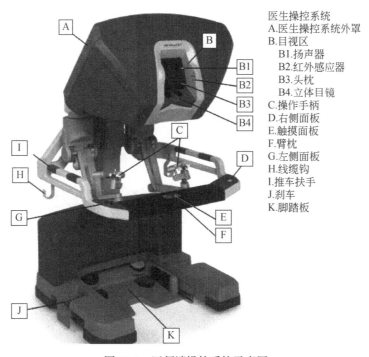

医生操控系统
A.医生操控系统外罩
B.目视区
　B1.扬声器
　B2.红外感应器
　B3.头枕
　B4.立体目镜
C.操作手柄
D.右侧面板
E.触摸面板
F.臂枕
G.左侧面板
H.线缆钩
I.推车扶手
J.刹车
K.脚踏板

图 17-1　医师端操控系统示意图

后立体目镜（B4）中的图像即自动开启。手术时，术者的手指深入操作手柄（C）中，手指手腕的手术动作被计算机系统识别转换为电子信号传导至患者端的床旁机械臂系统进行手术操作。操控台下方的脚踏板（K）可以完成机械臂的转换和镜头控制以及对单极、双极和超声刀的操作切换和控制。

二、成像系统

成像系统又称视像车（vision cart，图17-2），系统安装有外科手术机器人的核心处理器及图像处理设备，连接内镜，是 da Vinci 系统的中枢。由一对视频摄像控制器、一对光源和双眼视频信号同步器构成，为术者提供模拟双眼不同视角的双通道三维立体图像。内镜内含有两个高分辨率镜头，对手术视野具有 10 倍以上的放大倍数并分别采集左右眼不同视角的图像，通过同步器整合出三维立体图像提供至医师操控系统。同时，安装于其上的屏幕可以供参观手术人员观看手术。

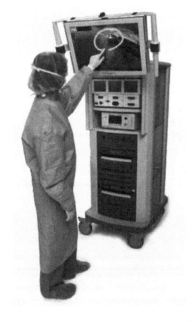
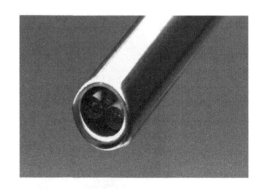

图 17-2 成像系统
左图为视像车；右图为内镜

三、床旁机械臂系统

床旁机械臂系统（patient cart）由4个机械臂构成（图17-3），其中一个为镜头臂（B），用于安装内镜，其余3个器械臂（A），用于安装手术器械并可由医师端操控系统进行切换操控。床旁机械臂系统手术时由手术助手推至手术台旁，位于手术无菌区，更换器械由手术助手完成。

床旁机械臂系统
A.器械臂
B.镜头臂
C.底座
D.转换开关

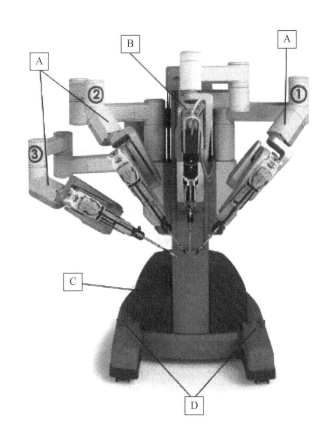

图17-3　床旁机械臂系统

四、手术器械

达芬奇手术系统的手术器械（图17-4）由三部分组成：碟盘、连接杆和尖端器械（A）。碟盘与机械臂上的适配器（B）连接、适配器与机械臂滑轮组连接，基于这两个连接，操控系统的指令通过机械臂滑轮组的运动带动碟盘滑轮组（C）再转换至尖端器械运动，达到远程操控的目的。手术器械的寿命为 10～15 次，逾期不能继续使用，保证了机器人手术操作的精确性。

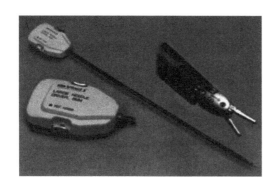
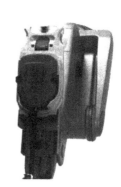

B

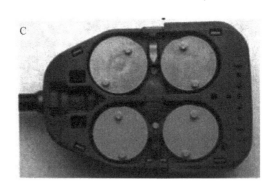

C

图 17-4　达芬奇手术系统的手术器械

五、机器人辅助男科手术的常用手术器械

常规手术中外科医师的动作不外乎钳夹、缝合、电凝、剪切、结扎等等，达芬奇机器人的手术器械也由此分为钳、镊、剪、夹、刀、持针器等几类。而由于男科手术组织精细，操作空间较小，对手术精确度要求较高，一般常用以下几种微型器械（图 17-5）：波茨尖头剪（Potts scissors，图 A）、黑钻石微型钳（black diamond micro forceps，图 B）、微型双极钳（micro bipolar forceps，图 C）、单极弧形剪（monopolar curved scissors，图 D）和持针器。

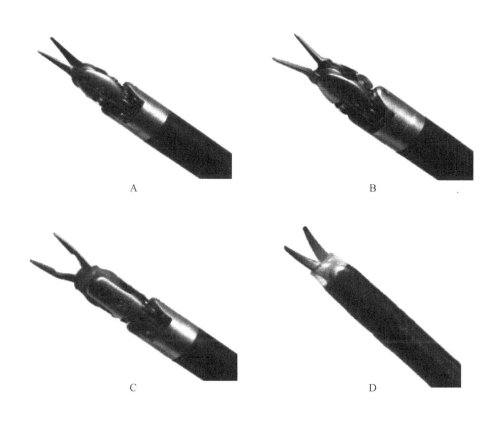

图 17-5　机器人辅助男科学手术的常用器械

第三节　机器人辅助腹腔镜精索静脉高位结扎术

机器人辅助腹腔镜精索静脉高位结扎术（robot-assisted laparoscopic varicocelectomy，RALV）可以不需要腔镜持镜医师，三维成像及视像系统的放大作用可使手术视野空间感更好，分离动静脉淋巴管的操作更加精准细致，结扎静脉更快，明显缩短手术时间，减少气腹并发症。但相比传统腹腔镜手术和显微腹股沟下手术，其手术费用较高，优势不甚明显，故临床未获广泛开展。目前在儿科手术和伴有其他相关疾病时进行。2014 年国内曾报道沈周俊进行一例 RALV 手术，国外在儿童手术中也有零星报道。因此，建议在综合进行医疗经济学评价和风险获益后选择。

一、麻醉和体位

患者体位：静吸复合麻醉后，留置经鼻胃管，同大部分下尿路机器人腹腔镜手术相同，机器人手术的体位为半截石位，用 Allen 脚蹬固定下肢以使机器人设备放置入会阴区域即 Trendelenburg 体位。常规消毒铺无菌巾单，留置导尿（图17-6）。

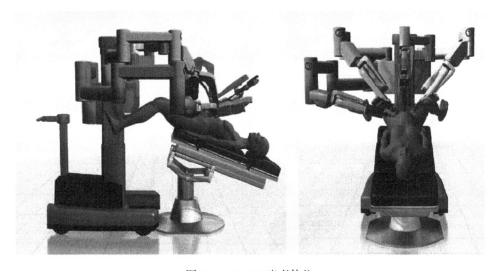

图 17-6 RALV 患者体位

建立气腹：同腹腔镜手术，经脐置入气腹针。于脐边缘尖刀做横行切口，将气腹针（Veress 针）插入腹腔，注入 CO_2 气体从而建立气腹。可以在切口两边以巾钳提起皮肤，将气腹针垂直于皮肤方向穿刺入腹腔。建立气腹步骤比较关键，为防止损伤腹腔内脏器和血管，有如下方法：

（1）滴水试验：在气腹针针腔的尾部滴入 1～2 滴生理盐水，如针尖穿入腹腔内，液体将自动顺利进入腹腔，否则液体仍将停留在气腹针尾部。

（2）Trocar 去芯穿刺：巾钳提起切口皮肤后，以尖刀挑开皮下约 1cm，逐层进入腹腔，手持去芯 Trocar 直接穿入腹腔，其后置入腔镜观察有无损伤和出血，之后快速充气。

（3）观察气腹针内芯：气腹针穿刺突破筋膜进入腹腔后内芯会自动弹出并有明显突破，此时可以连接气体进行充气。推荐使用第一种方法较为简便可靠。初始时以低流量进气，待气腹机进气顺畅、流量明显升高且无报警时可以放心建立气腹。

Trocar 位置：进行 RALV，可以仅用 3 个机器人手术臂，其中镜头臂放置内镜，另用 1 号和 2 号臂进行操作。当然也可以使用 4 个手术臂，用 3 号臂进行辅助。手术中需要助手帮助传递 Hem-o-lok 夹或者丝线，因此助手 Trocar 可以平 3 号臂 Trocar 放置于外侧。气腹建立后于脐切口置入 12mm Trocar 放置内镜，或将 12mm Trocar 置入脐切口上方两横指的新切口中。镜头直视下放置其他 Trocar，具体位置见图 17-7。

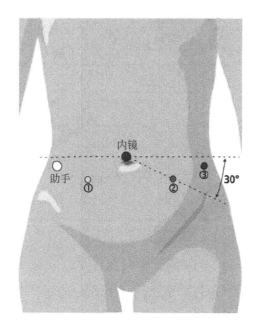

图 17-7　RALV 手术 Trocar 放置体表位置

二、手术过程

RALV 的手术过程与腹腔镜精索静脉高位结扎术基本相同，这里不再赘述。需要说明的是，8mm Trocar 的手术器械（图 17-8）与常规机器人辅助腹腔镜手术相同，一般会用到弯剪（图 A）、马里兰双极钳（图 B）、有孔抓钳（图 C）。马里兰双极钳可以钝性分离、电凝止血，是机器人手术中最常使用的器械，但其尖端较钝，不够精细，在分离精索内动静脉时要注意防止损伤。由于机器人操作灵活，静脉束可以应用锁扣夹施夹器（图 D）用 Hem-o-lok 直接夹闭结扎，也可以用丝线结扎。

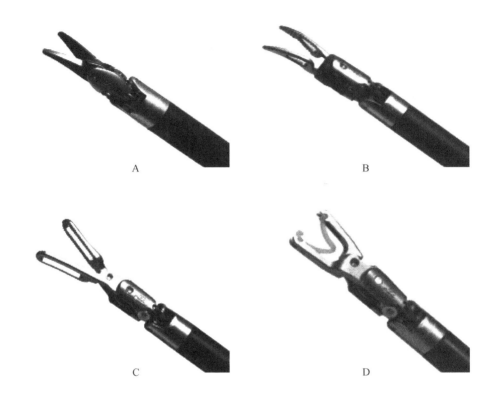

图 17-8　RALV 需用到的手术器械

第四节　机器人辅助显微精索静脉结扎术

　　显微技术精索静脉结扎术时显微镜的发大倍数为 10 ～ 15 倍，而达芬奇机器人系统的 0° 内镜镜头可以将术野放大 12 ～ 15 倍，完全符合显微技术的要求。因此，利用达芬奇机器人辅助进行显微技术精索静脉腹股沟下结扎在技术上没有问题。美国的 Shu 和 Gudeloglu 在这方面进行了有益的探索，虽然病例报告不多但效果较好。2018 年 McCullough 回顾性分析了单中心 140 例不育患者接受机器人辅助显微精索静脉结扎术（robot-assisted microscopic varicocelectomy, RAMV）的临床数据，认为 RAMV 相比传统的显微技术精索静脉结扎术安全有效且效果相同。该研究样本量较大，可信度较高。

　　RAMV 手术的麻醉、体位及手术切口的选择均与显微技术精索静脉结扎术相同。患者取仰卧位，局部麻醉、腰麻或静吸复合麻醉均可，建议使用静吸复合麻醉。机器人设备置于患者术侧，一般为左侧身旁。镜头臂接驳 0° 内镜。器械的放置依次为 1 号臂：黑钻石微型钳；2 号臂：单极弧形剪；3 号臂：黑钻石微型钳。或于 1 号臂和 2 号臂放置黑钻石微型钳，3 号臂放置单极弧形剪。黑钻石微型钳的作用是钝性及锐性分离动静脉肌肉淋巴管和提睾肌，并用于传递结扎线，而弧形剪的作用则是剪去线结和剪开结扎后的静脉（图 17-9）。RAMV 不需要使用 Trocar，实际上是由镜头臂接驳 0° 内镜代替显微镜，由 3 个器械臂代替手术医师的双手。

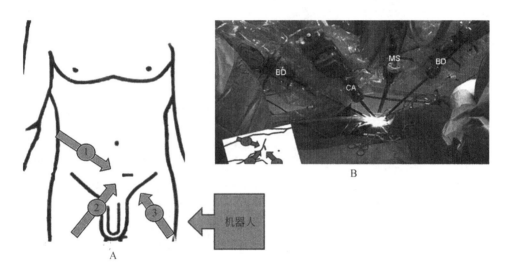

图 17-9　手术机器人设备（A）和器械放置（B）

手术步骤与显微技术精索静脉结扎术基本相同：选取术侧腹股沟下水平切口约 2cm。剪开精索外、内筋膜，镜下辨认睾丸动脉并游离保护。3-0 丝线结扎所有精索静脉属支，保护淋巴管和输精管，仅保留如睾丸动脉、提睾肌动脉、提睾肌、淋巴管及其动静脉等结构。具体操作要求（图 17-10）：①弯剪及微型钳配合显露精索下方置皮条或手套皮衬托（A）；②弯剪打开提睾肌，将其固定于两边（B）；③两把微型钳配合分离输精管，穿标记管将其从旁保护（C）；④微型钳钝性和锐性分离显露静脉、动脉，将静脉结扎离断，动脉和淋巴管予以保护（D）；⑤辨认淋巴管（E）；⑥缝合提睾肌（F）。最后，依次关闭切口。

机器人辅助的精索静脉结扎术优势明显，但也有其缺点：首先，从医疗经济学角度需要综合考虑手术的资本投入和患者的医疗费用。其次，从学习曲线上来说，已熟练掌握腹腔镜和显微技术的医师需要重新适应和学习。最后，目前的机器人系统缺乏力触觉生物反馈，在需要人类触觉介入的某些操作上有其先天不足，

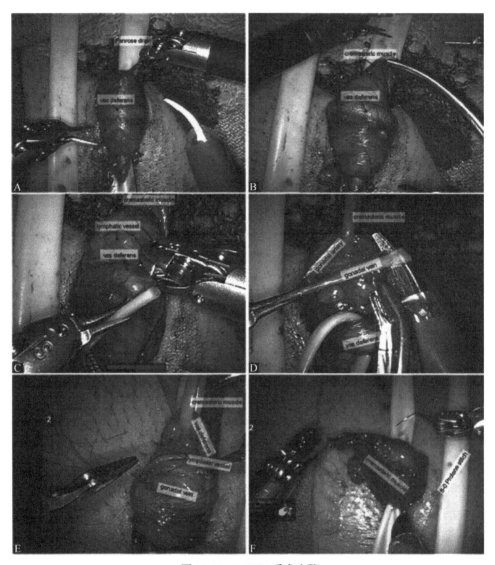

图 17-10　RAMV 手术步骤

尤其在软组织手术时需要通过视觉线索了解器械施加的压力。相信随着科技的创新和进步，人工智能科学的不断发展，这些问题将会得到根本性的解决。但目前阶段在选择机器人手术时仍需在术前综合评价，在熟练掌握手术技术后以更加精细的操作和长期的锻炼来弥补这些不足。

（许　松）

参 考 文 献

Gudeloglu A, Brahmbhatt J V, Parekattil S J, 2014. Robot-assisted microsurgery in male infertility and andrology. Urol Clin North Am, 41(4): 559-566.

Harris S J, Arambula-Cosio F, Mei Q, et al, 1997. The Probot: an active robot for prostate resection. Proc Inst Mech Eng H, 211(4): 317-325.

Hidalgo-Tamola J, Sorensen M D, Bice J B, et al, 2009. Pediatric robot-assisted laparoscopic varico-celectomy. J Endourol, 23(8): 1297-1300.

McCullough A, Elebyjian L, Ellen J, et al, 2018. A retrospective review of single-institution outcomes with robotic-assisted microsurgical varicocelectomy. Asian J Androl, 20(2):189-194.

Olga Lechky, 1985.World's first surgical robot in B.C. The Medical Post, 21(23).

Shu T, Taghechian S, Wang R, 2008. Initial experience with robot-assisted varicocelectomy. Asian J Androl, 10(1):146-148.

第十八章　精索静脉曲张的介入治疗

一、经皮导管法精索内静脉栓塞治疗精索静脉曲张的历史

精索静脉曲张的介入诊治历史可追溯至 50 余年前。1966 年 Ahlberg 等实施了精索静脉造影，1977 年 Lima 等首次应用栓塞硬化治疗精索静脉曲张。多年来，国内外学者对介入栓塞治疗精索静脉曲张进行了大量而深入的研究，随着栓塞材料和介入器材的发展，经皮导管法精索内静脉栓塞治疗原发性精索静脉曲张已发展成为目前临床常用的治疗方法。

经皮导管法精索内静脉栓塞治疗是先通过经皮穿刺入路送入导管至精索静脉内造影明确诊断并全面了解血管的解剖情况，再选择性或超选择性向精索内静脉注入栓塞物质，如硬化剂、弹簧圈或明胶海绵颗粒等以达到闭塞曲张精索静脉的一种微创治疗方法。其技术成功率为 92.4% ～ 96%，复发率为 2% ～ 4%。该方法既是一种诊断手段，又是一种疗效良好的治疗方法。该方法能有效地栓塞曲张静脉主干及其分支，从而有效减少术后的复发率，即使是没能栓塞成功的病例，也能通过造影为外科结扎手术提供可靠依据，减少了手术结扎的盲目性。如果外科手术后复发，也可以通过介入精索静脉造影进一步明确复发的原因并进行有效的栓塞治疗。经皮导管法栓塞治疗精索内静脉曲张较传统手术具有创伤小、费用少及痛苦小等优点，且可避免阴囊水肿、血管神经损伤、睾丸鞘膜积液及血肿等外科术后并发症。

二、经皮导管法精索内静脉栓塞术适应证

由中华医学会男科学分会组织编写的 2015 版《精索静脉曲张诊断与治疗中国专家共识》认为精索静脉曲张手术适应证（包括栓塞治疗）根据是否成年和分型而有所不同。

（一）成年（年龄＞ 18 岁）临床型精索静脉曲张适应证

（1）同时具备以下 3 个条件：①存在不育；②精液质量异常；③女方生育能力正常，或虽患有引起不孕的相关疾病，但可能治愈。注：女方患有明确不孕

疾病，男方精液质量异常伴有精索静脉曲张者，经过 1～2 个辅助生育周期未成功，其原因为精卵结合异常导致者，可以考虑行精索静脉曲张手术，等待男方精液质量改善后再继续辅助生育。

（2）虽暂无生育要求，但检查发现精液质量异常者。

（3）精索静脉曲张所伴发的相关症状（如会阴部或睾丸的坠胀、疼痛等）较严重，明显影响生活质量，经保守治疗改善不明显，可考虑行手术治疗。

（4）Ⅱ度或Ⅲ度精索静脉曲张，血清睾酮水平明显下降，排除其他疾病所致者。

（二）亚临床型精索静脉曲张适应证

对于亚临床型的精索静脉曲张患者，一般不推荐行手术治疗。但对于一侧临床型，另一侧为亚临床型的精索静脉曲张患者，有手术指征时，可行双侧手术治疗。

（三）青少年型（年龄 10～18 岁）精索静脉曲张适应证

（1）Ⅱ度或Ⅲ度精索静脉曲张。

（2）患侧睾丸体积低于健侧 20% 者。

（3）睾丸生精功能下降。

（4）由精索静脉曲张引起较严重的相关症状者。

（5）双侧精索静脉曲张。儿童期及青少年期精索静脉曲张应积极寻找有无原发疾病。在考虑进行手术治疗、把握手术指征时，应加强与患者的沟通，充分尊重患者的治疗意愿。青少年精索静脉曲张在术式选择上尚无一致性结论，经皮精索静脉栓塞或硬化治疗作为可选方案之一，其具有创伤小、恢复快、并发症少的优势和特点，容易被青少年所接受。

三、经皮导管法精索内静脉栓塞术禁忌证

心肺功能差；合并其他重要器官系统严重疾病，不能耐受手术；不可纠正的凝血功能障碍；造影剂过敏。

四、栓塞材料的选择及应用

（一）精索静脉常用的栓塞材料

1.血管硬化剂　如 5% 鱼肝油酸钠、无水乙醇、聚多卡醇注射液（polidocanol

injection，乙氧硬化醇）、聚桂醇注射液（lauromacrogol injection，聚氧乙烯月桂醇醚）及沸腾造影剂等，此类栓塞剂可造成血管内皮及血管壁的损害，破坏血液成分，使蛋白质变性沉积，从而改变血液流变学的性质，使其附着、聚集，随后血栓机化、硬化，静脉萎陷，肉芽组织及继之纤维化在萎陷的静脉腔内生长，最终形成纤维索条使静脉腔永久性闭塞，使静脉纤维性闭塞，达到使曲张静脉萎陷的治疗目的。

（1）鱼肝油酸钠：是传统硬化剂，为弱碱性（pH 7.5）的不饱和脂肪酸钠盐。临床常用 5% 鱼肝油酸钠溶液，在食管胃底静脉曲张、下肢静脉曲张、精索静脉曲张、血管瘤及内痔的硬化治疗中均已取得较好的疗效。鱼肝油酸钠含多种脂肪酸，以花生油酸为最多，有血栓素 A2 的作用，可使小血管血流缓慢、血液淤滞，损伤血管内皮并导致其脱落、血管内皮下的胶原暴露，激活内源性凝血系统，具有强烈的溶血作用和诱导血小板聚集的作用，促进血栓形成，继而阻塞血管。油肝油酸钠是近年来国内最常用的硬化剂之一，价廉易得。

（2）无水乙醇：其对血管的永久破坏作用在于以下几点。①迅速凝固、破坏血液中的有形成分，形成栓塞，这种现象在动脉栓塞时易于观察到。②迅速凝固、破坏血管内皮细胞，激活相邻损伤的内皮细胞释放 VEGF 等因子，形成增生；增生的程度与损伤的程度成正比。③足量的乙醇可通过内皮细胞间连接等薄弱处，渗入并破坏其基质。单纯血管内皮细胞损伤，可造成一过性的血管狭窄，由于血管的塑形，最终可完全恢复血流；基质的破坏与损伤，将造成血管不可逆转的狭窄或闭塞。无水乙醇取材方便，操作简便，有强烈的局部作用而无严重的全身反应，可造成或腰背部严重疼痛。

（3）泡沫硬化剂：聚桂醇或聚多卡醇等目前使用时主要以泡沫硬化剂方式注入精索静脉。泡沫硬化剂是把液体硬化剂与气体相混合而形成的硬化剂，1939 年国外就已有应用研究，数十年来泡沫技术不断得到发展和完善，使硬化剂在静脉学的应用中获得新生，泡沫硬化剂的使用成为静脉介入治疗领域近 10 多年来最重要的发展之一。只有具有表面活性的清洁剂类硬化剂才可以产生泡沫。十四烷基硫酸钠（sodium tetradecyl sulfate，STS）、聚多卡醇、聚桂醇和鱼肝油酸钠同属清洁剂类硬化剂，均可用于制作泡沫硬化剂。和传统的直接注入栓塞剂相比，采用泡沫硬化剂主要有以下优势：由于其独特的物理特性，泡沫的空泡作用使硬化剂分子与血管壁接触表面积加大，表面的硬化剂分子浓度保持稳定，泡沫易在血管内滞留，能够作为一个整体进入血管内且保持一定时间，对血液有驱逐作用，因此其"可控性"相对更强；采用泡沫硬化剂疗法治疗精索静脉曲张疗效可能更理想，安全性也更好。2006 年 4 月在德国召开的第二届欧洲泡沫硬化剂疗法协调会议上，专家们认为，泡沫硬化剂疗法的应用推广，使作为微创治疗静脉曲张的硬化剂疗法得到复兴，泡沫硬化剂在各种类型静脉曲张疾病应用，其安全性和有效性已经得到公认。会议最后达成共识，泡沫硬化剂疗法已经成为静脉曲张治疗的选择之一，而这一制剂也确实改进了静脉曲张的治疗手段。临床实践中最受关注的是泡沫特性稳定和对血流的置换能力。十四烷基硫酸钠和聚多卡醇是世界范围内应用最广泛的 2 种硬化剂。研究表明，十四烷基硫酸钠产生泡沫的稳定性是聚多卡醇的 2 倍，且硬化剂浓度越高制成的泡沫稳定性越好，但目前国内市场上可用于制作泡沫硬化剂的主要药物为聚多卡醇及其国产同类产品聚桂醇。目前国内外均主要采用 Tessari 法制作泡沫硬化剂，因为 Tessari 法制作泡沫具有良好的稳定性和均一性。具体方法：取 2 个 10ml 无菌注射器，分别抽取硬化剂和室内空气，注射液空气比为 1：4（泡沫的稳定性及对血流的置换能力最佳），2 个注射器端口与 1 个二通旋塞阀连接呈 90° 角，快速来回推送 2 个注射器内药液 20 次（完成前 10 次推注后将通道阀口尽可能关小），通过由此形成的湍流产生泡沫。国内有学者通过实验研究发现聚桂醇制作泡沫硬化剂时注射液空气比为 1：2 效果更佳。应用泡沫硬化剂时要避免泡沫硬化剂异位栓塞，第二届欧洲泡沫硬化剂疗法协调会议建议泡沫硬化剂的用量为 6～8ml 是安全的，常规应用 40ml 以内的泡沫硬化剂未见有严重并发症报道，但超过这个剂量可见干咳、胸闷、一过性缺血性休克和黑蒙等。

2. 明胶海绵 明胶海绵是一种无毒、无抗原性的蛋白胶类物质，是目前临床使用最多最广的栓塞剂之一。主要优点是无毒、取材容易、使用方便、价格低廉、栓塞可靠、安全有效，有优良的可缩性和遇水再膨胀性。明胶海绵属中期栓塞剂，血管栓塞后 2 周左右开始吸收，3 个月可完全吸收再通，不宜单独使用。明胶海绵的栓塞机制主要为机械性栓塞，另外其海绵状框架内被红细胞填塞，在血管内引起血小板聚集和纤维蛋白原沉积而形成血栓，帮助提高血管栓塞的程度。市售明胶海绵主要有片状及颗粒状两种。使用时片状海绵可备成条状、颗粒状或碎屑状再与造影剂混合，颗粒状海绵可直接与造影剂混合使用。

3. 组织粘胶剂 二氰基丙烯酸异丁酯和氰基丙烯酸异丁酯均为快速固化的液体组织粘胶剂，为高分子化合物，当其与血液或盐水等离子液接触时可迅速聚合固化。所形成的聚合物强度大，聚合时间长，为永久性栓塞剂。它的主要优点是可通过较细的导管；产生即刻和长时间的栓塞作用；可控制其聚合时间以适应不同大小的血管及不同血流速度病变的栓塞需要；无毒性；栓塞作用不依赖于凝血系统的功能。缺点是容易堵塞导管，要用同轴导管，增加了操作上的困难。

4. 弹簧圈 可永久栓塞精索静脉主干，但易遗漏小分支而引起复发，故宜与明胶海绵或硬化剂同时使用。

不锈钢圈为不锈钢丝制作而成的弹簧圈，这种不锈钢圈的尾部或钢圈本身系有织带状物，如涤纶、羊毛及尼龙细丝等，经导管送入后能永久栓塞血管。栓塞的机制主要是机械栓塞及涤纶等织物在血管内引起的局部异物反应。使用时可根据具体情况选择不同直径及长度的钢圈先后推入靶血管内。不锈钢圈栓塞的主要优点是永久性栓塞，嵌在血管内，一般不会发生移位，可栓塞不同直径的血管，不透 X 线，便于长期随访。缺点是属于近端栓塞，容易建立侧支循环，栓塞精索静脉时可单独使用，也可能需要与其他栓塞材料联合使用。如使用微导管栓塞需使用微弹簧圈，其材质为铂金合金，表面附有人造纤维，需通过微导管释放到靶血管内。

（二）栓塞材料的应用方式

精索静脉曲张的栓塞材料多种多样，国内外学者经过长期的摸索总结出多种效果良好的栓塞方式，如血管硬化剂、弹簧圈及组织胶，可单独使用也可联合使用，但目前主流的栓塞方式还是以泡沫硬化剂为主，同时联合弹簧圈栓塞，这种栓塞方式兼顾了主干血管和侧支血管，安全微创、疗效好、复发率低、并发症少，手术费用低。为了便于显影监控，栓塞时各种栓塞材料均需与对比剂混合使用。明胶海绵颗粒可与非离子造影剂混合后注入，无水乙醇（5～15ml）可与碘油（2～3ml）混合，鱼肝油酸钠（4～10ml）可加钽粉或造影剂显影，而泡沫硬化剂是硬化剂与空气或二氧化碳混合，注入时能将之前注入的非离子造影剂推挤移动而显影。注入栓塞物质时需要透视下监控，目的是保证疗效并防止栓塞物质进入睾丸静脉丛及肾静脉。

五、术前准备

完善各种常规检查，包括血常规、凝血功能、肝肾功能及血清离子、肝炎病毒、艾滋病及梅毒等实验室检查，以及胸部 X 线片、心电图检查、生殖激素检查。用手淫法直接收集全部精液进行精液分析，测定精子浓度、精子存活率、精子活力及精子畸形率。精索静脉及睾丸彩色多普勒超声检查，测定双侧睾丸的上下径、左右径、前后径（cm），睾丸体积按公式 $V=\pi$（上下径 × 左右径 × 前后径）/6 计算。

六、经皮导管法精索内静脉栓塞术方法及步骤

经皮导管法精索内静脉栓塞治疗分为顺行栓塞和逆行栓塞两种方式。Pfeiffen 等首先报道了经阴囊的顺行性硬化疗法治疗精索静脉曲张，其后有相

关报道称经腹股沟或经低位腹股沟的顺行性硬化疗法的成功率更高。顺行性硬化疗法的优缺点尚需进一步研究确定。操作方法：阴囊碘伏消毒后，1%利多卡因2ml局部麻醉，于阴囊根部做1.0～2.0cm切口，游离精索，在靠近输精管的蔓状静脉丛中分离出一支较粗直的静脉分支，用Seldinger技术穿刺成功后留置4～5F动脉鞘，再插入造影导管10～20cm，注入非离子造影剂行精索静脉造影，显示曲张血管后于其分支以上5.0cm注入硬化剂，同时嘱患者做Valsalva动作，20min后再次造影，证实栓塞成功后拔管。由于创伤较逆行栓塞法更大、操作复杂等原因，目前已很少使用顺行性栓塞技术治疗精索静脉曲张。

　　目前，临床上栓塞精索静脉主要以经皮导管逆行栓塞方式为主，栓塞材料以泡沫硬化剂、弹簧圈或泡沫硬化剂联合弹簧圈为主。操作步骤如下（图18-1A～C）：

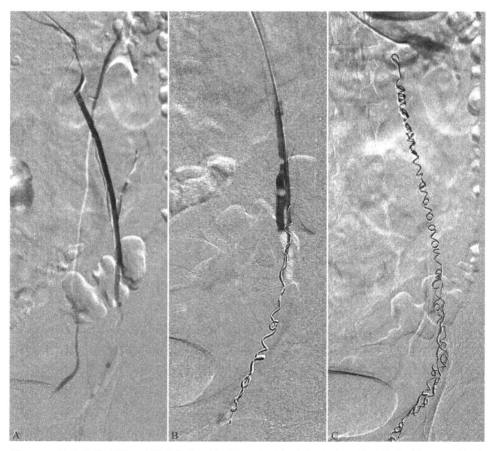

图18-1　精索静脉造影显示精索静脉远端可见两个平行分支（A）；将导管分别插入两平行分支内，单独应用不锈钢圈栓塞每一个分支（B）；由远端至近端应用不锈钢圈栓塞整个精索静脉全程，这种单独应用弹簧圈栓塞的方法费用较高，且较为细小的分支不易栓塞（C）

患者仰卧位，右侧腹股沟区或颈部常规碘伏消毒铺巾后，1% 利多卡因局部麻醉，用 Seldinger 技术穿刺右股静脉或右侧颈内静脉，置入 4-5F 短鞘，沿鞘送入 4-5F COBRA 导管，平腰 1 ～ 2 椎体水平处寻找左肾静脉开口。进入左肾静脉后即行造影，了解肾静脉有无变异、精索静脉开口及有无反流。根据造影结果，沿左肾静脉下缘将导管尖推入精索静脉开口，但不宜太深，以免影响观察瓣膜形态和功能。在 Valsalva 动作时（深吸气后紧闭声门，再用力做呼气动作）推入造影剂造影 10 ～ 20ml，这时腹腔压力增高，下腔静脉血液回流减少，下腔静脉压及肾静脉压升高，使血液逆流入精索静脉，以更好地明确诊断。如果同时患者头高足低位，则精索静脉显影更佳，但临床上较少使用。一般采取分段摄片记录精索静脉全程情况，远端不要超过耻骨联合下缘，以减少睾丸的放射损伤。精索静脉造影主要显示精索静脉主干、静脉瓣及侧支静脉的情况，并对静脉曲张进行分度及分型，典型精索静脉曲张可见精索静脉显著扩张、迂曲，对比剂明显反流，远端对比剂滞留，压力足够则侧支血管可显影或部分显影。确诊精索静脉曲张后，尽可能深入 Cobra 导管并避开侧支静脉，这时需要先以弯头超滑导丝插入精索内静脉后，再沿导丝将导管送入精索内静脉起始部，尽量接近曲张静脉团，可先用弹簧圈栓塞，然后配制泡沫硬化剂，注入造影剂定位，将 5ml 泡沫硬化剂经 Cobra 导管快速注入，注入时嘱患者保持 Valsalva 动作，通过增加腹压将泡沫硬化剂"控制"在病变段，使其充分与血管壁接触作用，这样不但能栓塞主干，还能尽量多地栓塞可能引起复发的侧支血管，减少硬化剂的无效流散，减少不良反应，同时建议必要时压迫腹股沟区防止硬化剂进入睾丸静脉引起静脉炎。注入完毕将造影导管回撤至精索静脉中段（骶髂关节附近），10min 后再次造影检查治疗效果，仍有精索静脉部分扩张、迂曲者，再注入泡沫硬化剂 2 ～ 3ml，隔 10min 造影如仍有精索静脉扩张或侧支血管者，选择直径与精索静脉相当的弹簧圈 2 ～ 4 枚栓塞在精索静脉近端及侧支血管进入主干处，但需警惕弹簧圈移位、脱落的风险。对于主干直径较粗的患者不适合单纯应用泡沫硬化剂，建议必须选择泡沫硬化剂联合弹簧圈分段栓塞方案以提高疗效、降低复发风险（图 18-2、图 18-3）。栓塞结束后再次经导管造影观察精索静脉是否有明显反流。右侧精索静脉多起源于下腔静脉，需将导管直接插入右侧静脉造影，具体造影及栓塞操作步骤同左侧。手术结束后穿刺点加压包扎，股静脉穿刺入路的患者平卧 4 ～ 8h，其后可下床正常活动，颈静脉穿刺通路的患者 4h 内颈部制动，48h 内不要持重或用力，术后第 2 ～ 3 天出院。

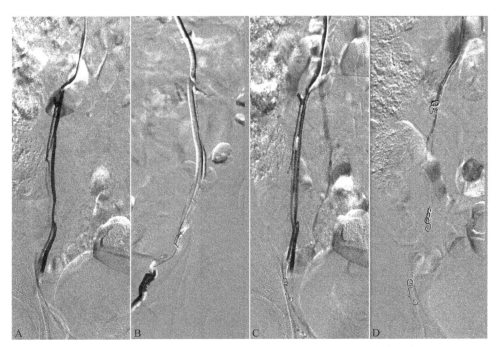

图 18-2 经颈内静脉穿刺插管至左侧精索静脉内造影,显示精索静脉有较高分支,属于Ⅲ型、Ⅱ度曲张(A);经微导管腹股沟管内环水平置入一枚不锈钢圈后,将微导管远端插至不锈钢圈远端,注入造影剂造影,后注入与造影剂等量混合后的 1% 聚多卡醇泡沫硬化剂(B);后撤微导管于腹股沟内环处再次置入不锈钢圈,达到稳定完全栓塞(C);以同样的方式,依次在精索静脉分支处置入不锈钢圈,并辅以泡沫硬化剂栓塞,最后造影,全部分支消失,栓塞效果良好(D)

七、精索静脉曲张造影表现、分度及分型

精索静脉曲张有多种诊断方法,而精索静脉逆行造影是诊断精索静脉曲张的最直观的方法,它可查明病因、部位、曲张程度以及动态观察侧支循环和血液逆流情况,正确指导治疗,同时有助于减少高位结扎手术的失败率和分析手术失败原因。

精索静脉曲张分度:按照 Seyfeth 方法将精索内静脉曲张分为四度。① 0 度:静脉无曲张,造影剂进入精索内静脉< 5cm;② Ⅰ度:造影剂进入静脉达 5cm 以上;③ Ⅱ度:造影剂达腰 4 ~ 5 椎体水平或下降 10cm;④ Ⅲ度:造影剂达腹股沟管或更低,有时可见到主干旁有侧支形成。根据曲张程度可以预测栓塞剂量的多少。

精索静脉曲张分型:Bahren 等对精索静脉解剖及变异做了深入研究后,将

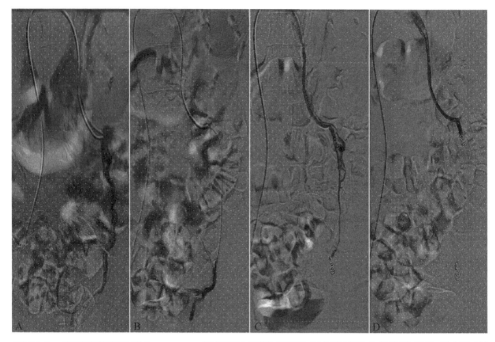

图 18-3 经股静脉通路插入 5F Cobra 导管至左侧精索静脉内造影显示曲张静脉的分型（Ⅲ型）和分度（Ⅲ度）及侧支的情况（A）；再经 5F 导管送入 2.7F 微导管进入精索静脉于接近内环水平置入一枚铂金微弹簧圈后，将微导管远端插至微弹簧圈远端，注入造影剂造影，后注入与造影剂等量混合后的聚桂醇泡沫硬化剂（B）；后撤微导管于腹股沟内环水平再次置入微弹簧圈，达到致密栓塞（C）；将导管撤至精索静脉中段（骶髂关节附近），置入一枚铂金微弹簧圈，将微导管再插至微弹簧圈远端，注入造影剂造影至内环水平，后注入与造影剂等量混合后的聚桂醇泡沫硬化剂，全部分支消失，栓塞效果良好（D）

精索静脉造影分为以下六种类型（图 18-4），对于精索静脉曲张的诊断和治疗有重要的指导意义。0 型（静脉瓣膜正常型）：静脉瓣膜功能正常，造影时无造影剂反流至精索静脉，亦无侧支显影。Ⅰ型（普通型或标准型）：静脉瓣膜缺陷或功能不全，造影剂逆行进入增粗的精索静脉、睾丸静脉显影。Ⅱ型（腰静脉吻合型）：精索静脉主干与腰静脉间有侧支吻合交通，中上段可同时开口于肾静脉或分别开口于肾静脉和下腔静脉。Ⅲ型（主干分叉型）：精索静脉主干中段分成口径相等的 2 支，其间可有侧支相通，而上段及下段合成单支。Ⅳ型（单纯肾内静脉逆流型）：静脉瓣膜功能正常，造影剂停留于瓣膜上方，肾内静脉向内下方分支与精索静脉主干交通，精索静脉增粗，睾丸静脉显影。Ⅴ型（双肾静脉型）：肾静脉有 2 条，精索静脉开口于其中 1 条或 2 条汇合的肾静脉。由于胚胎的原因，左侧精索静脉汇入左肾静脉的解剖变异极为常见，为确认双开口或多开口变异的精索静脉，导管前端尽可能插入精索静脉中远端，快速注入大量造影剂，仔细观察其静脉回流。

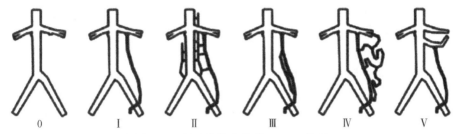

图 18-4　精索静脉曲张的 Bahren 分型

八、经皮导管法精索静脉栓塞术的注意事项

经皮导管法精索静脉栓塞术虽有许多优越性，但操作技术是在血管腔内进行，对栓塞过程的细节要予以足够重视。

（1）入路的选择：根据解剖特点，右股静脉是髂总静脉的延续，较短，左股静脉稍长，导管进入后不易控制，影响成功率，加之穿刺右股静脉较左股静脉操作更为方便、快捷、灵活，故穿刺点应首选右侧股静脉。如经右股静脉通路因角度、支撑力不足等原因不能将造影导管插入左肾静脉，可先进入长鞘或 RDC Guiding 导管，然后再送入 5F Cobra 导管，也可改为采用经右肘静脉或右颈内静脉入路下行性插管，Philipp 等研究表明经颈和经股静脉穿刺成功率和操作时间等方面均无明显差异。

（2）操作中避免粗暴操作及过早进导丝至精索静脉，防止血管痉挛引起导丝再入困难。

（3）栓塞水平：若精索内静脉近端呈"Y"形改变，栓塞的部位应在"Y"以下，若精索内静脉远端有 2～3 条分支，应在所有分支汇合点以上栓塞，并将所有分支都分别完全栓塞，防止术后腹压增加时肾上腺和肾产生的有毒物质通过侧支循环返入精索静脉内继续造成损伤。

（4）用弹簧圈栓塞时应当注意以下几点：①远端第一枚弹簧圈建议留置在腹股沟"内环"水平，骨性标志为耻骨上支水平，造影时精索静脉由垂直变成斜行向内的部位就是内环。②弹簧圈直径的选择：第一枚弹簧圈建议大于精索静脉直径约 20%，接下来可以用直径稍小的弹簧圈使局部栓塞更致密。在该处弹簧圈上方注入泡沫硬化剂时可防止其反流至内环以下引起精索炎症及睾丸疼痛。③释放弹簧圈时也要做 Valsalva 动作。④在弹簧圈上方加压造影时更有利于发现潜在的侧支静脉，而在弹簧圈上方注入泡沫硬化剂时也使泡沫硬化剂更容易进入这些侧支静脉内，从而使栓塞更完全，减少将来复发的概率，因此分段进行弹簧圈栓塞和注入泡沫硬化剂是非常有必要的。

（5）注入泡沫硬化剂的注意事项：①泡沫硬化剂的注入量要通过之前注入的非离子造影剂用量进行预估，换言之就是用等量的泡沫硬化剂去替换和推挤已显影的一段精索静脉主干内的造影剂。②泡沫硬化剂通过 Tessari 法制作好之后要尽快注入患侧静脉内，否则也会影响硬化效果。③注入泡沫硬化剂时也要做Valsalva 动作。④泡沫硬化剂注入静脉后要等 10min 以上才可造影，否则会减低硬化效果。⑤运用血管硬化剂栓塞时，严格掌握用药剂量及栓塞血管长度，下端不应超过内环水平，上端不应反流至肾静脉，防止硬化剂作用引起精索炎及肾静脉损伤，甚至肺动脉栓塞。

（6）术中注意防护患者睾丸，避免接受过量 X 线照射。部分患者恐惧射线对身体的影响，尤其是不育患者。需做好术前与患者的沟通，术中使用薄铅板或铅垫保护生殖器，消除其顾虑，并签署知情同意书。

（7）精索静脉与肾静脉交汇处变异甚多，术前应备有多种形状的导管来满足术中需要，必要时使用微导管及微导丝增强成功率、减少副损伤。一般认为，影响技术成功率的主要因素是精索静脉解剖及其变异，其次是静脉痉挛。

（8）有文献报道，右侧栓塞失败率高达 49%，因此对于双侧精索静脉曲张要慎重选择经导管栓塞治疗的方式，当然栓塞是否成功也与栓塞者的技术和经验有密切的关系。

（9）微导管的使用：如果精索静脉开口经普通的导丝难以超选或反复插管未能成功，可使用微导管进行超选择插管和栓塞，这样可以避免因反复刺激而造成血管损伤及痉挛，提高插管及栓塞成功率。

九、经皮导管法精索静脉栓塞术的并发症

经导管精索静脉栓塞术的并发症较少，且症状多较轻微。

1. 睾丸疼痛 多为轻度或中度疼痛，可使用非甾体抗炎药（NSAID）止痛。

2. 肾静脉及肺动脉栓塞 主要是因为栓塞时选择的弹簧圈直径过小或操作不当引起弹簧圈脱落移位至肾静脉、肺动脉主干或分支内，为少见并发症，多为无症状栓塞，少数会引起胸痛、呼吸困难甚至危及生命。

3. 精索静脉穿孔 因精索静脉血管壁薄，操作粗暴、经验不足或病情复杂时容易造成精索静脉穿孔或内膜损伤，因此插管操作动作应轻柔，少用或不用直头导丝及硬导丝，必要时使用微导管及微导丝，以防止损伤静脉内膜或造成穿孔（图18-5）。一旦发生穿孔或内膜损伤，虽然一般没有临床症状但可能导致手术无法顺利进行下去，这种情况发生时可以选择在 1～2 周后再次手术。

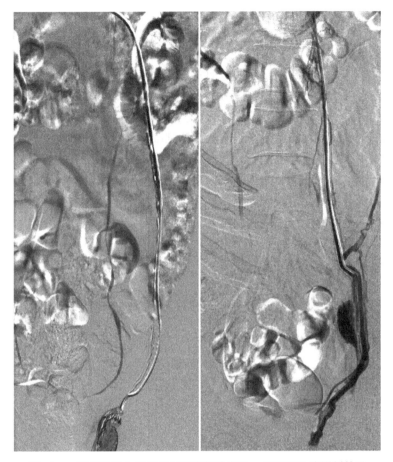

图 18-5 栓塞过程中导丝引起精索静脉穿孔，造影显示造影剂外溢

4. 蔓状静脉静脉炎 发生率约为 5%，往往为自限性，不需处理或可口服非甾体抗炎药治疗。

5. 术后复发 发生率在 4% 左右，详见介入栓塞术后复发的判断与处理。

6. 阴囊水肿 很少发生。

7. 弹簧圈过敏 为罕见并发症，普通弹簧圈的材质为不锈钢，微弹簧圈的材质以铂金为主，并混有少量的钨，不锈钢和钨都有致敏的可能。曾有文献报道患者左侧精索静脉置入微弹簧圈后出现钨的过敏反应，切除左侧精索静脉后过敏症状完全缓解。

8. 静脉穿刺点血肿 因术中一般不给予全身肝素化，颈内静脉或股静脉压力也较低，压迫止血穿刺点相对容易，一般压迫 5～10min 即可包扎固定，一旦出现血肿需要加大压迫力度和延长压迫时间，不需特殊处理。

十、经皮导管法精索静脉栓塞术后复发的判断与处理

与其他手术方式一样，精索静脉曲张患者介入治疗后也可能复发。判断精索静脉曲张是否复发的标准并不统一，欧美有些学者仍然以"触诊"作为诊断标准，仅在部分患者采用彩色多普勒超声检查。一般认为应综合术后 6 个月以后体格检查和彩色多普勒超声检查结果，当两者都达到临床型精索静脉曲张的诊断标准时考虑存在复发，必要时可再次行静脉造影术评估。介入术后复发的原因主要是侧支静脉未能栓塞或双侧静脉曲张但仅栓塞一侧。复发性精索静脉曲张的治疗必须遵循精索静脉曲张的一般治疗原则，再次手术的指征需要符合手术适应证，根据患者及疾病的具体情况、手术史、医院条件、术者擅长，在与患者和（或）家属充分沟通后，可以选择传统开放手术、显微手术、腹腔镜手术和精索内静脉造影及经皮导管法栓塞术等。

十一、经皮导管法精索静脉栓塞术的疗效及预后

近年来几乎所有研究结果均表明，无论是栓塞还是外科结扎，都能改善精液质量，包括精子浓度、精子能动性及增加精子数量，甚至逆转精子 DNA 损伤，从而提高精索静脉曲张患者的生育力，而对精子体积与形态无明显影响。李龙等的研究结果提示精索静脉栓塞术能提高精索静脉曲张患者的生育力，患者精液部分指标在术后 3 个月即获得明显的改善，首先是精子浓度的提高，其次是精子活动力、畸形精子的改善。但精液质量的改善并不随时间的推移而更为显著，而是至术后 6 个月即维持在一定的水平，不再有较大的提高。考虑是由于人精子的发生需 65 ～ 75 天，精子在附睾中成熟需 10 ～ 15 天，因此治疗的效果要在75 ～ 90 天后方能体现。因此，栓塞术后 3 个月精液质量的明显改善是消除了精索静脉曲张引起不育的原因后，使得未遭受严重损害的生精细胞功能得以逆转恢复的结果，而损害严重的生精细胞不再能恢复，所以精液质量不再有明显的上升而维持在某一水平，而睾丸体积的恢复可能需要更长的时间。目前，与外科手术相比介入栓塞术是否在提高女方自然妊娠率方面更有优势仍有争议。但与外科手术相比，介入栓塞治疗需要的住院和恢复时间更短。介入栓塞治疗对于临床型精索静脉曲张有明显睾丸疼痛的患者，疼痛的完全缓解率为 85% ～ 95%，这主要与疼痛性质、持续时间和精索静脉曲张程度有关，但术后有部分患者在未检测到精索静脉曲张复发的情况下仍有疼痛，可能原因为精索静脉曲张不是引起睾丸疼痛的唯一病因。因此，术前需要详细询问病史及检查来排除其他病因，而针对此

类睾丸疼痛，首选为保守治疗。

需要指出的是，并非所有精索静脉曲张患者都适合经导管栓塞治疗，一部分患者必须采用外科手术，因此两种方法目前不可能互相代替。有学者报道，两种方法的联合治疗显示了较单一疗法更好的效果，因此联合应用也可能是一种选择。

（孙　巍）

参 考 文 献

邓春华，商学军，2015. 精索静脉曲张诊断与治疗中国专家共识. 中华男科学杂志，21(11):1035-1042.

郭启勇，2007. 实用放射学. 3 版. 北京：人民卫生出版社.

李龙，曾欣巧，桑惠君，等，2006. 经导管血管栓塞术对精索静脉曲张患者生育力的影响. 中华放射学杂志，40(7):748-751.

刘蒙，刘小平，郭伟，等，2011. 导管引导下泡沫硬化剂疗法治疗精索静脉曲张. 介入放射学杂志，20(4): 300-302.

万向荣，许承斌，马广勤，等，1995. NT- 海球栓静脉栓塞治疗精索静脉曲张. 中华外科杂志，33(9): 566-567.

王沈凡，温耀安，木海琦，等，2016. 青少年精索静脉曲张评估与干预新进展. 中华男科学杂志，22(6):548-552.

肖书萍，李小芳，耿志琦，2012. 健康教育路径在介入栓塞治疗精索静脉曲张患者中的应用. 护理学杂志，27(14):75-77.

许卫国，李家平，彭秀斌，等，2008. 介入栓塞治疗精索静脉曲张的临床体会. 中国介入影像与治疗学，5(3): 218-220.

杨四清，王异家，王应才，等，2002. 72 例精索静脉曲张硬化治疗的回顾性分析. 临床放射学杂志，21(5): 381-384.

张志超，付桥，张景宇，2013. 导管引导下泡沫硬化剂治疗精索静脉曲张的疗效分析. 临床泌尿外科杂志，28(3):220-221,240.

周建辉，陈延，肖承江，等，1999. 无水酒精加明胶海绵栓塞治疗精索静脉曲张的临床意义. 实用放射学杂志，15(8):41.

Bähren W, Lenz M, Porst H, et al, 1983. Side effects, complications and contraindications for percutaneous sclerotherapy of the internal spermatic vein in the treatment of idiopathic varicocele. Röfo, 138(2):172-179.

Bechara C F, Weakley S M, Kougias P, et al, 2009. Percutaneous treatment of varicocele with microcoil embolization: comparison of treatment outcome with laparoscopic varicocelectomy. Vascular, 17(Supplement 3): S129-S136.

Calama Santiago J A, Penedo Cobos J M, Molina López M Y, et al, 2008. Paediatric varicocele embolization dosimetric study. Actas Urol Esp, 32(8): 833-842.

Canning D A, 2003. Percutaneous embolization of varicocele in children: A Canadian experience. J Urol，170(1):328.

Chalmers N, Hufton A P, Jackson R W, et al, 2000. Radiation risk estimation in varicocele emboliza-tion. Br J Radiol, 73(867): 293-297.

Clague G A, McGann G, Gilbert H, 2012. An unusual allergy to platinum embolization coils. Cardio-vasc Intervent Radiol, 35(1): 215-216.

Clarke S A, Agrawal M, Reidy J, 2001. Percutaneous transfemoral testicular vein embolisation in the treatment of childhood varicocoele. Pediatr Radiol, 31(7): 515-517.

Favard N, Moulin M, Fauque P, et al, 2015. Comparison of three different embolic materials for vari-cocele embolization: retrospective study of tolerance, radiation and recurrence rate. Quant Imag-ing Med Surg, 5(6): 806-814.

Fayad F, Sellier N, Chabaud M, et al, 2011. Percutaneous retrograde endovascular occlusion for pedi-atric varicocele. J Pediatr Surg, 46(3): 525-529.

Flacke S, Schuster M, Kovacs A, et al, 2008. Embolization of varicocles: pretreatment sperm motility predicts later pregnancy in partners of infertile men. Radiology, 248(2): 540-549.

Gandini R, Konda D, Reale C A, et al, 2008. Male varicocele: transcatheter foam sclerotherapy with sodium tetradecyl sulfate: outcome in 244 patients. Radiology, 246(2): 612-618.

Guevara C J, El-Hilal A H, Darcy M D, 2015. Percutaneous antegrade varicocele embolization via the testicular vein in a patient with recurrent varicocele after surgical repair. Cardiovasc Intervent Ra-diol, 38(5): 1325-1329.

Halpern J, Mittal S, Pereira K, et al, 2016. Percutaneous embolization of varicocele: technique, indi-cations, relative contraindications, and complications. Asian J Androl, 18(2): 234-238.

Hawkins C M, Racadio J M, McKinney D N, et al, 2012. Varicocele retrograde embolization with boiling contrast medium and gelatin sponges in adolescent subjects: a clinically effective thera-peutic alternative. J Vasc Interv Radiol, 23(2): 206-210.

Heye S, Maleux G, Wilms G, 2006. Pain experience during internal spermatic vein embolization for varicocele: comparison of two cyanoacrylate glues. Eur Radiol, 16(1): 132-136.

Jargiello T, Drelich-Zbroja A, Falkowski A, et al, 2015. Endovascular transcatheter embolization of recurrent postsurgical varicocele: anatomic reasons for surgical failure. Acta Radiol, 56(1): 63-69.

Kim J, Shin J H, Yoon H K, et al, 2012. Persistent or recurrent varicocoele after failed varicocoelec-tomy: Outcome in patients treated using percutaneous transcatheter embolization. Clin Radiol, 67(4): 359-365.

Kolilekas L, Kalomenidis I, Manali E D, et al, 2008. Cyanoacrylate-related pulmonary embolism fol-lowing percutaneous varicocele embolization. South Med J, 101(10): 1073-1074.

Lima S S, Castro M P, Costa O F, 2009. A new method for the treatment of varicocele. Andrologia, 10(2): 103-106.

Malekzadeh S, Fraga-Silva R A, Morère P H, et al, 2016. Varicocele percutaneous embolization out-comes in a pediatric group: 7-year retrospective study. Int Urol Nephrol, 48(9): 1395-1399.

Muthuveloe D W, During V, Ashdown D, et al, 2015. Erratum to: The effectiveness of varicocele embolisation for the treatment of varicocele related orchalgia. SpringerPlus, 4(1): 484.

Muthuveloe D W, During V, Ashdown D, et al, 2015. The effectiveness of varicocele embolisation for the treatment of varicocele related orchalgia. SpringerPlus, 4(1): 392.

Pfeiffer D，Johnsen N，Tauber R，1994. Antegrade scrotal sclerotherapy of varicocele in children and adolescents．Aktuel Urol，25(5).

Prasivoravong J, Marcelli F, Lemaître L, et al, 2014. Beneficial effects of varicocele embolization on semen parameters. Basic Clin Androl, 24: 9.

Puche-Sanz I, Flores-Martín J F, Vázquez-Alonso F, et al, 2014. Primary treatment of painful varicocoele through percutaneous retrograde embolization with fibred coils. Andrology, 2(5): 716-720.

Ramasamy R, 2014. Percutaneous embolization: a viable treatment option for varicocele. Basic Clin Androl, 24(1): 10.

Reiner E, Pollak J S, Henderson K J, et al, 2008. Initial experience with 3% sodium tetradecyl sulfate foam and fibered coils for management of adolescent varicocele. J Vasc Interv Radiol, 19(2): 207-210.

Riede P, McCarthy E, Cary R, et al, 2016. Neck or groin access for varicocele embolisation: Is it important? J Med Imaging Radiat Oncol, 60(6): 728-732.

Sivanathan C, Abernethy L J, 2003. Retrograde embolisation of varicocele in the paediatric age group: a review of 10 years' practice. Ann R Coll Surg Engl, 85(1): 50-51.

Storm D W, Hogan M J, Jayanthi V R, 2010. Initial experience with percutaneous selective embolization: a truly minimally invasive treatment of the adolescent varicocele with no risk of hydrocele development. J Pediatr Urol, 6(6): 567-571.

Sze D Y, Kao J S, Frisoli J K, et al, 2008. Persistent and recurrent postsurgical varicoceles: venographic anatomy and treatment with N-butyl cyanoacrylate embolization. J Vasc Interv Radiol, 19(4): 539-545.

Tay K H, Martin M L, Mayer A L, et al, 2002. Selective spermatic venography and varicocele embolization in men with circumaortic left renal veins. J Vasc Interv Radiol, 13(7): 739-742.

Urbano J, Cabrera M, Alonso-Burgos A, 2014. Sclerosis and varicocele embolization with N-butyl cyanoacrylate: experience in 41 patients. Acta Radiol, 55(2): 179-185.

Vanlangenhove P, de Keukeleire K, Everaert K, et al, 2012. Efficacy and safety of two different n-butyl-2-cyanoacrylates for the embolization of varicoceles: a prospective, randomized, blinded study. Cardiovasc Intervent Radiol, 35(3): 598-606.

Vanlangenhove P, Everaert K, van Maele G, et al, 2014. Tolerance of glue embolization under local anesthesia in varicoceles: a comparative study of two different cyanoacrylates. Eur J Radiol, 83(3): 559-563.

Verstandig A G, Shamieh B, Shraibman V, et al, 2015. Radiation dose reduction in fluoroscopic procedures: left varicocele embolization as a model. Eur Radiol, 25(6): 1639-1645.

第十九章 精索静脉曲张的中医药治疗

精索静脉曲张是一种血管病变，中医称之为筋瘤、筋疝、偏坠等。精索静脉曲张分为原发性与继发性两类，本章主要探讨原发性精索静脉曲张。

一、病因病机

（一）病因

（1）先天禀赋不足，元气亏虚，导致肾气不充，肾主藏精，精血同源互相化生。或性事过频，房室戕伐，伤肾耗精，精不生血，肝血亏虚，肝主宗筋，肝血不足，以致筋脉失养，脉络不和而发病。

（2）寒凝肝脉，肝主阳气之生发，寒邪伤阳；久居湿地，或冒雨涉水，湿邪趋下，易阻气机，肝气被郁。或房事后感寒，寒邪直中厥阴，损伤肝气之生发。寒湿之邪内侵，凝滞肝脉，因寒因湿，导致肝气郁结，气为血之帅，气结则血滞，血行不畅而发病。

（3）肾虚血瘀，肾主生殖，肾气亏虚，肾气为诸气之根本，气化推动无力，行血不畅，血液不能正常运行，停留络脉则成瘀血阻滞，经筋而致精索静脉曲张。

（4）瘀血阻络，如强力举重，经久站立，或阴部创伤，致筋脉受损，或饮食不节，过食醇酒厚味，损伤脾胃，脾胃为后天之本，气血化生之源，脾气不足则升举无力，血郁于下；脾胃不足，运化失司，导致湿热内生、下注，湿热阻滞气机，以致血络瘀滞而发病。

（5）湿热瘀阻，饮食不节，损伤脾胃，湿热内生，或者肝经升发不畅，湿热下注，瘀热互结导致络脉失和而致精索静脉曲张。

（二）病机

肝肾不足，外感寒湿，气滞血瘀，筋脉失濡；筋脉损伤，肝脉瘀滞；湿热下注，经脉失和；脾虚气陷，气血无力，久而久之则瘀血停滞。简言之，不外寒、湿、热、瘀蕴于筋脉，阻滞经络，气滞血瘀，不通则痛，不荣则痛。

二、临证思路

（一）病机辨识

1. 实证　湿热瘀阻，湿邪为阴邪也，具有其特性，下侵且重浊；而睾丸属于下焦之器官，易被湿邪之气入侵；这种邪气可划分为湿热及寒湿，外侵之湿邪以湿热为主；湿热困阻气机，气为血之帅，气行则血行，气滞则血瘀，致使湿热之邪淤积筋脉；或脾虚生湿，与肝经郁热合并下注，影响血之畅行，致瘀血为患，遂发本病。

瘀血阻络：睾丸属肝经循行部位，湿热蕴结，阻滞肝经，肝失疏泄，则致气血瘀滞；或瘀血停滞日久，郁而化热，呈现瘀热之证；或久病因虚致瘀，可致精室血脉瘀滞。

寒凝肝脉：外感阴寒之邪，寒凝肝脉，气血瘀阻，筋脉失养；或命火不足，阳气衰微，失于温煦，寒邪乘虚而入。

2. 虚证

肝肾亏虚：肝肾同源，精血同源，故精能化血；肾精不足可致肝肾亏虚，精血亏虚则外肾失于濡养；肝是刚脏，体阴而用阳，肝体不足则肝用失持，易致疏泄失常，经气不顺，故睾丸出现坠胀，阴囊有湿气，故时时有隐隐作痛；久病入络且气血瘀滞、脉络瘀阻，又可见阴囊青筋显露，状若蚯蚓。

肾虚血瘀：多由先天禀赋不足，肾气亏虚，气虚运血无力，血脉不通成瘀，瘀滞回流不畅而滞留于宗筋，乃成筋瘤；肾阴亏虚，阴津匮乏，"津血同源"，津亏无以化生血液，津亏血虚，血脉无以荣养，亦致血脉瘀阻而成筋瘤。

（二）症状辨识

1. 坠胀　阴囊下坠明显，青筋裸露，触摸精索粗糙，病程较久，舌质紫暗，脉象涩，为瘀血阻络之征；而小腹冷痛，小便清长，大便溏薄，喜暖畏寒，形寒肢冷，舌质暗淡苔，脉沉迟而细，为阳虚而寒凝肝脉；腰膝酸软，头昏耳鸣，健忘，夜尿频，阳痿，舌质淡红苔白，脉沉细，是肾虚而气虚运血无力；会阴易汗，腰膝沉重乏力，小便不畅，喜卧嗜睡，是湿热瘀阻脉络。

2. 疼痛　阴囊肿坠刺痛，精索较粗，静脉曲张明显，舌质暗红苔薄黄，脉象弦细稍涩是为瘀血内阻。而小腹冷痛，遇寒加重，遇暖则减，是寒邪客于肝脉。

3. 舌相　舌淡胖偏暗，苔白，脉沉而滑，多为湿邪内蕴，常伴有小便不畅，大便稀溏；舌质淡红苔白，脉沉细，为肾精亏虚，伴有耳鸣如蝉，夜尿频多；舌质暗淡苔，脉沉迟而细，多为阳虚而寒凝肝脉，伴有形寒肢冷，小便清长。

（三）治则与处方原则

精索静脉曲张的病理本质为瘀血内阻，故治疗当以活血为要。实证多见于湿热瘀阻、瘀血阻络及寒凝肝脉，分别治以祛瘀利湿、活血化瘀及温阳活血；虚证多见于肝肾亏虚及肾虚血瘀，治疗又当以滋补肝肾，养肝行瘀及补肾祛瘀。

1. 实证 湿热瘀阻，湿热困阻气机，气为血之帅，气行则血行，气滞则血瘀，致使湿热之邪淤积筋脉，症见：阴囊坠胀潮湿，灼热刺痛或红肿，精索静脉曲张迂曲成团，如蚯蚓状，伴身重倦怠，脘腹痞闷，口腻恶心，治以清热利湿，化瘀通络。常用药物：清利湿热多用苍术、黄柏、薏苡仁、萆薢，活血化瘀多用川牛膝、大黄、桂枝、桃仁等。

瘀血阻络，气滞则血瘀，瘀血内停，导致脉络瘀阻，症见阴囊肿坠刺痛，精索较粗，静脉曲张明显，舌质暗红苔薄黄，脉象弦细稍涩。治以疏肝行气，祛瘀活血，柴胡、白芍、枳实、广木香、郁金疏肝行气，当归、桃仁、赤芍、红花、川牛膝、三棱、莪术活血祛瘀。

寒凝肝脉，阴寒之邪，客于肝脉，或者阳虚内寒，气血瘀阻，筋脉失养，症见阴囊下坠收缩，小腹冷痛，小便清长，喜暖畏寒，形寒肢冷。祛瘀温阳、散寒。制附子、吴茱萸、乌药、肉桂暖肝散寒，当归、地龙、桃仁、红花活血化瘀。

2. 虚证 肝肾亏虚，肝体不足则肝用失持，易致疏泄失常，经气不顺，则脉络瘀滞，治以益肾柔肝，活血化瘀。熟地黄、续断、白芍、山茱萸、枸杞、牛膝、五味子、升麻、红枣、青皮养肾柔肝，丹参、莪术、川牛膝、地鳖虫、当归尾活血化瘀。

肾虚血瘀，肾气亏虚，气虚运血无力，血脉不通成瘀。治以补肾祛瘀。熟地黄、肉苁蓉、补骨脂、杜仲、桑寄生、怀山药补益填精，当归、赤芍、丹参、川牛膝活血化瘀。

三、辨证论治

1. 湿热瘀阻证 症见阴囊坠胀潮湿，灼热刺痛或红肿，精索静脉曲张迂曲成团，如蚯蚓状；伴身重倦怠，脘腹痞闷，口腻恶心，或伴尿频、尿急、尿痛或下腹部、耻骨部疼痛不适；舌红，苔黄腻，脉弦滑。

治则清热利湿，化瘀通络。方用四妙散加减，常用苍术、黄柏、川牛膝、薏苡仁、大黄、桂枝、桃仁、萆薢、萹蓄、元胡、姜黄等。

若以肝经湿热为主，可用龙胆泻肝汤加减。

2.瘀血阻络证　症见阴囊青筋暴露，盘曲成团，睾丸坠胀、疼痛，伴面色晦暗，舌质暗，苔薄，舌底脉络瘀阻，脉弦。

治则祛瘀通络。方用少腹逐瘀汤加减，常用桂枝、茯苓、丹皮、蒲黄、蜈蚣、鸡血藤、路路通、川牛膝、红花、地龙、延胡索、田三七等。

肝郁较重者，加柴胡、白芍、枳实、广木香、郁金。

偏于脾虚下陷者，可合用补中益气汤。

3.寒凝肝脉证　症见阴囊下坠收缩，小腹冷痛，小便清长，大便溏薄，喜暖畏寒，形寒肢冷，舌质暗淡苔，脉沉迟而细。

治则温阳散寒，祛瘀通络。方用暖肝煎加减，常用当归、地龙、桃仁、红花、制附子、淫羊藿、川牛膝、小茴香、吴茱萸、乌药、肉桂。

4.肝肾亏虚证　症见阴囊青筋显露，坠胀疼痛，腰膝酸软，失眠多梦，左侧睾丸软小，阳痿，或伴有情怀抑郁，善叹息，胸闷不舒，舌瘦，脉沉细而无力。

治则补肾填精，疏肝活血。方用左归丸加乌药、小茴香、王不留行、当归、丹参、鸡血藤。

若瘀久化热，当滋阴清热，加生地黄、麦冬、紫草、石斛、女贞子。

若肝郁较重，可合用柴胡疏肝散。

四、其他

（一）中成药

1.桂枝茯苓丸　具有活血通络，化瘀消癥的功效，适用于瘀血阻络的精索静脉曲张患者，每次 9g，每日 2 次。

2.补中益气丸　具有补中益气，升阳举陷的功效，适用于脾虚气陷，行血无力的精索静脉曲张患者，每次 9g，每日 2 次。

3.龙胆泻肝丸　具有清利肝胆湿热的作用，用于湿热血瘀者，每次 9g，每日 2 次。

（二）验方

（1）通精煎。丹参 15g，莪术 15g，川牛膝 15g，柴胡 10g，牡蛎 30g，生黄芪 20g，水煎服。

（2）茵陈 30g，佛手、荔枝核、黄皮核、萆薢、灯笼草各 15g，川楝子 15g，青皮 12g，水煎服。用于湿热下注证。

（3）三棱、莪术、荔枝核各 18g，青皮 15g，川楝子、土鳖虫、黄皮核、台乌药、炙甘草各 12g，水煎服。用于老伤瘀阻证。

（三）外治法

1. 外用洗剂配合外敷药　伸筋草 50g，透骨草、刘寄奴各 25g，艾叶 40g，红花 15g，水煎熏洗局部 15min，每日 3 次；外用敷药：夏枯草、白芥子、五倍子、白芷各 20g，浙贝母 25g，儿茶 10g；上药共碾末，黄酒 50g 调粥状，装布袋敷患处，上盖热水袋，每日 1 次。适用于瘀血阻络型精索静脉曲张。

2. 外用洗剂　五倍子、鸡血藤、三棱、莪术、小茴香各 30g，水煎趁热熏洗阴囊及会阴部，熏洗后即用预备好的布带挎在腰上将阴囊托起，以 2 周为 1 个疗程。适用于瘀血阻络型精索静脉曲张。

3. 外敷药物　外用紫草 15g，升麻 20g，赤芍 30g，防风 10g，白芷 20g，红花 15g，当归 30g，荆芥 10g，儿茶 15g，粉碎至极细末，加凡士林调匀外用。适用于瘀血阻络型精索静脉曲张。

（四）穴位注射

以阴廉穴为针刺基本穴位，常规消毒后，注入当归注射液 4ml，每日 1 次，左右穴位交替，注射 15 日为 1 个疗程，治疗时间为 30 日。

（五）运动疗法

吸气踢腿法。具体方法为双手扶握床头或其他物体，进行深呼吸，随着吸气将小腹收缩，意念气从下腹部提起，在吸气的同时，将患侧的腿伸直，并用力向上踢起，如此反复操作半小时，每日 3 次，30 日为 1 个疗程。笔者使用该方法治疗 5 例患者，均取得显著疗效，但为巩固疗效，在症状消失后仍需早、午、晚坚持操作各 100 次。

五、预防调护

（1）避免久站、重体力劳动，防止腹压增高，可经常穿紧身裤，以防阴囊下坠。

（2）减少性生活，减轻会阴部静脉充血。

（3）注意精神调节，不可暴怒伤肝，宜动静结合。

（4）勿食辛辣刺激食物，保持大便通畅。

（高瑞松　周　青）

参 考 文 献

邓春华,商学军,2015.精索静脉曲张诊断与治疗中国专家共识.中华男科学杂志,21(11):89-96.

杜宝俊,闫朋宜,郑湲璟,2013.从调肝活血辨证论治精索静脉曲张.世界中西医结合杂志,8(10): 1063-1065.

郜都,崔云,吴峻,等,2013.崔云教授中医论治精索静脉曲张致不育症经验.中国全科医学,16(11C):3951-3953.

关伟,王鹏,2007.崔学教教授治疗精索静脉曲张经验介绍.新中医,39(7): 9-10.

黎正泽,吴春,刘美莲,等,2012.史宏主任医师治疗精索静脉曲张性不育症经验探微.广西中医药大学学报,15(3): 31-33.

李菊敏,张耀圣,商建伟,等,2017.益气升清法论治精索静脉曲张之浅探.江西中医药大学学报,29(2): 17-18, 21.

屈治学,向巧玲,1999.中药内服外洗治疗精索静脉曲张.四川中医,17(7): 41.

孙志兴,薛建国,2014.加味四妙勇安汤治疗瘀热型精索静脉曲张 32 例.四川中医,32(8): 109-110.

王聪,于冰,张永臣,2016.张永臣教授针刺结合脐疗法治疗精索静脉曲张经验.四川中医,34(8): 9-11.

王权胜,蓝广和,宾彬,等,2016.加味大黄䗪虫颗粒治疗精索静脉曲张性不育.山东中医药大学学报,40(5):442-443.

夏明歧,1995.内外并用综合治疗精索静脉曲张 102 例.黑龙江中医药,24(3): 23-24.

许新,管凤刚,金保方,等,2009.徐福松治疗精索静脉曲张经验.山东中医药大学学报,33(6): 509-510.

尹霖,周文彬,张喜玲,等,2012.陈德宁教授治疗精索静脉曲张致不育症经验简介.新中医,44(7):219-220.

袁少英,2013.精索静脉曲张合并男性不育的论治难点与对策.中国中西医结合杂志,33(9): 1165-1167.

张若申,孙兴亮,李淑霞,2011.温针灸配新加橘核丸治疗精索静脉曲张的临床观察.中国民间疗法,19(12):46-47.

赵家有,宋春生,2014.桂枝茯苓丸加味治疗精索静脉曲张探析.北京中医药,33(9):674-675.

赵家有,张强,王福,等,2012.郭军辨治精索静脉曲张经验.中国中医基础医学杂志,18(8): 862-863.

周璇,王祚邦,2018.温针灸治疗肾虚血瘀型精索静脉曲张临床观察.中国性科学,27(1):58-61.

第二十章 精索静脉曲张实验模型的建立与相关机制研究

人类疾病动物模型（animal model of human disease）是医学科学研究中建立起来的模拟人类疾病表现的动物，是研究人类疾病的常用手段和最为有效的实验材料。借助动物模型间接研究疾病可以人为修改人类患者中难以排除的因素（如年龄、环境、其他疾病等），从而更准确地研究疾病的机制或治疗等方面。精索静脉曲张的病理生理仍然不明确，作为一种人类特有的疾病，其动物模型的构建就显得尤为重要。

一、基于动物模型的精索静脉曲张病理生理研究

动物模型对于精索静脉曲张病理生理方面的研究起到了重要作用。目前对精索静脉曲张的病理生理因素有很多假说，可能由很多因素共同造成了睾丸功能的损伤。

（一）生殖细胞凋亡

生殖细胞的凋亡可能是引起生精功能下降的因素之一。有研究表明，手术诱导的精索静脉曲张可导致生殖细胞的凋亡，而修复精索静脉之后，凋亡细胞数量出现了下降。动物模型的睾丸中活性氧和凋亡相关蛋白水平的上升也佐证了这一观点。后续的众多研究也揭示了生殖细胞凋亡是精索静脉曲张病理生理过程中的重要部分。

（二）睾丸缺氧

睾丸缺氧是精索静脉曲张诱发的另一个病理生理变化。研究者认为，静脉系统中静水压的升高会影响动脉灌注，进而造成睾丸缺氧。然而动物模型研究发现精索静脉曲张大鼠中既有灌注增加的情况也有灌注减少的情况。另外，有研究发现精索静脉曲张大鼠睾丸生精细胞的胞质中 VEGF 表达水平上升，这可能是对缺氧状态的代偿反应。

（三）氧化应激

氧化应激是关于精索静脉曲张病理生理研究最多的因素。一氧化氮（NO）是可以导致氧化应激的自由基。动物模型研究表明，精索静脉曲张大鼠睾丸中NO含量上升。NO与睾丸病理变化密切相关，可以用于预测睾丸病理变化。在大鼠模型中使用氨基胍（一种一氧化氮合酶抑制剂，可抗氧化应激）之后，可以改善精索静脉曲张大鼠升高的精子DNA碎片指数，进一步揭示了氧化应激在精索静脉曲张损害生殖能力过程中的重要作用。

（四）热应激

热应激是最早提出的精索静脉曲张的病理生理因素之一。动物模型可以直接测得睾丸内部温度，而人类只能通过测阴囊表面温度来间接了解睾丸温度。动物模型研究证明了精索静脉曲张可致睾丸温度升高，从而打破生精所需的温度条件，损害生精功能。

二、左肾静脉部分结扎法

左肾静脉部分结扎法（partial ligation of the left renal vein）是使用最为广泛的精索静脉曲张模型。该方法通过手术部分阻断左肾静脉，诱发了精索静脉和蔓状静脉丛的曲张。该动物模型中出现了双侧睾丸血流增加、温度升高、睾丸睾酮分泌降低、睾丸生精功能降低的症状。该方法使用最多的动物是大鼠，因此本书介绍的是大鼠的手术方法。

（一）手术步骤

大鼠麻醉后，摆仰卧位，暴露腹部，备皮。取腹部正中切口，向右上方推开腹腔脏器，暴露左肾、左肾上腺静脉、左肾静脉、左精索静脉，解剖见图20-1。钝性分离出左肾静脉，并暴露出左肾上腺静脉和左精索静脉。用一根4-0的丝线将左肾静脉和一根直径0.85mm的金属杆一同结扎。结扎完毕后将金属杆移除。这样可使左肾静脉内径缩窄为1mm左右，以达到部分阻断的效果。继续沿左侧精索静脉向远端探查检查是否存在侧支，将腹腔内的侧支结扎并剪断。然而，一些侧支直径过细（约0.6mm），肉眼下容易被忽略。Katz等报道了运用显微镜手术可以明显提高成模率。最后将腹腔脏器复位，并关闭切口。术后30天，可观察到大鼠出现精索静脉曲张（术前0.15～0.20mm，术后可达1.0～1.5mm）。可通过体外触及曲张的蔓状静脉丛或者手术探查精索静脉来验证造模是否成功。

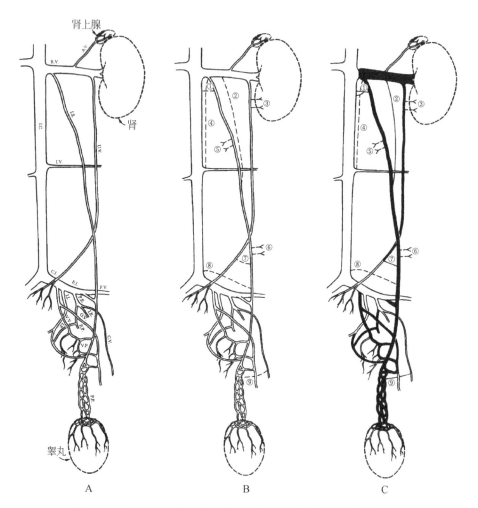

图 20-1　与大鼠左侧精索静脉曲张手术模型相关的静脉解剖示意图

（为标示出细小侧支，本图未按原始比例绘制）

A. 与精索静脉曲张相关的静脉解剖；B. 仔细检查后发现的成年 SD 大鼠的常见变异侧支（以虚线标注）；C. 手术后 30 天的静脉解剖。曲张的静脉用黑色标记，其中①、②、⑦、⑨是常规出现的侧支。I.C.= 下腔静脉（inferior vena cava）；I.I.= 髂内静脉 [inferior iliac（hypogastric）vein]；R.V.= 肾静脉（renal vein）；F.V.= 股静脉（femoral vein）；A.V.= 肾上腺静脉（adrenal vein）；C.V.= 提睾肌静脉（精索外静脉）[cremasteric（external spermatic vein ）]；I.S.V.= 精索内静脉（internal spermatic vein）；D.V.= 输精管静脉（deferential vein）；U.V.= 输尿管静脉（ureteral vein）；V.V.= 膀胱静脉（vesical vein）；I.V.= 髂腰静脉（iliolumbar vein）；E.P.= 阴部外静脉（exterior pudendal vein）；C.I.= 髂总静脉（common iliac vein）；P.E.= 大隐静脉（great saphenous vein）；I.E.= 腹壁下静脉（inferior epigastric vein）；I.P.= 阴部内静脉（internal pudendal vein）；V.P.= 膀胱静脉丛（vesicular vein plexus）；P.P.= 蔓状静脉丛（pampiniform plexus）；E.I.= 髂外静脉（externaliliac vein）（Turner et al., 1994）

（二）大鼠左侧精索静脉解剖

大鼠的左侧精索静脉解剖如图 20-2 所示。Turner 等对大鼠静脉系统的研究发现，左侧精索静脉普遍存在各种各样的侧支。最常见的有精索静脉与下腔静脉、肾静脉、腰静脉、输尿管静脉形成的交通支，以及各个位置都可能出现的侧支。左侧精索静脉的分支是影响模型成功率的关键。单纯部分结扎左肾静脉时，如果存在左侧精索静脉侧支，这些侧支将会分流精索静脉的血流，从而导致造模失败。

　　手术造模成功的大鼠手术探查可见曲张的左侧精索静脉、蔓状静脉丛、膀胱静脉、阴部外静脉、输尿管静脉、肾静脉。图20-2是正常人类精索静脉及相关血管的示意图和精索静脉曲张患者通过放射学检查或解剖学研究发现的曲张回流静脉示意图。大鼠模型的静脉曲张分布与人类患者相似，均有精索静脉、蔓状静

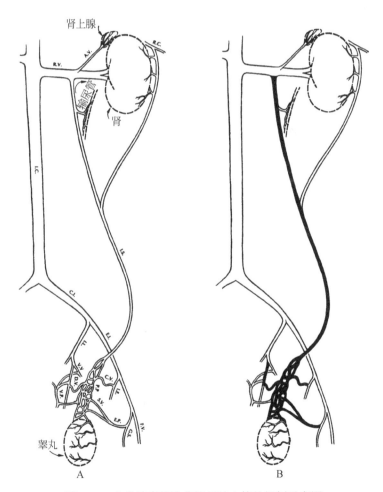

图 20-2　人类精索静脉曲张相关血管的解剖示意图

A. 正常人类左侧睾丸的静脉回流解剖（为标示出细小侧支，本图未按原始比例绘制）；B. 精索静脉曲张患者通过放射学检查或解剖学研究发现曲张的静脉示意图（曲张的静脉被标成黑色）

S.V.= 阴囊静脉（scrotal vein）；R.C.= 肾囊静脉（renal capsular vein）（Turner et al.，1994）

脉丛和汇入髂静脉侧支的曲张。因此，该手术模型较好地模拟了人类左侧精索静脉曲张的病理血管形态，具有较高的研究价值。

三、小结

精索静脉曲张的大鼠模型对于人类精索静脉曲张病理生理的研究具有重要意义。基于显微外科的左肾静脉部分阻断术在大鼠中很好地重现了人类精索静脉曲张的血管解剖特点，可以用于精索静脉曲张各个方面的研究。该模型将推动精索静脉曲张的研究更上一层楼。

（陈国韬　陈　赞）

参 考 文 献

秦川, 2010. 实验动物学. 北京: 人民卫生出版社.

Abbasi M, Alizadeh R, Abolhassani F, et al, 2011. Effect of aminoguanidine in sperm DNA fragmentation in varicocelized rats: role of nitric oxide. Repro Sci, 18(6): 545-550.

Cam K, Simsek F, Yuksel M, et al, 2004. The role of reactive oxygen species and apoptosis in the pathogenesis of varicocele in a rat model and efficiency of vitamin E treatment. Int J Androl, 27(4): 228-233.

de Stefani S, Silingardi V, Micali S, et al, 2005. Experimental varicocele in the rat: early evaluation of the nitric oxide levels and histological alterations in the testicular tissue. Andrologia, 37(4): 115-118.

Fazlioglu A, Yilmaz I, Mete O, et al, 2015. The effect of varicocele repair on experimental varicocele-induced testicular germ cell apoptosis. J Androl, 29(1): 29-34.

Goldstein M, Eid J F, 1989. Elevation of intratesticular and scrotal skin surface temperature in men with varicocele. J Urol, 142(3): 743-745.

Hsu H, Chang L S, Chen M, et al, 1994. Decreased blood flow and defective energy metabolism in the varicocele-bearing testicles of rats. Eur Urol, 25(1): 71-75.

Katz M J, Najari B B, Li P S, et al, 2014. The role of animal models in the study of varicocele. Transl Androl Urol, 3(1): 59-63.

Kilinç F, Kayaselcuk F, Aygun C, et al, 2004. Experimental varicocele induces hypoxia inducible factor-1alpha, vascular endothelial growth factor expression and angiogenesis in the rat testis. J Urol, 172(3): 1188-1191.

Kilinc, F, Guvel S, Kayaselcuk F, et al, 2004. p53 expression and apoptosis in varicocele in the rat testis. J Urol, 172(1): 2475-2478.

Onur R, Semerciöz A, Orhan I, et al, 2004. The effects of melatonin and the antioxidant defence system on apoptosis regulator proteins (Bax and Bcl-2) in experimentally induced varicocele. Urological Research, 32(3): 204-208.

Saypol D C, Howards S S, Turner T T, et al, 1981. Influence of surgically induced varicocele on testicular blood flow, temperature, and histology in adult rats and dogs. J Clin Invest, 68(1): 39-45.

Shiraishi K, Naito K, 2008. Involvement of vascular endothelial growth factor on spermatogenesis in testis with varicocele. Fertil Steril, 90(4): 1313-1316.

Shiraishi K, Matsuyama H, Takihara H, 2012. Pathophysiology of varicocele in male infertility in the era of assisted reproductive technology. Int J Urol, 19(6): 538-550.

Shiratsuchi A, Kawasaki Y, Ikemoto M, et al, 1999. Role of class B scavenger receptor type I in phagocytosis of apoptotic rat spermatogenic cells by Sertoli cells. J Biol Chem, 274(9): 5901-5908.

Tek M, Çayan S, Yılmaz N, et al, 2009. The effect of vascular endothelial growth factor on spermatogenesis and apoptosis in experimentally varicocele-induced adolescent rats. Fertil Steril, 91(5 Suppl): 2247-2252.

Turner T T, Howards S S, 1994. The venous anatomy of experimental left varicocele: comparison with naturally occurring left varicocele in the human. Fertil Steril, 62(4): 869-875.

第二十一章　精索静脉曲张治疗的护理

第一节　传统开放手术治疗的护理

一、术前护理

（一）心理护理

精索静脉曲张是引起男性不育的一个重要因素，还与前列腺炎、生殖系感染有关，患者多存在悲观、紧张、抑郁等心理问题，存在不良的心理应激状态，责任护士可以告诉患者手术治疗不仅能够提高精液质量，还可以改善睾丸间质细胞功能，增加睾酮水平，手术后自然妊娠率较未治疗或药物治疗高 3 倍，早期进行手术是最好的治疗方法。告诉患者手术方法、麻醉及术后注意事项，让患者对治疗的过程有大致的了解，以减轻患者的心理负担，增强治疗的信心，提高配合度。

（二）术前准备

完善心电图、胸部 X 线片、肝肾功能、出凝血功能和精液常规检查以了解精子的质量，术前做好皮肤准备，告知患者清洗外阴，做好个人卫生，注意休息，避免感冒。会阴部术前 6h 备皮，避免剃破皮肤，禁食 8h，禁饮 4h，入手术室前告知患者排空膀胱，防术中误伤膀胱。

二、术后护理

（一）一般护理

按麻醉后护理常规，定时测患者的意识、血压、脉搏、呼吸等生命体征的变化，观察切口敷料，禁食 6h 后改半流质逐步过渡到普食，忌食辛辣刺激性食物，多进食富含纤维素如深绿的蔬菜、粗粮等易消化的食物，多饮水，避免剧烈咳嗽，如有咳嗽可以让患者咳嗽时按压切口，保持大便通畅，避免排便过度用力引起伤口牵拉疼痛。

（二）并发症的观察和护理

1. 阴囊水肿 与精索动静脉伴行淋巴管损伤有关，导致淋巴回流不畅，造成局部软组织水肿，可用毛巾托高阴囊促进血液回流，防止阴囊水肿。如发生水肿，一般 1 周内可自行消退，术后卧床 24h，可以手术侧膝下垫软枕，以减轻切口缝合处张力，缓解疼痛。告知患者轻度疼痛可以采用转移注意力的方法，如阅读、看电视、交流等；中重度疼痛可以应用药物暂时辅助止痛。

2. 出血 术后切口沙袋压迫 6h，可防止切口出血，观察切口有无渗血、渗液，如发现患者烦躁不安、心率加快、血压下降，应及时报告医师给予处理。

3. 尿潴留 与麻醉方式和患者不习惯卧位排尿有关，可给予患者听流水声、热敷下腹部等诱导排尿，失败者留置导尿，注意无菌操作防止尿路感染，并于术后第一天上午拔除。

三、出院指导

出院后 1 个月内避免剧烈活动和重体力劳动，以免增加腹压。3 个月内禁止性生活，注意会阴部的清洁，穿宽松内裤，避免穿着牛仔裤，以促进阴囊散热。远离影响精子质量的生活环境，如洗桑拿、泡热水澡等，备孕期间减少吸烟和饮酒，多食含锌、硒高的食品如牛奶、黑米、黑豆等。术前检查精子质量低的患者按医师要求继续服用维生素 E、维生素 C、叶酸、氯米芬（克罗米芬）等药物治疗，不育者 3 个月后复查精液常规。

（陈韶雯）

第二节 介入治疗的护理

精索静脉曲张经皮导管栓塞术前及术后的护理和宣教对于缓解患者的紧张情绪、提高栓塞疗效及减少并发症的发生有着重要的作用。

一、心理护理

精索静脉曲张是慢性疾病，具有一定的隐私性。患者的心理状态呈多样性，表现为不同程度的焦虑、抑郁等负性情绪。由于患者对介入知识缺乏必要的了解，患者更容易产生恐惧心理，引起迷走神经张力的增高，可以导致迷走反射。再加之介入术前食欲减退、进食较少，容易导致血容量不足引起迷走反射，进而引起血压下降。因此，入院当天护士有必要根据患者的文化程度、职业，从生理、病理、解剖、内分泌等多方面向其介绍本病的概念、病因、介入手术的优缺点、麻醉方式、术后伤口及生育的恢复情况，从而让患者对病情有大致的认识，告知患者手术的最终目标就是使不育患者不通过任何辅助措施而使其配偶获得自然妊娠，并介绍成功病例以增强其信心，缓解其紧张焦虑情绪，使其有充分的思想准备，以期积极配合治疗。教会患者早晚练习深呼吸，听舒缓的音乐，给予良性的心理暗示，建立平和的心理状态。

二、术前告知及护理

术前协助医生向患者简单介绍手术步骤、术中配合要点、术后反应及并发症、术中及术后注意事项及护理方法。术前使用红外线非接触式电子体温计测量阴囊两侧的皮肤温度并予以记录。

三、术中护理

患者进入介入手术室后，由跟台护士告知患者术中在行精索静脉造影时，医生会要求患者本人配合做 Valsalva 式呼吸，以更好地明确诊断。跟台护士术前教会患者熟练掌握 Valsalva 式呼吸（深吸气后在屏气状态下用力做呼气动作 $10 \sim 15s$）。患者能较好地配合医生，可缩短手术时间、保证造影图像质量、提高造影诊断准确度、减少患者及术者的 X 线损伤。另外，在术中注入硬化剂对曲张的精索静脉进行硬化处理时患者配合做 Valsalva 呼吸可降低硬化剂反流至肾静脉的可能性。术中跟台护士应该密切观察患者生命体征变化、适时询问患者有无不适感，以及时发现问题。

四、术后当日护理

术后心电、血压、血氧监测 4h，穿刺点局部压迫止血 $4 \sim 8h$，指导患者如何配合医护人员压迫穿刺点避免出血，观察穿刺点有无渗血、发热、阴囊区胀感等不适，必要时遵医嘱使用抗生素预防感染，充分水化促进造影剂排泄以减少肝、肾功能损伤。术后 4h 鼓励进食水，一般在最初 $6 \sim 8h$ 内饮水 $1000 \sim 2000ml$，使体内的造影剂尽快通过肾脏排泄，造影剂排出体外可以减少人体的不良反应。

五、术后第 1 ～ 3 日护理

指导患者下床活动,观察阴囊有无肿胀、疼痛及发热等情况。阴囊如有水肿,轻度者卧床休息,抬高阴囊;重度者局部用 50% 硫酸镁湿敷。

六、出院告知

术后第 2 日或第 3 日,如患者症状减轻或消失即可按医嘱办理出院,同时行出院指导:术后 1 个月内避免剧烈运动、重体力劳动、持久站立,术后 2 周内禁止性生活,术后 3 个月内避孕;忌烟、酒及刺激性食物,多饮水,多吃蔬菜水果,保持大便通畅;术后每 3 个月常规来门诊复查精液常规和精索静脉及睾丸超声检查,同时需使用红外线非接触式电子体温计测量阴囊两侧的皮肤温度并予以记录。

七、疼痛评估及处理

疼痛能影响患者情绪,增高患者焦虑、抑郁发生的概率,而不良的情绪可增加自主神经兴奋性,引起患者术后躁动,不利于患者术后康复。目前临床上常用的疼痛评估方法有视觉模拟量表(VAS)、数字评定量表(NRS)、主诉评估量表(VRS)、疼痛情况调查表(MPQ)等。经皮导管法精索内静脉栓塞术中及术后的疼痛一般程度较轻,必要时遵医嘱给予非甾体抗炎药口服可有效缓解疼痛。

八、造影剂过敏反应的评估及处理

(一)造影剂过敏反应的评估

非离子型碘造影剂不建议采用预试验来预测碘过敏反应,因其预测的准确性极低,同时试敏本身也可导致严重过敏反应。临床上造影剂过敏反应分为急性不良反应和迟发性不良反应。急性不良反应是指接受非离子型碘对比剂血管内注射 1h 内出现过敏症状,按严重程度分为轻度过敏反应、中度过敏反应、重度过敏反应三型。轻度过敏反应:出现恶心、低热、苍白、脸红(为对比剂注射后的正常生理反应,不需处理和记录)、咳嗽、头痛、眩晕、呕吐、焦虑、味觉改变、寒战、出汗、荨麻疹等。中度过敏反应:鼻塞、眼或面部水肿、心动过速或心动过缓、喉头水肿、支气管痉挛(气喘)或呼吸困难、显著的皮肤反应等。重度过敏反应:可见致命性心律失常(如室性心动过速)、显著的低血压、显著的支气管痉挛或喉头水肿、急性肺水肿、惊厥、昏迷、休克、心搏骤停等。此外，有少部分患者会出现迟发性不良反应。迟发性不良反应是指对比剂注射后 1h 至 1 周内出现的不良反应，如恶心、呕吐、头痛、骨骼肌肉疼痛、发热等。

（二）造影剂过敏反应的处理

严密监测生命体征，注意呼吸、脉搏、心率、血压的变化，注意观察患者的面部表情、神志及皮肤变化，经常询问患者有何不适，重视患者的主述，以便及早发现患者的病情变化，为抢救争取时间。当患者出现皮疹、红斑、瘙痒等皮肤表现而无生命体征变化时，立即给予静脉注射地塞米松 10mg，肌内注射苯海拉明 20mg，鼻导管吸氧 3 ～ 5L/min。若患者出现恶心呕吐，立即将患者去枕平卧，头偏向一侧，清除口鼻腔分泌物，如有窒息立即给予吸痰，保持呼吸道通畅。若出现过敏性休克，立即停止注入碘造影剂，静脉注射多巴胺、肾上腺素、地塞米松等抢救药物。若血压不能维持，静脉持续泵入多巴胺或间羟胺，根据血压调整升压药剂量。静脉持续泵入肾上腺素，如过敏症状不能改善，尽快静脉注射甲基泼尼松龙 400mg。从外周补液或从导管内注入 0.9% 氯化钠注射液来扩充血容量，同时准备好除颤仪、呼吸机、吸引器等抢救器械。如出现心室颤动，立即给予 200J 双向自流电除颤 1 次，不能恢复者可多次除颤，心室停搏者立即给予胸外按压或体外起搏，呼吸抑制者给予气囊人工辅助呼吸或呼吸机辅助呼吸。根据医嘱准确给药，注意观察用药后效果，为医生提供准确的用药依据。

（于佳伟 孙 巍）

第三节 腹腔镜治疗的护理

一、术前护理

1. 术前护理评估 术前观察患者的生命体征，如有病情变化及时向医生反馈。结合患者相关实验室检查结果做护理预案。

2. 心理护理 需实施手术的精索静脉曲张患者多为不育患者或伴有疼痛，其心理压力一般较大。应多主动关心、安慰患者及家属，及时与患者及家属沟通交流，给予患者及家属心理支持，消除焦虑情绪，减轻患者恐惧、紧张情绪，使患者树立战胜疾病的信心。

3. 术前宣教 向患者讲解本病的主要病因、治疗方法及预后。因腹腔镜手术

术中需建立 CO_2 气腹，术中高碳酸血症及酸中毒的风险增加，术前应对患者的心肺功能等进行详细的检查。除此之外，还需要做好以下各项评估，如风险评估、心理状态、营养状况、睡眠情况、家庭支持、教育需求等。鼓励患者及家属积极配合，术后如出现出血、阴囊气肿、阴囊水肿等症状应及时就诊。

4. 术前常规检查 包括血常规、尿常规、肝肾功能、心电图和胸部 X 线片等。彩色多普勒超声检查确定精索静脉曲张级别，不育患者术前要检查精液常规，以便术后复查对比。

5. 留置尿管 考虑到术中膀胱充盈可能影响视野及操作，必要时留置尿管使膀胱空虚。

6. 手术区皮肤准备 备皮范围上至剑突水平，下至大腿中下 1/3，包括会阴部、脐部。清洁腹部、会阴部皮肤及肚脐污垢。

7. 饮食准备 术前禁食 12h，禁水 4h。

8. 其他 指导患者正确留取精液标本。

二、手术日护理

（1）取下义齿、手表、首饰等，将贵重物品交家属保管好。

（2）排空小便，术前进食少的患者，应给予静脉补液，补充足够的营养、水和电解质，术前 12h 禁食，4h 禁饮。

（3）术日晨充分清洁手术区域皮肤。

（4）准备手术需要的病历，X 线、CT、MRI 等影像资料及药物，与手术室人员共同核对，按手术交接单做好交接。

（5）参加手术的护理人员严格执行无菌技术操作流程、患者安全核查和消毒隔离制度，保障患者安全，严防差错事故。

三、术中护理

1. 手术准备 将手术室内温度、湿度调整到最佳。准备腹腔镜等手术器械及设备并进行调试。陪同患者进入手术室，对患者及手术部位等进行核对，给予患者心理安抚。建立静脉通路，在留置针上标明时间。此外，患者体位为平卧位，固定双上肢及肩部；安装头架，以便保护患者头面部。

2. 术中配合 洗手护士上手术台后应首先检查手术器械并放置在合适的位置。协同术者进行铺巾，连接相关设备。第一穿刺点成功、气腹建立完毕后，嘱巡回护士调整患者体位至头低足高 15° ～ 30°，以便使术区暴露。术中根据术者要求进行配合。手术结束后，再次清点手术器械及纱布等。

四、术后护理

1. 术后护理评估　评估患者的意识情况、生命体征；留置导尿管引流情况；切口情况；患者及家属的健康知识的掌握情况；有无出血、尿瘘、腹膜炎等并发症的发生。

2. 病情观察　①腹腔镜全身麻醉手术应给予低流量吸氧，观察血压、脉搏、呼吸、意识等，监测 $4 \sim 6h$，保持呼吸道通畅，注意体温变化。②腹腔镜手术中 CO_2 气腹的建立，导致 CO_2 大量吸收，可给予患者吸氧，并对其呼吸频率及深度进行监测。③观察伤口有无出血、渗血、渗液，敷料有无脱落及感染等情况。若伤口有渗血、渗液应及时更换，如出血量较多，应及时通知医师并协助处理。④术后无尿管者应观察患者有无排尿，防止尿潴留。若术后 $6 \sim 8h$ 尚未排尿，应在下腹部耻骨上区做叩诊检查，如有明显浊音，表明尿潴留，可协助患者坐于床前或立起排尿，下腹部热敷，轻柔按摩，必要时遵医嘱导尿。

3. 体位与活动　①患者术后 6h 内一般取去枕平卧位，头偏向一侧，麻醉完全清醒后可取平卧位，并注意保持呼吸道通畅，每 $1 \sim 2$ 小时翻身 1 次，避免压疮形成；②术后患者若留置导尿管，躯体移动受限，可协助其翻身，妥善固定管道，以防翻身时脱出；③根据患者的恢复情况，鼓励患者早期下床活动，以有利于胃肠道功能的恢复，同时能有效降低下肢静脉血栓的形成；④行精索内静脉 – 腹壁下静脉吻合者，患侧下肢制动 72h，患肢伸直勿屈曲。

4. 尿管的观察与护理　①定时挤捏管道，使之保持通畅，尿管长度应适宜，避免折叠、扭曲、压迫尿管，一般次日可拔除；②告知患者留置尿管的重要性，避免过度牵拉，切勿自行拔除；③预防逆流感染，引流管低于耻骨联合，及时倾倒尿液，每日清洁尿道口 2 次，每周更换尿袋 $1 \sim 2$ 次，恢复饮食后指导患者多饮水。

5. 疼痛的护理　使用疼痛评分量表评估患者的疼痛情况，对有术后止痛泵的患者注意观察管道是否通畅，评价止痛效果是否满意，用药期间应注意观察患者有无恶心、呕吐等情况发生，并及时进行相应处理。必要时遵医嘱给予止痛药物，为患者提供干净舒适的环境。

6. 饮食护理　对于既往胃肠道功能正常患者，术后 6h 可进食进水，但不要饮牛奶和含糖饮料，同时应注意循序渐进，逐渐加量，食物应为清淡易消化的流质饮食，以防发生胀气等情况。

7. 并发症的观察要点与护理

（1）出血

观察要点：伤口敷料持续有新鲜血液渗出，多为精索内静脉和蔓状静脉丛出血。

护理措施：遵医嘱应用止血药物；对出血量大、血容量不足的患者给予输液和输血；对经处理出血未停止者立即通知医师，积极做好手术准备。

（2）阴囊气肿

观察要点：阴囊出现气肿，为 CO_2 气体经后腹膜伤口由腹股沟进入阴囊所致。

护理措施：手术结束前挤压阴囊可减少积气。一般数日能自行消退，无须特殊处理。

（3）阴囊水肿

观察要点：阴囊出现水肿，多为术中结扎淋巴管所致，少数患者出现睾丸鞘膜积液。

护理措施：腹腔镜微创手术，一般术后阴囊肿胀不明显。如有阴囊肿胀，可予以阴囊托减轻水肿。

五、健康指导

（1）生活要有规律，向患者及家属讲解吸烟、酗酒、熬夜对男性生育功能的危害。

（2）术后 1 个月内禁止性生活，3 个月内避免过度活动，防止久站及重体力活动。衣着要舒适，应穿松紧度较高的棉质内裤，不要过紧。3 个月回院复查精液常规。

（3）多饮水，多吃新鲜蔬菜水果，忌食辛辣刺激性食物。

（4）养成良好的卫生习惯，男性应每天对包皮、阴囊进行清洗，避免穿紧身而透气性差的裤子。

（5）定期门诊随访，对不育患者要定期复查前列腺液及精液。

（刘会范　闫泽晨）

第四节　显微外科治疗的护理

一、心理护理

（1）手术之前向患者及家属介绍精索静脉曲张显微结扎术的优点、方法和注意事项，介绍手术成功的病例，同时告知可能出现复发、鞘膜积液、伤口感染、疼痛等并发症。精索静脉曲张显微结扎术术后恢复快，不影响美观。手术借助显微镜，精准安全，手术中只处理精索内静脉，不涉及阴茎海绵体，不会造成器质性的性功能障碍。与患者及家属交流时，要语言通俗易懂、内容专业严谨，以有效减轻患者及家属的疑虑。

（2）患者多以阴囊不适或无症状已婚不育为主，部分患者经长期药物治疗效果不显著，迫于周围环境、社会及家庭的压力，患者容易产生消极、悲观、紧张心理。应针对患者的心理障碍等原因予以个性化、专业化的心理护理，提高精索静脉曲张患者的术后孕育率；建立微信沟通平台，把心理护理延伸至院外。

（3）指导患者家属给予患者必要的关心和支持，保持平和的心态。告知患者有部分病例术后精液恢复正常，可不借助辅助生殖技术而使配偶自然妊娠，增强其治疗的信心。

二、术前准备

（1）皮肤准备：术前清洁备皮、阴囊剃毛，彻底清洁耻骨以上、剑突以下皮肤，特别注意脐部的清洁。

（2）术前禁食 8h，禁饮 4h，术晨指导患者漱口液漱口，避免口腔感染及口腔干燥。

（3）告知患者术后留置尿管的必要性和不适感，让患者有心理准备。

（4）嘱患者术后避免用力咳嗽或呼吸，咳嗽时用手按压切口，以免增加腹压，使伤口出血或者裂开。

（5）术晨更换清洁病员服，贴身穿着。

（6）与手术室工作人员仔细核对患者相关信息，核实手术部位及手术名称，落实手术安全交接制度，保证患者的安全。

三、术中护理

帮助患者摆好手术体位。对于情绪紧张的患者进行心理疏导，消除其对手术的恐惧。避免在手术室内议论患者病情以免其加重其心理负担。麻醉前建立静脉通路，帮助麻醉师准备手术用药，并及时观察病情的变化。手术时密切配合手术医生做好各项工作，如显微镜无菌套的固定、显微手术器械的检查和术中维护等。

四、术后护理

1. 麻醉后护理常规　①了解患者的麻醉和手术方式及术中情况；②术后可以枕枕头，如患者恶心呕吐可去枕平卧位，头偏向一侧；③持续低流量氧气吸入；④持续心电监测；⑤严密观察生命体征；⑥注意观察患者有无恶心、呕吐等麻醉反应症状，出现后应及时报告医生对症处理；⑦床档保护，防坠床，及时告知患者及家属安全须知；⑧观察皮肤受压情况；⑨给予双下肢气压泵治疗，预防静脉血栓的发生。

2. 伤口观察及护理　①观察伤口有无渗血、渗液，渗液的颜色及量，敷料渗湿及时更换；②用 T 字带将阴囊托起，以促进静脉回流；③观察阴囊有无血肿。

3. 管道观察及护理　静脉留置针妥善固定，输液管道保持通畅，注意观察穿刺部位皮肤有无渗血、渗液及剧痛。尿管妥善固定，低于尿道口位置，告知患者及家属翻身时勿折叠、扭曲等。

4. 疼痛护理　评估患者的疼痛情况，给予疼痛评分，遵医嘱及时给予镇痛药物，采用个人距离，告知患者药物的作用机制及注意事项并加强巡视，通过语言或肢体语言方式与患者互动交流，使患者有效反馈药物作用及不良反应，鼓励患者共同参与医疗安全，确保用药安全，提高患者依从性。

5. 基础护理　提供安静、舒适的环境，观察患者小便自解情况，做好术后口腔护理、皮肤护理，指导并协助患者的床上活动等。

6. 饮食指导　①术后 6h 内禁食禁饮，可用棉签蘸水湿润口唇，减轻患者麻醉后口干不适，可少量多次进行，注意动作轻柔，避免饮入，引起呛咳不适。②术后 6h 后可抬高床头半卧位，少量多次开始饮水，以温开水为宜，半小时后无恶心、呕吐或腹痛、腹胀等不适，逐渐进食不含糖流质、半流质直至普食。③术后半年内忌烟酒及辛辣刺激食物。④多饮水，少量多餐，多吃新鲜时令蔬果，多食高纤维、易消化食物，保持大便通畅。

7. 术后活动 术后 6h，指导患者床上主动活动，动作切忌过猛，避免牵拉伤口引起疼痛；术后一日可下床适当活动，注意体位变化，循序渐进，劳逸结合。

8. 帮助心理调适 告知患者保持良好心态的重要性，多关注有关社会公益及提供正能量的书刊及影视作品，建立包容、积极、向上的健康心态，对于身体及心理健康兼具推进作用，满足整体护理的需求。

五、出院指导

（1）保持切口敷料干燥，按医嘱时间换药及拆线。

（2）生活规律，注意休息，保持心情舒畅，避免劳累。

（3）出院后休息 1 周，术后 3 个月内避免剧烈运动及重体力劳动。1 个月内禁性生活。

（4）穿宽松内裤，以促进阴囊散热。

（5）多饮水，多食用新鲜蔬菜、水果，多进食高维生素、易消化食物，忌烟、酒及辛辣刺激性食物。

（6）术前精子活力低或精子数少的患者补充维生素 E，口服左卡尼汀等改善精子质量的药物，3 个月后复查精液常规。

（郑淑娟　陈　赟）

第五节　机器人手术治疗的护理

机器人手术系统辅助手术可使手术的创伤明显减小，手术时间大为缩短，为患者的快速康复提供了技术基础。具体到精索静脉曲张手术，机器人辅助腹腔镜精索静脉高位结扎术（robot-assisted laparoscopic varicocelectomy，RALV）和机器人辅助显微精索静脉结扎术（robot-assisted microscopic varicocelectomy，RAMV）均是微创手术，虽然相较于开放手术对人体影响较小，患者术后恢复较快，但仍会有诸如麻醉、体位、营养、肠道等相关并发症的发生。因此，科学地结合加速康复外科（enhanced recovery after surgery，ERAS）理念进行围手术期护理管理可以减轻患者心理和生理的创伤应激反应，从而减少并发症，缩短住院时间，同时降低医疗费用。

一、术前准备

机器人手术治疗前的准备包括术前宣传教育、营养筛查、预防性应用抗菌药物及呼吸系统管理、个体化的血压和血糖控制及相应的管理方案等。

术前宣传教育：多数患者在术前存在不同程度的紧张与焦虑情绪，担心手术的成功与安全，这在一定程度上妨碍了手术的顺利进行与术后的康复。个体化的宣传教育是 ERAS 成功与否的独立预后因素。宣传教育时应注意通过口头或书面形式向患者及家属介绍机器人手术的优点、方法和注意事项，介绍手术成功的病例，以及手术微创、精准的优点，同时告知可能出现的并发症，有效减轻患者及家属的疑虑。针对患者的心理障碍等原因予以个性化、专业化的心理护理；指导患者家属给予必要的关心和支持，平和心态；告知患者如手术效果满意可明显提高精子质量，有助孕育。

营养不良的筛查和治疗：营养不良是术后并发症的独立预后因素，护理工作协助筛查与治疗营养不良是术前评估的重要内容，在促进患者快速康复方面具有重要意义。欧洲营养与代谢协会建议采用以下指标判断患者是否存在重度营养风险：①6 个月内体重下降＞（10%～15%）；②患者进食量低于推荐摄入量的 60%，持续＞10 天；③BMI＜18.5kg/m^2；④血清白蛋白＜30g/L（无肝肾功能不全）。

禁食及口服碳水化合物：长时间禁食使患者处于代谢的应激状态，可致胰岛素抵抗，不利于降低术后并发症发生率。建议无胃肠道动力障碍患者术前 6h 禁食固体食物，术前 2h 禁食清流质食物。若患者无糖尿病史，推荐手术 2h 前饮用 400ml 含 12.5% 碳水化合物的饮料，可减缓饥饿、口渴、焦虑情绪，降低术后胰岛素抵抗和高血糖的发生率。

预防性应用抗菌药物：切口性质是预防性应用抗菌药物的重要依据。RALV 手术切口属于清洁手术切口（Ⅰ类切口），通常不需要预防性应用抗菌药物，仅在高龄、糖尿病、免疫功能低下、营养不良等情况下可以使用。RAMV 手术切口属于清洁污染手术切口（Ⅱ类切口），需要预防性使用抗菌药物，建议使用第一代或第二代头孢，术前 2h 或术中静脉滴注。

呼吸系统管理：术前在指导下戒烟至少 2 周；戒烟 4 周可降低围术期并发症发生率。制订呼吸锻炼计划，通过指导患者进行有效咳嗽、体位引流、胸背部拍击等方法，帮助患者保持呼吸道通畅，及时清除呼吸道分泌物。术后应鼓励并协助患者尽早进行深呼吸及有效咳嗽，保持呼吸道通畅。

二、术中护理

术中保温：术中监测体温，可采用预加温、提高手术室室温、使用液体加温装置、加温毯、暖风机等措施维持患者术中中心体温 > 36℃。此外，术中使用下肢加压装置预防下肢深静脉血栓形成。

三、术后护理

疼痛管理：疼痛是患者术后主要的应激因素之一，提倡建立由麻醉医师、外科医师、护理与药剂人员组成的术后急性疼痛管理团队，以提高术后疼痛治疗质量，提高患者的舒适度和满意度，减少术后并发症。应及时采用视觉模拟量表、数字评定量表、主诉评估量表等对患者静息与运动时的疼痛强度进行评估，同时评估术后疼痛治疗的效果，评估并积极治疗恶心呕吐、瘙痒、肠麻痹等不良反应。

切口管理：注意术后切口的清洁及监测，及时发现并处理切口并发症如血肿、伤口裂开及伤口感染等。

促进肠功能恢复：术后肠麻痹可推迟患者早期经口进食时间，是决定患者术后（尤其是腹部术后患者）住院时间长短的主要因素之一。预防术后肠麻痹的措施包括咀嚼口香糖、早期进食和下床活动等。

早期下床活动：长期卧床不仅增加下肢静脉血栓形成的风险，还会产生其他不良影响，如胰岛素抵抗、肌蛋白丢失、肺功能损害及低氧血症等。有研究结果显示，术后 1～3 天早期下床活动与 ERAS 成功与否明显相关。应积极鼓励患者从术后第 1 天开始下床活动并完成每日制订的活动目标，如术后第 1 天下床活动1～2h，至出院时每天下床活动 4～6h。术后充分镇痛是促进患者早期下床活动的重要保障。

营养支持：营养支持治疗是指在饮食摄入不足或不能摄入的情况下，通过肠内或肠外途径进行补充，为患者提供全面、充足的机体所需各种营养素，以达到预防和纠正患者营养不良，增强患者对手术创伤的耐受力，促进患者早日康复的目的。

尽快恢复经口进食：术后患者应尽快恢复经口进食，可降低感染风险及术后并发症的发生率，缩短住院时间。

出院健康宣教：饮食清淡易消化，避免辛辣刺激食物，多饮水，多吃新鲜时令蔬果及高蛋白、高纤维食物；术后 1 周可恢复正常工作生活，术后 3 个月内避免负重及重体力劳动，减少持久站立时间等；成人术后 1 个月内禁止性生活，保持个人卫生，防止感染发生；术后 1 ～ 2 个月常规门诊复查，术后 3 个月复查精液常规。

（许　松）

参 考 文 献

崔岩，魏瑞雪，王瑞雪，等，2014. 完全腹膜外腹腔镜精索静脉曲张高位结扎术的手术配合. 腹腔镜外科杂志，19(2): 111, 124.

何丽莉，左亚丽，2013. 精索静脉曲张腹腔镜及显微镜下结扎术的护理. 护士进修杂志，28(18): 1710-1711.

黄丽兴，苏小聪，张文娣，等，2012. 拓展护理服务对精索静脉曲张合并不育患者的影响. 齐鲁护理杂志，18(14):70-72.

黄宇烽，2010. 精索静脉曲张与男性不育. 中华男科学杂志，16(3): 195-200.

李文红，2011. 显微镜下精索静脉曲张结扎术 37 例围术期护理. 齐鲁护理杂志，17(32):59-60.

刘会范，徐培元，赵高贤，等，2009. 显微外科技术在精索静脉高位结扎术中的应用. 中华显微外科杂志，32(1): 82-84.

鲁骋洲，肖二龙，林少强，等，2013. 显微外科与腹腔镜及开放手术治疗精索静脉曲张疗效与安全性的 Meta 分析. 中国男科学杂志，27(10): 43-50.

罗小冬，郭猛，宋越，等，2018. 两种精索内静脉高位结扎术治疗精索静脉曲张疗效分析比较. 临床军医杂志，46(1): 111-112.

彭靖，张志超，2015. 对精索静脉曲张手术治疗的再认识. 中华医学杂志，95(36):2903-2904.

宋涛，王春杨，张磊，等，2012. 显微外科与腹腔镜两种手术治疗精索静脉曲张的疗效及并发症的对比观察. 中华男科学杂志，18(4):335-338.

王松，董素娜，李胜玲，等，2010. 心理护理干预对精索静脉曲张患者术前负性情绪的影响. 齐鲁护理杂志，16(14):106-107.

颜良英，2012. 腹腔镜下精索静脉曲张高位结扎术病人围手术期护理. 内蒙古中医药，31(3): 131.

赵利琴，程晓媚，2010. 精索静脉曲张高位结扎术的围手术期护理体会. 海南医学，21(1): 138-139.

中国加速康复外科专家组，2016. 中国加速康复外科围术期管理专家共识（2016 版）. 中华消化外科杂志，15(6):527-533.

Li T C, Saravelos H, Richmond M, et al, 1997. Complications of laparoscopic pelvic surgery: recognition, management and prevention. Hum Reprod Update, 3(5): 505-515.

McCullough A, Elebyjian L, Ellen J, et al, 2017. A retrospective review of single-institution outcomes with robotic-assisted microsurgical varicocelectomy. Asian J Androl, 20(2): 189-194.

第二十二章　精索静脉曲张的复发与治疗

精索静脉曲张好发于男性青壮年，临床上以手术治疗为主。常用手术方式包括开放式手术、腹腔镜手术、显微外科手术和血管栓塞术等，术后主要的并发症包括复发、睾丸鞘膜积液及睾丸萎缩等。精索静脉曲张复发的定义为，行精索静脉结扎术 6 个月后再发生的精索静脉曲张。精索静脉曲张复发的预防与治疗已成为提高本病疗效的关键。

一、精索静脉曲张的复发率

目前精索静脉曲张首选手术治疗。不同术式的复发率在国内外已有大量研究。Diegidio 等对 1995 年之后 15 年 PubMed 上的英文文献进行汇总分析，发现经低位腹股沟的显微外科精索静脉曲张手术的术后复发率最低，为 2.07%（1.4% ～ 14.8%）；其他治疗方法的术后复发率分别为，经腹股沟的显微外科手术 9.47%（0.7% ～ 15.2%），经腹膜后的开放手术 12.5%（7.3% ～ 15.5%），介入栓塞疗法 4.29%（1.9% ～ 9.3%），经腹股沟的开放手术 15.65%（3.57% ～ 17.5%），腹腔镜手术 11.11%（4.0% ～ 26.5%）。2018 年发表的 meta 分析显示，统计近年来 30 项临床研究，精索静脉曲张栓塞治疗复发率为 4.2% ～ 11.03%，且其复发率与栓塞剂有关，明胶栓塞剂复发率最低，其次为弹簧圈栓塞。Ding 等对 4 项随机对照研究（randomized controlled trial，RCT）的结果进行 meta 分析，结果显示，精索静脉曲张显微外科手术的术后复发率明显低于开放手术（OR = 0.13，$P < 0.001$）和腹腔镜手术（OR = 0.12，$P < 0.001$）。

国内的文献报道结果一致。陈赟等的研究显示，比较显微镜下腹股沟径路、腹腔镜经腹径路、腹腔镜腹膜外径路、传统开放精索静脉高位结扎术和逆行介入栓塞术 5 种精索静脉曲张手术治疗，其中术后 1 年复发率显微外科组最低（1.6%），而介入栓塞组最高（22%）。从术后复发率来看，显微外科精索静脉曲张手术的效果较其他方式的手术或介入治疗效果更理想。

值得注意的是，随访时间长短对精索静脉曲张的复发率也有影响。一项儿科研究显示，在术后 3.14 个月及 63 个月未触及复发的患儿分别在术后 15.37 个月及 76 个月发现了精索静脉曲张复发，即术后时间越长复发率越高。

二、精索静脉曲张术后复发原因

精索内静脉其侧支循环多，并多有变异血管，导致术后复发原因多样。现将已有复发原因总结如下：

（1）手术适应证执行不严格。精索静脉曲张手术适应证为精索静脉曲张较重、合并不孕症、鞘膜积液等。手术禁忌证为腹腔感染，盆腔手术史患者。

（2）精索静脉结扎后未及时切断。精索静脉曲张术后未及时切断精索静脉，长时间可因结扎线被吸收导致复发。

（3）误扎腹壁静脉。由于腹壁下静脉和精索静脉距离近，在深环处，腹壁下静脉与精索静脉相通，易出现误扎腹壁静脉的情况。

（4）阻塞性病变。精索内外静脉同输精管静脉逐渐汇合，在腹股沟管浅环、阴囊根部等部位具有较为广泛的吻合支，当精索外静脉、精索内静脉及髂骨出现阻塞性疾病时，均可造成精索静脉曲张复发。

（5）血管痉挛。在手术过程中精索静脉由于牵拉出现痉挛，造成遗漏，导致精索静脉曲张术后复发。

（6）分支未完全结扎。研究显示，分支漏扎是导致精索静脉曲张手术复发的重要原因。对睾丸引带静脉是否结扎，目前仍然没有统一的意见。邬绍文等研究指出，不需常规结扎睾丸引带静脉。

三、临床诊断

精索静脉曲张复发的诊断方法与精索静脉曲张的诊断一致，主要通过体格检查及彩色多普勒超声检查。体格检查对于临床医师的经验要求较高。一项研究中4名不同年资医师对15例因Ⅲ度精索静脉曲张行腹腔镜精索静脉结扎术的患者进行查体评估其术后复发情况，并由1名B超医师行彩色多普勒超声检查作为阳性对照。结果显示，临床医师查体对于精索静脉曲张复发诊断的敏感性区间为0.71～1.00，而特异性区间为0.50～0.75。因此，对于精索静脉曲张复发患者彩色多普勒超声是必要的检查。

需要注意的是，精索静脉曲张复发是指行精索静脉曲张手术治疗6个月后再发生的精索静脉曲张。如随访时间小于6个月，则有误诊的可能，因为水肿的随访时间一样为6个月，而且临床工作中发现精索静脉存在长时间持续扩张状态（无反流）的现象，但这是手术后不可回避的并发症。所以在明确诊断为复发时，要通过彩色多普勒超声排除精索静脉持续扩张而无反流的情况。

另外，近年来国外一些研究证实体重指数（BMI）可作为预测精索静脉曲张复发的指标。BMI < 25kg/m² 的患者精索静脉曲张术后复发率显著升高。

四、精索静脉曲张复发的预防

心理压力、不良生活习惯等均可引起精索静脉曲张发生，因此精索静脉曲张复发首先应以预防为主。

（1）避免长期久坐、久站及长时间体力活动。长期久坐或者长时间保持一个姿势，容易导致静脉血液淤积，而长时间高强度体力活动将导致腹腔内压力增加，造成血液回流障碍，引起精索静脉曲张。通过对军校学生进行调查发现，适当减少运动负荷可减少精索静脉发病率。

（2）内裤宽松程度影响精索静脉曲张的发病。通过对地方大学生与军校学员的比较发现，穿着内裤过紧的军校学员精索静脉曲张发病率较高。因此建议穿着松紧适度的内裤，有利于散热及降低阴囊局部温度。

（3）心理压力与精索静脉曲张复发有关。有研究表明，心理压力可导致人体内环境紊乱，改变血流动力学指标，甚至出现静脉血液回流产生涡流现象，增加血流阻力，在精索静脉回流不畅的条件下引起静脉扩张迂曲。因此，普及精索静脉曲张预防与保健知识，消除患者对疾病的心理忧虑具有重要意义。

（4）不良生活习惯。吸烟、过度手淫均与精索静脉曲张发生相关。吸烟会导致血液中 NO 含量增加，减少吸烟可降低精索静脉曲张发生率。同时，恰当的性教育，树立正确的性观念也具有重要意义。

五、精索静脉曲张复发的手术治疗

（一）外环口下显微镜精索静脉结扎术

现有临床研究表明，外环口下显微镜精索静脉结扎术可有效治疗复发性精索静脉曲张，并显著改善精液质量。一项研究对 23 名精索静脉曲张高位结扎术后复发患者行外环口下显微镜精索静脉结扎术。术后随访 1 年复发率为 8.7%（2/23），82.6%（19/23）的患者精液质量得到明显改善。国内谭艳等进行临床研究获得了相同结果，对于精索静脉曲张复发患者行外环口下显微镜精索静脉结扎术，术后复发率低，精液质量改善明显。因此，对于初次手术部位在外环口上方或未使用显微镜的复发患者，外环口下显微镜精索静脉结扎术是一种有效的手术治疗方法。

（二）精索静脉栓塞术

对于初次手术即行外环口下显微镜精索静脉结扎复发患者，由于再次行该术会增加手术难度并可能损伤精索动脉及淋巴回流，故可选用精索静脉栓塞术。多项临床研究证实精索静脉栓塞术对于复发精索静脉曲张患者有良好疗效。其中一项研究对 49 例精索静脉曲张复发患者行顺行性硬化治疗，术后随访 6 个月复发率为 4.1%（2/49）。另一项研究选取腹腔镜或高位精索静脉结扎术后复发患者 28 例行精索静脉栓塞治疗，其中 3 例患者失访，25 例术后随访 195 天，仅 4% 的患者查体未见改善。这些临床研究并未关注精液质量改善情况，可能是考虑放射线对生育功能的影响。

综上所述，对于初次手术部位在外环口上方或未使用显微镜的复发患者，外环口下显微镜精索静脉结扎术是首选手术治疗方法；对于初次手术即行外环口下显微镜精索静脉结扎复发患者，为避免损伤精索内动脉，精索静脉栓塞术也是一种有效的治疗方法。

（余　文　陈　赟）

参 考 文 献

陈赟，徐志鹏，陈海，等，2015. 精索静脉曲张 5 种术式的疗效及并发症的对比观察. 中华男科学杂志，21(9): 803-808.

郭应禄，胡礼泉，2004. 男科学. 北京：人民卫生出版社.

梅骅，陈凌武，高新，等，2008. 泌尿外科手术学. 北京：人民卫生出版社.

谢胜，李韬，谢子平，等，2017. 显微外环下治疗高位结扎术后复发精索静脉曲张. 中华生殖与避孕杂志，37（7）:582-583.

许志伟，徐振东，郭时英，等，2017. 2242 名青年官兵精索静脉曲张患病情况调查. 解放军预防医学杂志，35(11): 1494.

曾京华，胡卫列，罗汉宏，等，2013. 显微镜下经腹股沟途径与传统 Palomo 精索静脉结扎术治疗陆军精索静脉曲张患者术后并发症的比较. 南方医科大学学报，33(1): 138-141.

Diegidio P, Jhaveri J K, Ghannam S, et al, 2011. Review of current varicocelectomy techniques and their outcomes. BJU Int, 108(7): 1157-1172.

Ding H, Tian J Q, Du W, et al, 2012. Open non-microsurgical, laparoscopic or open microsurgical varicocelectomy for male infertility: a meta-analysis of randomized controlled trials. BJU Int, 110(10): 1536-1542.

Favard N, Moulin M, Fauque P, et al, 2016. Comparison of three different embolic materials for varicocele embolization: retrospective study of tolerance, radiation and recurrence rate. Quant Imaging Med Surg, 5(6):806-814.

Gorur S, Candan Y, Helli A, et al, 2015. Low body mass index might be a predisposing factor for varicocele recurrence: a prospective study. Andrologia, 47(4): 448-454.

Grober E D, Chan P T K, Zini A, et al, 2004. Microsurgical treatment of persistent or recurrent varico-cele. Fertil Steril, 82(3): 718-722.

Kim J, Shin J H, Yoon H K, et al, 2012. Persistent or recurrent varicocoele after failed varicocoelec-tomy: Outcome in patients treated using percutaneous transcatheter embolization. Clin Radiol, 67(4): 359-365.

Lund L, Roebuck D J, Lee K H, et al, 2000. Clinical assessment after varicocelectomy. Scand J Urol Nephrol, 34(2): 119-122.

Madjar S, Moskovitz B, Issaq E, et al, 1998. Low inguinal approach for correction of recurrent vari-cocele. Int Urol Nephrol, 30(1): 69-73.

Mazzoni G, Minucci S, Gentile V, 2002. Recurrent varicocele: role of antegrade sclerotherapy as first choice treatment. Eur Urol, 41(6): 614-618.

Misseri R, Gershbein AB, Horowitz M, et al, 2001. The adolescent varicocele. Ⅱ : the incidence of hydrocele and delayed recurrent varicocele after varicocelectomy in a long-term follow-up. BJU Int, 87: 494-498.

Rotker K, Sigman M, 2016. Recurrent varicocele. Asian J Androl, 18(2):229-233.

第二十三章　精索静脉曲张诊疗的研究进展

虽然精索静脉曲张引起不育已得到普遍认同，但其所致不育的病理生理机制仍不十分清楚，当前关于精索静脉曲张的基础研究报道较少，已发表的研究多是关于治疗方面。近年来显微镜手术取得了巨大进展，但争论仍然存在，如引带是否结扎等问题。当前男科发展走在快车道上，精索静脉曲张的基础和临床研究亦应同步加速。现将精索静脉曲张诊疗的研究进展综述如下。

一、精索静脉曲张致男性不育机制的研究进展

目前，学界较为认同精索静脉曲张是通过多种因素共同作用，且各种因素之间相辅相成、相互联系、协同变化，最终引起精子形态异常和功能障碍，从而导致男性不育。其中，氧化应激机制的作用尤为突出，近年来研究发现氧化应激是精索静脉曲张致不育的重要分子机制。活性氧类（ROS）是一类具有高度反应活性的含氧基团，包括过氧化氢及外周轨道上含有未配对电子的不稳定自由基如超氧阴离子、羟自由基、氮自由基等。精子获能、顶体反应等都需要有 ROS 参与，而 ROS 的过度生成和抗氧化机制缺陷均会导致氧化应激。氧化应激可能通过以下机制引起男性不育：影响核酸的结构和功能，使蛋白质和氨基酸氧化、交联导致睾丸组织损伤；氧化细胞膜上的不饱和脂肪酸攻击细胞生物膜，致使腺苷酸环化酶活化受限引起环磷腺苷减少，导致精子形态改变、功能及代谢异常，进而导致不育；通过 Bax 蛋白表达增加和（或）Bcl-2 蛋白表达降低，使精子细胞凋亡增加；引起睾丸缺氧，造成睾丸内支持细胞和间质细胞分泌障碍；造成附睾微循环障碍，导致附睾上皮结构和功能损伤，引起附睾合成和分泌障碍，影响精子成熟；诱导精子 DNA 损伤。精索静脉曲张导致的氧化应激可发生在睾丸、精浆、附睾及血浆等部位。精索静脉曲张患者睾丸局部缺氧、无氧酵解增强，ATP 被分解为次黄嘌呤，并在黄嘌呤氧化酶作用下产生能损伤细胞的活性氧类，通过破坏氧化还原动态平衡、脂质过氧化损伤细胞膜等机制诱发生精细胞凋亡。血浆内氧化应激增多也是精索静脉曲张导致 DNA 损伤和生精细胞凋亡紊乱的原因之一。研究发现，精索静脉曲张患者的精索静脉内具有过量的黄嘌呤氧化酶和 NO，这

些均可导致氧化应激，从而影响睾丸的生精功能。将来的研究方向可能是在超微结构和分子水平进一步阐明精索静脉曲张与氧化应激影响男性生育功能的确切机制及作用途径，从而开辟精索静脉曲张诊疗的新途径。

有关茶多酚对各种原因引起的睾丸生精细胞异常凋亡的影响已有一定数量的报道，但对于茶多酚影响精索静脉曲张导致生精细胞凋亡的报道还较少。茶多酚对精索静脉曲张大鼠睾丸生精细胞异常凋亡可能具有保护作用，但其影响程度及剂量相关性尚无法判定。随着对茶多酚及精索静脉曲张、细胞凋亡等内容的研究更深入更广泛地开展，将来必然能在分子水平上阐明茶多酚对于动物和人类睾丸生精细胞凋亡的影响状况，为临床应用药物治疗精索静脉曲张相关不育症打下基础。

目前对于精索静脉曲张致病机制的研究主要集中在生精细胞凋亡及氧化应激损伤等方面，精索静脉曲张为何引起细胞凋亡及抗氧化治疗的效果等也都有研究探讨。还有学者将两种或以上的可能机制结合在一起进行研究，寻找它们之间的联系。随着精索静脉曲张致病机制研究的深入，相信未来将会有更多有价值的理论被提出，并最终有望用于精索静脉曲张的治疗。

精索静脉曲张能够降低睾丸的生精功能，但大多数精索静脉曲张患者仍可以生育，提示精索静脉曲张降低男性生育力的影响并不是必然的，其严重程度是否与男性生育力的下降成正比也存在一定的争议。但精索静脉曲张导致男性不育仍然是客观存在的，尽管目前尚未形成共识，但不能否认大量的机制研究为精索静脉曲张不育患者的治疗提供了良好的临床指导。随着临床对精索静脉曲张致不育机制更深一步的了解，研究的主要目标在于寻找特异的治疗方法，从而减缓对精子的损害或辅助精索静脉曲张手术治疗，以获得更好的临床收益，提高自然妊娠率。

二、超声在精索静脉曲张诊断中的研究进展

超声检查是诊断精索静脉曲张最常用的方法，但其诊断和治疗中仍存在较多争议，如精索静脉曲张的超声诊断及分级标准、超声监测精索静脉曲张患者睾丸体积的临床价值、超声提供的信息是否有助于临床对其适时进行干预等。由于重力等因素的影响，平卧位与站立位精索静脉的内径并不相同，在不同水平所测精索静脉内径也不一样，其准确性存在争议。

三、精索静脉曲张治疗与辅助生育技术的抉择

辅助生育技术的飞速发展使生育对男性生殖力的要求降低，甚至只要有精子即有希望生育后代。对同时伴有精索静脉曲张的男性不育症患者应当选择先治疗精索静脉曲张抑或直接使用辅助生育技术是临床医生经常面对的选择。目前有不少研究报道认为，治疗精索静脉曲张能针对性地去除不利因素、提高男性生育力，其性价比高于直接应用辅助生育技术，即使在男方患精索静脉曲张且女方年龄在35岁以上者，手术治疗仍是性价比相对较高的选择。同时，鉴于辅助生育技术的局限和不足，如费用高昂、可能带来女方各种并发症及可能影响后代健康等，对指征适合的精索静脉曲张伴不育症患者，治疗精索静脉曲张仍应是首要选择。此外，由于精索静脉曲张与睾丸功能密切相关，对于指征适合的患者选择合适的治疗手段进行干预利于改善睾丸生精功能。但在精索静脉曲张早期治疗干预指标、治疗预后判断指标及治疗效果客观评估等方面仍需进一步探索研究。

四、亚临床型精索静脉曲张、双侧精索静脉曲张的处理

亚临床型精索静脉曲张指的是静息状态或 Valsaval 动作后没有摸到或看到精索静脉曲张，而多普勒超声可检测到精索静脉血反流。这类患者不在 AUA 指南的治疗指征之列。一项随机对照前瞻性研究评估了 85 例亚临床型精索静脉曲张患者的手术治疗效果，结果显示，手术对精子生成有一定改善，但对提高妊娠率没有明显作用。

对于双侧精索静脉曲张的处理。Grasso 等将 65 例左侧精曲Ⅱ～Ⅲ度同时伴有右侧精曲Ⅰ度的不育症患者随机分成两组，分别行双侧和单侧结扎，随访发现两组间精液质量提高无差别。双侧精索静脉曲张的病理损害存在解剖基础。由于常规检测方法的局限性，对潜在的右侧精索静脉曲张不予治疗可能会影响左侧精索静脉曲张的治疗效果，这也可能是一些研究认为治疗无效的原因之一。这一理论可能会改变人们对精索静脉曲张治疗的传统观点，但仍需更多的研究支持。

五、青少年 / 儿童精索静脉曲张的处理

目前对于青少年和儿童精索静脉曲张的处理较为统一的看法是，精索静脉曲张程度较重，或伴有睾丸发育障碍者（同侧睾丸体积较对侧小 2ml 以上，或与正常睾丸生长曲线相差 2 个标准差）需要治疗，对于双侧精索静脉曲张或精液质量

异常的青少年也建议治疗。但事实上青少年或儿童可能因为取精困难而缺少有力的精液依据。对于青春前期的患者而言，性激素测定也不是理想的病情判断指标，若待睾丸出现明显萎缩时方行治疗，则可能影响预后，这就需要进一步研究找出可供早期干预的指标作为决策依据。在获得精液分析之前，应该先用睾丸测量器评估双侧睾丸大小。睾丸体积正常或轻微萎缩，应鼓励患者坚持至少每年一次的定期随访至成年生育后或至可以提供精液分析及睾酮水平测定；如果睾丸萎缩明显，精液参数异常，雄激素化验结果异常或者患者症状明显，则应讨论是否行精索静脉曲张修复术，防止成年后出现生育问题。对适合指征的青少年和儿童精索静脉曲张患者予以治疗，可能使受损的睾丸体积恢复、精液质量提高，这也从另一个侧面反映了精索静脉曲张对睾丸的负面影响及早期治疗的必要性。由于精索静脉曲张与睾丸功能密切相关，对于指征适合的患者选择合适的治疗手段进行干预有利于改善睾丸生精功能，但在精索静脉曲张早期治疗干预指标、治疗预后判断指标及治疗效果客观评估等方面仍需进一步探索研究。

青少年精索静脉曲张发病率较高，但对未来生育力预测指标的匮乏使得手术指征相对模糊。同时，现有的手术方式多样且各有利弊，术者应当根据医院设备及自身技术水平选择合适的手术方式，术中应尽量保留精索动脉和淋巴管。青少年精索静脉曲张治疗的目的是未来获得生育上的成功，过度治疗和治疗不及时都会造成医疗资源的浪费或增加患者不育的风险。治疗方式上，显微外科修复手术在改善精液质量、降低复发率和减少并发症方面更具有优势。未来的研究仍需集中在精索静脉曲张导致男性不育的具体发生机制、青春期精索静脉曲张患者成年后不育的预测指标等方面，从而为更好地治疗 精索静脉曲张 提供方向。

六、精索静脉曲张的药物治疗

由于精索静脉曲张不育的发病机制尚未完全明确，所以目前尚无特效的治疗药物。有报道可采用人绒毛膜促性腺激素（HCG）治疗，进而促进曲细精管产生精子，提高妊娠率，使用血管舒缓素刺激精子发生和精子代谢。另外，氯米芬是通过促进垂体前叶分泌促性腺激素来促进睾丸的生精功能。其他药物如维生素 E、维生素 C 等抗氧化剂也可能改善部分患者的精子功能，但是这些药物单独使用时效果欠佳。轻、中度精索静脉曲张可优先选择药物治疗。迈之灵片治疗轻、中度精索静脉曲张疗效较好，在改善精索静脉曲张临床症状的同时，对精液质量也有改善作用。迈之灵片与其他药物联合治疗精索静脉曲张及伴发男性不育的疗效似乎比迈之灵片单独治疗的效果要好。

七、精索静脉曲张的中医药治疗

中医学无精索静脉曲张病名，临床上多将其列为"筋瘤""筋疝""偏坠"等范畴论治。精索静脉曲张主要表现为阴囊坠胀疼痛及影响睾丸功能导致不育。肾开窍于前阴，肝经绕阴器，故将本病的脏腑定位在肾与肝。《灵枢·寿夭刚柔》曰："人之生业，有刚有柔，有短有长，有阴有阳。"说明先天禀赋不足，肾之精气亏虚，人体的生长发育就有可能发生异常，脏器组织结构就有可能发生缺陷或变异。《医林改错》曰："青筋暴露，非筋也，现于皮肤者，血管者也，血管青者，内有瘀血也。"故引起本病的基本病理为血瘀。瘀血为有形之邪，有形之邪不易速去，故精索静脉曲张发病后，肝经血瘀贯穿于本病的始终。因此，治疗本病时应在辨证论治的基础上，虚者补之，实者泻之，或滋补肝肾或温肾壮阳或清利湿热或温经散寒或益气升提，都需加用或重用活血化瘀的药物，使血行瘀去，则筋瘤得消，疾患得愈。近年研究表明，在血瘀证的病理状态下，血液流变学异常，其表现为血液黏度、聚集性、凝固性均增高；微循环障碍而导致微血管缩窄或闭塞而阻塞了微循环通路。活血化瘀药物有改善局部微循环和全身血液流变学状态的作用，常用的活血化瘀药有丹参、川芎、当归、红花、莪术等。同时又需根据病情加用补肾填精的药物，使肾精充实，睾丸得养，方能有子。有报道，中医药治疗本病能够消除症状，提高生育率，使患者免于手术。手术治疗后也可应用中医药治疗。手术虽能去除引起本病的原因，但对于已经受损的生精组织功能的恢复则需配合中医药治疗，方能更好地促进睾丸血液循环，促进睾丸生精，改善精液质量，提高生育率。

对于精索静脉曲张性不育，临床上各大医家都有着各自不同的见解，各有偏重。但总结下来，发现不同之中却有着共识：从辨证分型上看，以肾虚血瘀者为多，抑或前期表现为气虚下陷或肝郁气滞，中期发展为"肾虚血疲"，后期则导致"脉络畸形"，外肾（睾丸）失于濡养，最终影响睾丸生精功能；治疗上，力求辨证与辨病论治相结合，以活血化瘀、补肾益精、益气温阳、疏肝理气为主。中医药在治疗轻度、中度精索静脉曲张性不育上有着不可替代的优势，很多中医男科专家根据自己多年的经验自拟验方治疗本病，取得了较好的疗效，也为以后形成统一的"专病专方"中医诊疗标准打下了基础，但如何合理、正确、灵活地使用"专病专方"，需要更多的临床数据支持。

虽然中医药在治疗本病中起到了举足轻重的作用，但也存在一定的问题，如对于本病的研究多局限于一般的临床观察，缺乏实验研究和对发病机制的深入探讨，且选药重复较多，不够精专。因此，如何充分利用现代诊疗和研究手段，深入探讨此病的发病机制和治疗机制，创造出更简捷的疗法和更高效的药物，仍是今后主要的研究课题。

八、精索静脉曲张与慢性前列腺炎相关性的研究进展

慢性前列腺炎是男性泌尿生殖系统最常见的疾病之一，表现为以排尿异常及慢性盆腔疼痛为主，或伴有性功能障碍、精神神经症状的一类综合征。慢性前列腺炎的治愈率低、复发率高，并会对患者的心理及生理产生负面效应，严重影响患者的生活质量，且近年发病率有增长趋势。临床上，慢性前列腺炎合并精索静脉曲张患者较为常见，且单纯性药物治疗效果欠佳。有学者建议对合并有精索静脉曲张的慢性前列腺炎患者同时行精索内静脉高位结扎术，并针对前列腺炎分型给予抗感染或缓解症状药物的综合治疗。当前对于精索静脉曲张、慢性前列腺炎的研究多集中在各自的病因及对于不育的影响，而对于二者病因学相关性的研究较少。部分研究者在精索静脉曲张与不育的研究中已经注意到前列腺在发病机制中的作用，但对于临床观察到的精索静脉曲张与慢性前列腺炎合并发生大多仍停留在统计学分析上，在相关性机制上仍未有合理的解释，特别是二者为共同病因的最终表现形式和二者在发病过程中相互影响，均不甚明了。相信随着研究的不断深入，相关问题会得到进一步阐明。

九、精索静脉曲张的手术治疗

在过去的数十年间，关于治疗精索静脉曲张对男性不育的意义和最佳治疗方案的选择问题一直存在着争论。精索静脉曲张导致的男性不育越来越受到男科医师的高度重视，目前治疗精索静脉曲张缺乏有效的药物，临床上更倾向于手术治疗。尽管在手术时机、手术方式、术后精液质量改善情况、配偶受孕率等方面存在争议，但多数学者认为精索静脉高位结扎术和腹腔镜精索静脉高位结扎术具有创伤小、并发症少、恢复快、复发率低的特点，值得在临床上进一步推广和应用。

精索静脉曲张施行手术治疗的适应证主要是少弱精子症导致的不育，一般多为左侧精索静脉曲张，左睾丸缺血、缺氧、活性氧产生过多，致抑制了生精功能，精索内活性产物增多，抗精子抗体产生，即使对侧无精索静脉曲张，也会引起精子质量异常而导致不育。精索静脉曲张明显，术前精子参数质量越差，则术后改善越明显。即使术前精液内无精子，术后也有 5% 的患者精液内出现大量精子，可恢复生育能力。

精索静脉曲张（Ⅰ、Ⅱ度）施行经髂窝结扎常能获得满意疗效。Ⅲ、Ⅳ度患者不一定是精索内静脉反流所致，可能为精索外静脉失张力的结果，施行外环下显微结扎曲张静脉的手术疗效比其他术式更好。手术在4倍或6倍放大镜下实施，可以认清淋巴管及动脉，不致损伤。

手术的常用入路有腹膜后、腹股沟和外环下3种，标准的经腹股沟结扎精索静脉疗效达80%。腹膜后精索内静脉结扎术的优点是易分离出1～2支主干，手术时间短，其缺点是复发率高。由于蔓状静脉丛回流有许多变异，精索静脉可能有多条，超过1/3的病例在内环水平有2条或更多的静脉干，可能在腹膜后或腹股沟径路时被遗漏；在腰4水平分为内外分支，外支均止于下腔静脉或肾静脉，可能与肠静脉（76%）和肾包膜静脉（100%）吻合，内支与输尿管静脉吻合，可与对侧静脉横跨吻合；在腰4以上结扎者失败率更高。另一复发因素是提睾肌静脉曲张无法经腹膜后确认并结扎。睾丸动脉直径约为0.5cm，经此小切口做深部分离，有时难以准确认清而予以保留。当手术失败时，可行静脉造影显示异常的静脉。有学者认为存在的精索外静脉反流是导致静脉高位结扎后复发的原因，精索外静脉包括提睾肌和阴部外静脉或输精管静脉，均反流入髂静脉。

近年来国内有不少学者报道了多种精索内静脉转流手术，虽然术中测压显示转流术后静脉压比单纯结扎低，但缺乏远期对照资料，难以评价其实际疗效。当前主流的观点认为此种复杂的转流手术不能取代简单的传统结扎手术，只适用于曲张静脉结扎后复发及少数双侧严重曲张患者。最近有学者报道精索筋膜管薄弱、提睾肌退化是造成精索静脉曲张的原因之一，并开展了精索筋膜肌管折叠术，通过收紧精索筋膜管，促进了蔓状静脉丛的血液回流，还可防止精索内静脉的血液反流。但此术式的疗效尚需临床继续观察，可能对无静脉瓣膜功能不全是一种更为适宜的手术方法。

显微外科方法是经腹股沟或外环下入路进行操作，是经腹股沟（Ivanissevich术式）或经外环下术式的改进，其中外环下入路时，精索内静脉分支较多，微小的睾丸动脉容易损伤，需要更多的手术技巧。近年来实践证明，显微外科手术的优势如下：①术中能清楚识别有效的睾丸动脉。②术中能清楚识别及防治所有精索内静脉、曲张的输精管静脉及提睾肌静脉。精索内静脉较小且交织成网状，再加之手术刺激后容易发生痉挛、术野出血后识别困难以及术者担心损伤伴行动脉等因素的影响，使得传统手术及腹腔镜手术都存在较高的漏扎率。③术中能识别及有效保护精索淋巴管。发生鞘膜积液的原因是淋巴管损伤或者误扎造成淋巴回流障碍。由于精索淋巴管较小、透明、术野出血造成识别困难，因此无论开放手术还是腹腔镜手术，想清楚辨认淋巴管是不可能的，而借助显微镜的放大作用，能够清楚辨认出淋巴管并予保留，所以能够极大地降低鞘膜积液的发生率。④具有损伤小、麻醉简单、切口小、位置低、术后不影响美观、术后恢复快等优点。

　　显微外科外环下精索静脉结扎手术适用于Ⅲ度曲张患者，或经高位结扎和经髂窝结扎精索内静脉仍不能解决失张力的精索外静脉丛淤血的患者。使用显微外科技术外环下分离并结扎所有扩张的静脉及引带静脉结扎可获得良好疗效，通过手术显微镜的放大可显示细静脉侧支，尤其是提睾肌静脉、动脉周围静脉丛、额外的精索静脉和引带静脉侧支，同时可清晰显示睾丸动脉和淋巴管，降低了手术并发症的发生率。重度精索静脉曲张施行经髂窝结扎精索内静脉复发率高。因静脉曲张往往并非反流所致，即使高位结扎了，其仍有可能经侧支从提睾肌静脉（即精索外静脉）侧支进入高度扩张的精索内静脉。静脉曲张也可因提睾肌静脉失张力所致，应采用显微镜外环下曲张静脉结扎的方法，同时探查引带有无扩张的静脉并进行结扎、切断。使用4倍或6倍手术显微镜，可清楚分辨淋巴管和睾丸动脉、输精管动静脉和精索外动脉。

　　精索静脉曲张经腹股沟或外环下结扎的并发症比较少见，主要有鞘膜积液、血管损伤致睾丸萎缩和静脉曲张复发。睾丸鞘膜积液是由与精索伴行的纤细淋巴管梗阻所致，术中结扎或炎症粘连使部分淋巴管阻塞。通常于术后1个月至8年才出现鞘膜积液，因轻微阴囊损伤或轻度附睾炎所诱发，偶可自行消退，积液较轻者可不做特殊处理。

　　显微镜下精索静脉曲张低位结扎术在临床上应用相对较多，具有创伤小、并发症发生率低、术后复发率低等特点，同时采用该手术治疗还能够改善患者的精液质量，进一步提高妊娠率。但是，患者采用显微镜下精索静脉曲张低位结扎术治疗时受影响因素较多，如医疗设备、医师专业技能等，使得该方法尚未完全在基层医院推广应用。为此，临床男科医师应该不断提高自身专业技能，尽快掌握显微镜下精索静脉曲张低位结扎术的相关注意事项，为临床治疗精索静脉曲张提供一种新的思路，提高临床治愈率，改善患者的生存质量。

十、小结

　　综上所述，精索静脉曲张致男性不育涉及系统、组织、细胞、分子等多个层面，并形成了一个复杂的网络，各种因素间相辅相成，最终损害睾丸功能而致男性不育。由于生殖是人类得以生存繁衍的基础，又是临床上必须面临的直接问题，所以了解其诊断和治疗方面的最新进展就显得尤为迫切和必要。精索静脉曲张致男性不育很可能是多种机制共同作用的结果，各种机制相辅相成、相互联系，共同作用于机体，最终导致生精功能障碍。精索静脉曲张致男性不育机制研究不断深入，无疑将为未来的治疗提供新的方向。在诊断方面，尽量排除干扰因素，进行客观全面的诊断，才能为后续的治疗打下基础。在治疗上，多数学者赞同手术治疗 精索静脉曲张，并且已取得良好的效果。显微外科手术治疗精索静脉曲张具有并发症少、复发率低的优点，是目前治疗精索静脉曲张的首选方法。另外，精索静脉曲张术后配伍使用一些辅助药物或中药制剂，可能有助于改善患者的精液质量和提高妊娠率。目前精索静脉曲张的病因及诊疗尚有很多方面不明确，今后的路任重道远，仍需广大男科医务工作者在精索静脉曲张的基础和临床研究方面积极探索。

（李云龙　商学军）

参 考 文 献

邓春华，戴宇平，陈炜，2012. 男科手术学. 北京：人民卫生出版社：531-532.

丁可珂，梁朝朝，2012. 精索静脉曲张与慢性前列腺炎相关性的研究进展. 中华泌尿外科杂志，(6)：468-470.

丁小明，2015. 精索静脉曲张对睾丸生精功能影响研究进展. 四川解剖学杂志，23(3)：31-35.

郭宏波，2015. 男性不育伴精索静脉曲张的治疗进展. 临床和实验医学杂志，14(19)：1662-1664, F0003.

贺情情，刘小彭，范年丰，等，2014. 大鼠精索静脉曲张睾丸组织的蛋白质组学研究. 中华腔镜泌尿外科杂志(电子版)，8(2)：51-54.

胡玉维，钟华琴，陆卫萍，等，2016. 迈之灵治疗精索静脉曲张与男性不育症的临床研究进展. 临床合理用药杂志，9(8)：178-180.

兰建江，郑宪宁，2016. 精索静脉曲张致男性不育症外科手术治疗进展. 中国临床新医学，9(3)：266-269.

刘星辰，胥芸芸，王芳，等，2016. 青少年原发性精索静脉曲张诊治进展. 中国男科学杂志，30(6)：71.

柳良仁，杨博，任尚青，等，2016. 精索静脉曲张外科治疗进展. 西部医学，28(2)：285-287.

卢肩海，毛小强，那万里，等，2007. 精索静脉曲张患者精液质量及其不育患者手术前后精液变化的观察. 中国男科学杂志，21(8)：24-26.

蒙县宗，梁季鸿，2010. 精索静脉曲张伴男性不育的手术治疗方法的研究进展. 中外医学研究，8(19)：25-27.

商建伟，丁劲，王旭昀，等，2015. 精索静脉曲张性不育中医研究进展. 世界中西医结合杂志，10(4)：591-592.

宋景艳，孙振高，2016. 精索静脉曲张致睾丸生精功能障碍的机制研究进展. 生殖医学杂志，25(2)：186-189.

囤荣梁，戚广崇，2014. 中医药治疗精索静脉曲张性不育研究进展. 内蒙古中医药，33(19)：122-124.

武政华，柯鑫文，冯少勇，等，2015. 茶多酚对精索静脉曲张大鼠生精细胞凋亡影响的研究进展.

中国药物与临床，15(8):1102.

徐其涛，李守林，2015. 青少年原发性精索静脉曲张的治疗进展. 现代泌尿外科杂志，20(5):362.

徐威业，2016. 显微镜下精索静脉曲张低位结扎术临床应用进展. 当代医学，22(27): 10-11.

许永德，雷洪恩，崔万寿，等，2015. 精索静脉曲张临床诊疗进展. 中国男科学杂志，29 (2): 57.

阳军，黄备建，2017. 超声在精索静脉曲张诊断中的研究进展. 中国临床医学，24(1):146.

杨雪芹，马超，王岩斌，2017. 精索静脉曲张中医证型以及相关因素研究进展. 新疆中医药，35
(6) :144-145.

叶楠，于德新，2009. 氧化应激与精索静脉曲张所致男性不育的关系研究进展. 国际泌尿系统杂
志，29(5):632.

于瑶，谢华，2014. 青少年精索静脉曲张的研究进展. 中华小儿外科杂志，35(8):621.

张伟国，王晓平，2013. 精索静脉曲张不育症的研究进展. 中国临床新医学，6(2): 182-186.

赵志亮，曲晓伟，黄晓鹏，等，2009. 精索静脉曲张的中西医结合治疗进展. 世界中西医结合杂
志，4(11): 832-834.

郑军状，崔云，2007. 精索静脉曲张致不育的中西医研究进展. 浙江中医学结合杂志，
17(16):396-397.

朱少明，程帆，2017. 精索静脉曲张致男性不育的研究进展. 疑难病杂志，16(6):637.

Cocuzza M, Athayde K S, Alvarenga C, et al, 2012. Grade 3 varicocele in fertile men: a different enti-
ty. J Urol, 187(4): 1363-1368.

Lehtihet M, Arver S, Bo K L, et al, 2014. Left-sided grade 3 varicocele may affect the biological func-
tion of the epididymis. Scandinavian J Urol, 48(3): 284-289.

Wright C, Milne S, Leeson H, 2014. Sperm DNA damage caused by oxidative stress: modifiable clini-
cal, lifestyle and nutritional factors in male infertility. Reprod Biomed Online, 28(6): 684-703.

第二十四章　精索静脉曲张患者的心理评估与心理干预

第一节　精索静脉曲张患者的心理评估

精索静脉曲张存在一定的特殊性,其中发病部位的特殊性易使得患者误认为精索静脉曲张会引起性功能障碍(主要包括阳痿、早泄)、不育、慢性前列腺炎,甚至认为其最终会导致睾丸萎缩、睾丸癌的发生。由于精索静脉曲张发病部位及症状的特殊性,易导致患者羞于表达,不愿去医院就诊,尤其是未成年或未婚的男性。另外,部分精索静脉曲张患者往往伴有睾丸、小腹等部位的坠胀不适感,甚至是疼痛感。

对精索静脉曲张疾病认识的不足,慢性的疼痛不适,以及长期的不愿就诊导致的压抑,这些因素均容易使得患者产生某些心理问题。因此,我们在对精索静脉曲张进行诊治的同时需要对患者的心理状况进行相应的评估,尤其是针对特定患者群的心理评估,在发现心理问题后还需要对患者进行相应的干预处理。

一、临床表现

(一)抑郁

由于既往部分研究认为精索静脉曲张与男性不育相关,甚至与男性性功能相关,婚后长期未生育的精索静脉曲张患者,尤其是年轻或刚结婚的患者,往往较关注生育及性功能问题,容易出现负性情绪,对疾病缺乏信心,担心生育与性功能,产生沉重的心理负担。其中,大部分患者的抑郁情绪为轻度,仅需要适当的心理疏导、安慰。然而,小部分的患者可出现严重的抑郁情绪,导致自杀观念或自杀行为的发生,同时抑郁情绪也可导致患者对坠胀、疼痛感受更为强烈,加重疾病的严重程度。另外,负性情绪易引起交感神经功能亢进,进一步降低患者的免疫功能,不利于疾病的治疗与康复。

（二）焦虑

首先，患者在早期出现睾丸坠胀、小腹不适等精索静脉曲张症状时，未就诊前容易产生焦虑、不安等负性情绪，担心自己患上严重的男科疾病。因为精索静脉曲张是男性不育的原因之一，对于有生育需求的精索静脉曲张患者，容易担心因精索静脉曲张而导致不育。其次，将要进行精索静脉曲张手术的患者易出现焦虑情绪，担心手术过程可能出现的问题及术后的恢复、复发情况。最后，精索静脉曲张术后存在一定的复发可能，复发的精索静脉曲张患者更容易产生焦虑。

（三）恐惧

恐惧是指面临不利的或危险处境时出现的情绪反应。部分精索静脉曲张患者由于对疾病的认识不足，当得知自己被诊断为精索静脉曲张后，容易出现恐惧的情绪。患者往往表现为害怕、惶恐，认为患上精索静脉曲张是严重的男科疾病，可导致不育、性功能障碍等。伴有严重恐惧情绪的患者可表现为紧张、害怕、提心吊胆，并且出现明显的自主神经功能紊乱症状，如心悸、气急、出汗、四肢发抖，甚至大小便失禁等。对疾病的恐惧可导致患者逃避就医，使得疾病不能得到及时有效的诊治。

（陈建淮　陈　赞）

二、心理评估

（一）情绪评估

精索静脉曲张患者最常见的异常情绪主要包括抑郁、焦虑、恐惧，严重时可能出现自杀观念及企图。

部分患者伴有不同程度的负性情绪，这些负性情绪在手术前会明显加重，而且这些异常的情绪往往会影响到患者的手术和术后疾病的康复。另外，长期的焦虑或抑郁情绪易强化患者对精索静脉曲张导致的睾丸、小腹部位坠胀感、疼痛感的感受程度。因此，针对存在异常情绪的精索静脉曲张患者，需要进行适当的评估。

针对抑郁情绪，可选择医生他评的汉密尔顿抑郁量表（HAMD）或者患者自评的抑郁自评量表（SDS）进行抑郁情绪严重程度的评估。针对焦虑情绪，可选择医生他评的汉密尔顿焦虑量表（HAMA）或者患者自评的焦虑自评量表（SAS）

进行焦虑情绪严重程度的评估。这些量表有助于发现精索静脉曲张患者是否存在情绪障碍，同时可以帮助我们判断情绪的严重程度以及是否需要心理或精神专科的治疗介入。

（二）疼痛评估

小腹、睾丸部位的慢性疼痛也是精索静脉曲张患者常见的症状，长期的疼痛不能得到有效缓解同样容易引起患者出现紧张、焦虑情绪。因此，对伴有疼痛症状的精索静脉曲张患者进行主观疼痛严重程度的评价必不可少。

目前临床进行疼痛评估的方法主要包括自我报告法、行为观察法和生理指标评估法，考虑到疼痛是一种主观性很强的感受，故自我报告法较另外两种方法更为准确、有效。临床常用的疼痛评估方法主要包括数字评估量表（NRS）、主诉评估量表（VRS）和视觉模拟量表（VAS），这3个工具的可靠性均已得到验证。疼痛评估方法可对疼痛程度进行分级，可量化患者的主观性疼痛程度，帮助医生判断疾病的严重程度及选择合适的干预措施。

（三）人格测验

人格，或个性，是指每个人区别于其他个体的独特而稳定的思维方式和行为风格，具有一定的倾向性，而且是多种比较稳定的心理特征的总和。人格测验，或个性测验，是指用来测量个体独特思维和行为特征的方法。问卷是目前最为常用的方法，一般由多个与个人心理特征相关的问题组成，可反映个体不同维度的人格特征。人格作为基本且相对稳定的因素，对于生理性疾病，尤其是病程较长的慢性疾病影响较大，可影响疾病的预后及患者治疗的依从性。因为对于精索静脉曲张患者，尤其是存在情绪障碍、慢性疼痛感或者病程较长的患者，需要进行适当的人格测验，以了解患者对疾病的认识态度和对疾病的处理方式。

目前最为常用的人格测验方法主要包括艾森克人格问卷（EPQ）、明尼苏达多相人格调查表（MMPI）。其中，EPQ包括4个分量表：内外倾向量表（E）、情绪性量表（N）、心理变态量表（P，又称精神质）和效度量表（L）。MMPI可判断正常人和精神病患者存在哪些不同的反应模式，常用于鉴别精神疾病。对于精索静脉曲张患者进行人格评估，可帮助我们了解患者可能存在的异常而稳定的思维或行为，以对其进行适当的心理干预，进而改善人格对疾病预后的影响。

第二节 精索静脉曲张患者的心理干预

（一）心理治疗

针对存在不同严重程度的心理问题的精索静脉曲张患者，可选择一种或多种心理治疗方法进行干预。

对于存在轻度焦虑、抑郁情绪或病程较短的精索静脉曲张患者，可给予一般性的心理支持、疏导及安慰。对疾病或手术存在一定恐惧情绪的精索静脉曲张患者，往往需要给予精索静脉曲张相关医学知识的宣教，并耐心解答患者的疑惑，解除其思想顾虑，增强战胜疾病的信心。

而对于存在中度情绪障碍或疼痛症状的患者，可给予认知行为治疗（CBT）。CBT 对于情绪障碍和疼痛患者均有一定的疗效，并可与药物同时应用。CBT 通过促进患者重新评估认知、情绪及行为反应之间的联系，帮助患者改善对负性思维、疼痛的情绪反应，从而减少患者的负性情绪，减轻疼痛程度，还可以有效地改善患者的生活质量。

（二）药物治疗

对于存在严重心理或精神问题的精索静脉曲张患者，需要寻求精神心理专科医生的帮助，使用精神类药物进行干预。当精索静脉曲张患者存在严重抑郁、焦虑，甚至自杀观念的时候，往往已达到抑郁症、焦虑症的诊断标准，为防止意外的发生，需要接受精神类药物的治疗。

其中，抑郁、焦虑情绪的发生均与脑内 5- 羟色胺（5-HT）神经递质的紊乱相关，因此，可使用抗抑郁药物阻断 5-HT 再摄取，增加突触间隙 5-HT 浓度，从而达到抗抑郁、抗焦虑的效果。目前常用的改善情绪的药物主要包括三环类抗抑郁药（TCA）、选择性 5- 羟色胺再摄取抑制剂（SSRI）、5- 羟色胺和去甲肾上腺素再摄取抑制剂（SNRI）。但目前对于抗抑郁药物治疗精索静脉曲张患者心理问题的研究并不多。

1. TCA 主要包括阿米替林、多塞平等，因为其存在较多副作用，尤其是对心脏的副作用，目前临床应用较少。

2. SSRI 是目前应用最为广泛的抗抑郁、抗焦虑药物，主要包括氟西汀、舍曲林、帕罗西汀、艾斯西酞普兰、西酞普兰。其中，舍曲林在男科疾病的治疗中应用最为广泛，常被用于治疗早泄、慢性前列腺炎伴随的情绪障碍与疼痛，不仅可以延长早泄患者的射精时间，还可以明显改善慢性前列腺炎患者的负性情绪与疼痛，提高患者的生活质量，具有积极的临床治疗意义。故对存在严重情绪障碍，尤其是存在自杀观念的精索静脉曲张患者，需要使用抗抑郁药物进行及时的干预，改善患者心理状况，减轻其痛苦。另外，对于术前存在一定焦虑情绪的精索静脉曲张患者，同样可使用适量的抗焦虑药物改善其焦虑情绪。

3. SNRI　主要包括度洛西汀、文拉法辛，在与其他药物合并使用时，可有效改善男科疾病患者的临床症状、心理状态及生活质量。5-HT 与焦虑、抑郁情绪的发生相关，同时也负责调控中枢神经系统下行抑制疼痛通路。度洛西汀经美国 FDA 批准用于治疗周围神经性疼痛。另外，SNRI 对神经病理学疼痛的效果要好于其他的抗抑郁药物。

抗抑郁药物可通过直接效应使得疼痛程度减轻，改善疼痛症状。另外，当焦虑或抑郁情绪得到改善时，可间接改善疼痛体验。但是，当男科医师在应用精神类药物对精索静脉曲张患者进行心理问题干预时，需要在精神科医生的指导下进行。

（陈建淮　陈　赟）

第二十五章　精索静脉曲张的医患沟通

医患沟通现已成为社会的高频词，也成为社会关注的热点。医生与患者之间的相互信任成为双方共同追求的目标，医务人员如何掌握良好的沟通技巧，也成为一个重要的研究课题。医生学会医患沟通的现实意义重大。医生掌握基本的医患沟通技能和策略，各级管理部门加强医疗制度的建立、培训、实施与监管，可以有效避免医患纠纷的发生，并能提高执业荣誉感。

医患沟通是指在医疗服务过程中，医患双方围绕疾病、诊疗、健康及相关因素等主题，以医方为主导，通过全方位信息的广泛交流，科学地指导患者疾病的诊疗，在医患双方间建立共识与信任合作关系，并达到维护患者健康、促进医学发展和社会进步的目的。

医患沟通能力是医务人员必须具备的一种能力。在医患沟通中，医生应该成为医患沟通的主导方，不仅需要掌握基本的医患沟通的原则和方法，而且需要对该疾病进行更加详细的讲述，让患者对该病有一定的了解，从而利于患者和医生共同选择后续的治疗方案。

（一）沟通的基本原则

每日繁杂的工作可能让医生千头万绪，患者的病情也是千差万别，如何把握一种良好的沟通方式并不容易，但是还是有一些最基本的医患沟通原则，主要包括：不能违背医学基本原则；言行始终如一，且不能说假话；知情同意、患者决策、为患者推荐最合理的治疗选择；充分尊重患者的隐私权，不能破坏夫妻感情与家庭和谐，维护社会稳定；保护医患双方的利益。在日常工作中坚持这些基本原则，就不会犯原则性错误。

（二）沟通的常用方法

沟通的常用方法包括使用通俗的文明用语，给予患者足够的沟通时间，满足患者的知情权，全面分析疗效与风险（让患者对治疗有客观合理的期望），换位思考，提供一站式咨询，让患者感觉到亲切、自然。同时，为了确保信息传递无误，还要对沟通结果不断地进行确认。确认沟通结果的常用语包括"你听清楚了吗？""你真的理解了我的意思吗？""还需要我再重复一遍吗？""能给我复述一遍我都让你做些什么吗?"对患者的健康宣教必不可少,尤其是面对公共媒体(广播、电视、报纸、杂志和网络)科普知识的普及,医者应一针见血地直言错误观念的弊端;适当地借题发挥,全面普及知识并展现才智;还要把握咨询节奏,简明扼要地赢得患者的信任和展现医疗机构的服务优势。

(三)沟通的要点

对于所有精索静脉曲张患者,我们均需谈及精索静脉曲张的发病机制(包括原发性和继发性),让患者清晰地了解该病的发生。其次,我们需要给患者普及精索静脉曲张可能带来的危害,尤其是未婚未育患者,必须提及精索静脉曲张对精液质量及生育造成的影响,引起其重视。对于不同症状、不同年龄的患者,可选择不同的治疗方案,保守治疗和手术治疗有着各自的沟通要点。以下笔者就几种治疗方案的谈话进行分类详谈。

1. 观察等待患者 观察等待患者一般无症状,于体检时睾丸精索静脉B超发现。医者沟通时应注意如下几点:①精索静脉曲张是进行性发展疾病,其可能对精子质量产生不可逆的改变,以及随着精索静脉曲张的发展,会出现会阴部或睾丸的疼痛等症状。②患者可以通过回避增加腹压的运动等减缓精索静脉曲张的进展,但不同患者进展速度不一致。③患者需定期进行B超复查,有生育要求者,需同时关注精子质量。④对于青少年出现的精索静脉曲张,需要根据睾丸的大小、质地及相关检测指标来判断进展情况,需要与患者及家属积极沟通下一步治疗方案。

2. 保守治疗患者 保守治疗患者一般症状较轻,为无生育要求或自愿选择非手术治疗的患者,可以同时进行药物治疗,目的是缓解症状,解决患者思想负担及其生理上的不适。医者沟通时应注意如下几点:①精索静脉曲张可能对精子质量产生不可逆的改变,如患者年龄较小或者要求生育患者需提醒长期复查精液质量,避免导致不育等严重后果。②患者睾丸不适感等症状可能加重,应做好心理准备。③保守治疗效果因人而异,可能无法达到患者期望的疗效。④保守治疗中的一般治疗需患者长期坚持,如戒烟限酒、饮食清淡、回避增加腹压的运动等,才能有较好效果。

3. 手术治疗患者 手术治疗患者一般为存在生育要求或精索静脉曲张伴发症状(如会阴部或睾丸的坠胀、疼痛等)严重者。医者沟通时应注意如下几点。

(1)手术方式:目前主要有三种手术方式,传统开放精索静脉高位结扎术、显微镜下精索静脉结扎术和腹腔镜下精索静脉结扎术。显微镜下精索静脉结扎术较其他两种手术方式在各方面更具有优势,因此目前相关指南均推荐显微镜下精索静脉结扎术,其优点在于切口较小,术中可清晰分辨精索动静脉,可以更好地保留动脉及其淋巴管,减少睾丸缺血萎缩的并发症。但其缺点在于缺乏显微手术基础，且学习曲线长，部分地区医院可能无法实施。传统高位结扎术虽操作方便、手术时间短，但切口大，组织损伤较大，且睾丸缺血等术后并发症发生率较高。腹腔镜下精索静脉结扎术因其费用较高，也不能很好地暴露精索动脉，在显微镜手术的广泛普及下，现也较少采用。因此下文皆以选择显微镜下精索静脉结扎术的方式为例进行医患沟通。

（2）手术效果：有手术指征的患者在沟通时均会提及该手术是否有较好疗效，是否能改善目前的疾病状况，因此在谈话时需要进行积极沟通。医生能否让患者有亲人般的感觉十分重要，尽管医生不是神，不能包治百病，但是患者更加在意医生是否会为他们负责，因为医生谈的每一句话，对于患者来说都是相当重要的，尤其是当医疗技术已经很难给予患者有效帮助时，而医生的态度又不能让患者感觉到温暖，则容易发生医疗纠纷。因此，对于精索静脉曲张术后效果进行沟通时，要谈到术后患者生育功能改善不明显或疼痛症状恢复不满意等情况，避免患者对该手术存在过高期望。因此，在积极提高手术效果的同时，适度降低患者的期望值也很重要。

（3）术前准备：如备皮、肠道清洁等。医护人员在术前宣教时要谈到入院后手术前的一些准备工作，让患者能够及时适应术前的一系列心理变化，利于手术及术后心理调节，提高患者满意度。

（4）手术相关并发症：麻醉手术等的风险要谈及，不能泛泛沟通，存在万分之一的可能也要详尽交流。①手术一般全身麻醉或局部麻醉均可，都存在麻醉意外可能，如有基础疾病，要分析可能导致的风险。②术中及术后出血，必要时需输血，严重者需再次手术止血，其间可能发生休克。③术中损伤周围脏器，如肠管、血管等，存在相应并发症，必要时需行相应处理。④术中损伤睾丸动脉，术后发生睾丸萎缩的可能。⑤术后精索静脉曲张复发的可能。⑥术后睾丸生精功能改善不良的可能，阴囊坠胀症状改善不明显的可能。⑦术后并发泌尿生殖系统感染的可能。⑧术后因长期卧床并发下肢静脉血栓形成的可能，致下肢静脉回流不畅、肿胀的可能。⑨术后伤口感染，延迟愈合的可能。⑩其他意外情况。这些并发症发生率极低，但是在沟通时一定要交流，对于患者疑虑的地方一一解答，这样才能打消患者对手术的恐惧心理。

（5）术后：伤口需保持干燥，避免短期内剧烈运动。对生育有要求者，需与患者提及3个月后再复查精液质量。

（四）开展医患沟通的培训

医患沟通中，医务人员应当主动向患者及其家属讲解疾病检查的目的及结果、诊断、病情严重程度、治疗方法、预后及对可能风险的防范措施，还应该说明医药费用等情况，并听取其意见和建议，解答患者所关心的问题，加深患者对医学技术局限性、风险性的认识。书面沟通可以弥补语言沟通的不足，可以把医患沟通情况记录下来，把一些常见问题及其解决办法写到文案中，做到有据可查，必要时还可以签署各种类型和级别的"患者诊疗知情同意书"。在不违背医疗原则的前提下，应充分考虑患者或家属的意见。对遇有意外事故等情况，应及早设法通知医务科或行政总值班，并向主管院领导汇报。文字记载是常用的手段，记录的内容包括沟通的时间、地点，参加沟通的医护人员、患者及其家属姓名，沟通的实际内容和沟通结果。必要时可要求患者或家属、参加沟通的医护人员签名。

总体来说，开展医患沟通培训，建立完善的医患沟通管理制度非常重要，将医患沟通纳入质量管理体系，让医生的一切医疗行为都有章可循、有据可查。此外，还应建立必要的反映问题的逐级反馈机制，确保患者的每一项需求都有合适的沟通和反映渠道。

以下附医患沟通情景模拟：

患者，×××，男，32岁，既往阵发性左下睾丸坠胀感2年余，不剧，可忍受，曾到医院就诊，给予药物治疗。近2个月病情加重，表现为疼痛加重，发作间期缩短。辅助检查B超提示左侧精索静脉曲张。今至我院寻求治疗。

医生：×××，你这次B超查出来左侧精索静脉曲张，提示重度。刚才体检也发现症状比较重。根据病情记录，近2个月治疗效果不佳，症状比较明显，所以我们推荐手术治疗。

患者：那您跟我讲讲吧。

医生：精索静脉曲张目前具体发病的机制不是很明确，但归根结底就是精索周围的静脉团回流不畅，就跟有些人年纪大了或者站久了，腿上出现静脉团是一样的道理。静脉流动不畅，可能就会造成你的这种症状，最常见的就是睾丸胀痛。还有些患者表现为精液质量变差，甚至不育。你已经有两个小孩了，所以对生育影响你可能不用太担心。现在主要是解决坠胀不适的问题。

患者：是的，最近下坠感越来越频繁，都影响我的生活了，手术该怎么做？

医生：我们目前比较推荐显微镜下精索静脉结扎术，这个手术主要就是在你的病侧阴囊根部切开一个大约1cm的小口子，在显微镜下把精索及周围伴行的动静脉区分出来，然后将静脉结扎，保留动脉、淋巴管，最后再关闭创口。听起来是一个比较简单的手术。以前一般采用精索高位结扎术，就是把动静脉一起结扎，所以出现睾丸缺血的情况比较多，现在在显微镜下手术，看得就比较清楚，一般不会损伤动脉，可以保证睾丸的血供。一般患者术后症状可以减轻，但是也存在极少数患者术后症状没有缓解的情况，这个你要有心理准备。

患者：好的，那总不可能症状比现在还要严重吧，还有这个手术的风险呢？

医生：术后肯定要比术前症状会改善，但具体改善的程度要看效果如何，这里存在着个体差异。另外，只要是手术，不论大小，都存在风险，现在我跟你讲一下这个手术的风险。风险不代表一定会发生，我们开展这个手术多年，有丰富的临床经验，这些风险发生的很少，不过你心里也需要清楚，万一发生了，我们也会积极处理的，你不用太过担忧。

患者：既然来了这个医院，我肯定是相信您医院的技术。

医生：下面解释一下手术相关的并发症。①手术一般需要麻醉，麻醉是存在风险的，最严重的可能会危及生命，我们会尽力处理，避免这种情况发生。②术中及术后出血，术中会仔细止血，出血的情况极少。③术中可能损伤周围脏器，如肠管、血管等。④术中可能损伤睾丸动脉，术后可能发生睾丸萎缩，目前显微镜下手术，这种风险也大大降低了。⑤术后精索静脉曲张复发的可能，这种情况也是存在的，但非常少。⑥术后伤口感染，延迟愈合的可能，术后需要保持伤口干燥，避免剧烈运动。

患者：好的，我知道了，那我现在需要做什么？

医生：现在护士会给你备皮、准备器械和清理肠道的药物，主要是要保证明天手术视野清楚。关于明天手术的事情还有没有不清楚的？

患者：没了，谢谢医生。

医生：好的，不客气，这都是我们的职责，现在事情处理好了就回病房好好休息吧。

（杜　强　武志刚　商学军）